# 在宅医療マニュアル ココキン帖

第2版

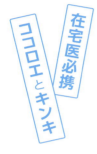
在宅医必携
ココロエとキンキ

編著
市橋亮一
紅谷浩之
竹之内盛志

へるす出版

# ■ 刊行にあたって ■

　わが国を含め，さまざまな国ではそれぞれ，「どのように人が生き，死んでいくのがよいのか」につき悩みつづけている。ただ1つ確かにいえることは，人は自分の好きなところで，好きな人に囲まれて，好きなことをやりつづけていければその人生を全うし得るということである。

　在宅という「希望の場所」に帰ってきた患者さんたちは，それだけでも癒やされている。病院では「患者」という役割を課せられているが，自宅に帰れば「自分自身」に戻ることができる。最期まで「本人主導」でその人らしい生き方を実現してもらうために，私たち医師にできることはいくつもある。地域の人たちに働きかけて地域資源を作ったり，多職種との連携・協働で患者さんの夢を応援したり…。

　しかしながら，まずは大前提として，医師として課せられた役割と期待に応えなければならない。さまざまな医学的な知識が，自宅や施設でのさらに自由な生活を可能にするのである。

　本書は，在宅医療を実践していくうえで求められる知識を「疾患×時系列」という形でコンパクトにまとめた。在宅医は日々さまざまな疾患や症状に遭遇するが，相談できる先輩や上司がすぐそばにいないことも多い。「患者紹介」「退院カンファレンス」「緊急往診」など，そのときそれぞれに必要となる事柄を短時間で学べることを目指している。

　内容は多岐にわたるが，内科／外科／救急の基礎は成書に譲る。在宅医療の実践において出会う困り事を中心に，一部は基本的なところからまとめた。「私はこうする！」として，私たち執筆者の在宅医療現場での経験を基に記していることもある。正解は1つではない。何を目指すか，何を大切にするかによって対応が異なることもある。意見が割れた場合にはあえて1つに絞らず，複数の意見を並列で書いている。書名である「心得（ココ）」「禁忌（キン）」には，これまで私たちが実践してきてよかったこと・苦しかったことを反映している。これらも同様に，絶対的なものというよりヒントというニュアンスで考えてもらうとよい。

　私たちももちろん道半ばではあるが，自分たちで調べて回り道をしながら進んできた現時点までの道のりを本書に記した。

　「次」はどこにいくべきか？

　ここを出発点とし，みなさんとともに挑戦していきたいと思っている

医療法人かがやき 総合在宅医療クリニック 理事長
**市橋亮一** Ichihashi Ryoichi

## ● 編著者紹介 ●

医療法人かがやき 総合在宅医療クリニック 理事長
# 市橋亮一　Ichihashi Ryoichi

「35歳で自分のチームをつくる」という目標を掲げ，卒業後10年間を修行期間と定めた．名古屋大学医学部卒業後，1年間全科ローテート研修，2年で内科全科(8科)＋ICUを数カ月ずつ，次の2年を名古屋第二赤十字病院血液内科で骨髄移植に従事，認定内科医取得．その後，名古屋大学病理学教室に戻り，3年間病理解剖，2年間神経病理を選び病理専門医を取得．内科で得た治療技術と，病理で得た診断技術をもとに36歳・2009年に総合在宅医療クリニックを岐阜県羽島郡に開設．在宅医として10年の臨床経験を積んだ2019年に「45歳で人に教える」を叶え，本書初版を記す．現在，名古屋駅，美濃市も含めて3拠点で展開（2025年4月現在）．「内科」「病理」をベースとする「在宅医療総合格闘家（自称）」．

医療法人オレンジグループ 代表
# 紅谷浩之　Beniya Hiroyuki

15年後の2025年に自分の住む福井を，在宅医療をあたりまえに選べる幸せな街にすることを目標にオレンジホームケアクリニックを開設．
あっという間に2025年になり，多少は進んだとはいえ，まだまだ在宅医療という選択肢があたりまえになっておらず，医療的ケア児も暮らしのなかよりも医学的な管理目線で扱われる社会から脱せていないことが残念で，これからますます，医療者なのに・医療者だからこそ，医療によって人生が管理されない社会"脱医療"を掲げて，地域でのつながり作りに取り組みたいと燃えている．医療の枠組み，地域の隔たりを超えて未来に旅を続ける「在宅医療未来創造旅人（自称）」．

一宮西病院 総合内科部長，卒後臨床研修センター長
# 竹之内盛志　Takenouchi Seiji

システム工学科卒業後，IT系コンサルティング会社に就職．ゼロサムの世界から脱出したいと考え，26歳で福井大学医学部に入学．総合内科医師となり，リウマチ専門医・指導医を取得．2020年度に愛知県の一宮西病院で新たなジェネラリストの教育の場として総合内科/総合診療・リウマチ科が融合した"総合内科"を立ち上げ，月に1回総合在宅医療クリニックの教育システム構築に従事．病気だけでなく患者を巡る世界全体（いわばシステム）を把握できる「在宅医療」から学び，その本質を病院医療者にフィードバックする役割を自認している．見えないものの本質を知ることが好きな「総合内科/総合診療・リウマチ膠原病内科」「システム構築」をベースとする「在宅医療本質抽出家（自称）」．

# 市橋流！在宅医療 5つの心得

## 心得1 「こだわらない」ということに「こだわろう」

患者の疾病・生活習慣・価値観・考え，これらは実に多様であるとともに，病院と違って管理はできない。まずは相手の世界観に浸ることが大切だ。「クスリ飲みたくない」「タバコ吸いたい」という世界観にも一度浸ってみることからスタートする。「あるべき姿」を求めるな。

## 心得2 「やらない(やれない)」ことだけ「やろう」

球技スポーツでは「みんながボールに集まるな。だんごになるな」といわれる。地域も同じである。採算がとれる，自分たちができることばかりに力を注いでよいものなのか。同じことをする地域資源と競合すると，地域の力が削がれる。相手も活き，自分も活きる道を探ろう。チャレンジにこそ価値がある。

## 心得3 「決めない」ことだけ「決めよう」

割り切りは魂の弱さである。しかし，決めなければならないことも多く，手際よく決めていくことが求められる。一方で，よく立ち止まって「判断の保留」もできるようになっていくことで，より深く思いを汲みとることができ，それが新しい発見をもたらすことがある。

## 心得4 人生100年時代の「地域作り200年計画」

僕らの拠点は200年という時間の長さで考えている。地域にかかわるとは，畑に水をまくようなものだ。しばらくの間は，まいてもまいても何も起こらない。ある時期になると突然芽が出るが，それは数十年後かもしれない。よき地域や国は，そのように作られてきているものだ。未来に託そう。

## 心得5 在宅医のあり方として「上善は水のごとし」

老子曰く「上善は水のごとし。水は善く万物を利して争わず，衆人の悪(にく)む所におる，故に道に幾(ちか)し」。最上の善なるあり方とは水のようなもの。水はあらゆる物に恵みを与えながら，争うことなく，誰もがイヤだと思う低いところに落ち着く。在宅医は水でありたい。

# 紅谷流！在宅医療 5つの心得

## 心得 1 患者を患者のまま終わりにさせない医療！

患者であることはその人のごく一部分。お父さん，おじいちゃん，元町内会長，お祭り好き，飲み仲間，そして患者。病気をもつと「患者」成分ばかりが増えてしまう。医療者が一生懸命かかわるとますます患者成分を増やしてしまうことを肝に銘じつつ，患者以外のその人も支えよう！

## 心得 2 決めてあげる専門家から，一緒に迷う専門家へ！

これまで医療者には，その専門知識や技術を使って「決めてあげる」役割があった。病気を消し去って生活に戻る時代から，病気や障害と付き合いながら生活を続ける時代に変わる。病気や障害の専門性だけでは決めることは難しい。一緒に迷う，新しい専門家の役割が生まれている。

## 心得 3 スタッフがハッピーでないと患者をハッピーにはできない！

制度に縛られず，柔軟に一生懸命人にかかわりたくて在宅ケアを選んだ仲間が，楽しくハッピーに動いたら，地域はどんどんハッピーになる。一人で何でもできるより，上手に頼り合ってチーム全体の力を高める関係が大事。常に人に助けを求めよう，そして同じくらい仲間を助けよう。

## 心得 4 白か黒では決められない，カラフルな選択をみんなで重ねていく！

在宅医療ではその人の価値観を大切にするため，医学的に正しいことが常に第一選択になるとはかぎらない。知識と経験，アイデアや想いを重ねながら，時には誰も思ってもいなかった方法をひねり出す。○でも×でもない中間はあいまいなグレーではなく，カラフルな選択なのです。

## 心得 5 ケアというクリエイティブな仕事を文化にしていこう！

その日の相手の調子，気分，想い。自分の経験と知識，そして自分の調子。それらがかけ合わさって，瞬間瞬間にそのとき限定の声かけや行動が生まれる。ケアはとてもクリエイティブな仕事。在宅ケアは，次の世代にその楽しさとワクワク感を文化として伝えていける現場です！

# 病院総合医からみた  在宅の**本質**

竹之内流!

## 1 「医学の勉強を始めたら，それを終えることはできない」 (Charles H. Mayo 1865-1939)

医学知識を常時アップデートしながら，患者さんの価値観や予後を考慮して，サイエンス＆アートな知識をうまく融合することが現場で求められる。文献を深く読みまくる，日々の疑問を仲間やAIと議論する，など省察的な継続学習のスタイルを確立しよう。「研修医より古い本を参照しない」を心がけよう。

## 2 パターナリズムからshared decision making (SDM) へ

良質なエビデンスが少ない在宅医療では，プロフェッショナリズムに基づいたSDM（共有意思決定）が不可欠。患者・家族の価値観を理解し寄り添いつつ，医療者の考え（意見）と不確実性を含めた医学的事実（エビデンス）を分けて情報を提供し，最適な道を共に探ろう。

## 3 在宅医療×ITで生産性を高めよう

テクノロジーは時間や場所という概念を突破する。Slackなどのツールにより職種や施設を超えたコミュニケーションがとれる。Zoomを活用すれば，カンファレンスや勉強会の情報はどこでもみることができる。移動の車の中が情報共有やカンファレンスの場になり，生涯学習の場にもなる。遠隔診療の波に乗り，未来の医療を共に創ろう！

## 4 doctorは教えるという意味のラテン語docereに由来する

在宅医療はフラットなチームが基本である。医師がほかのメディカルスタッフの価値を最大限信じて，後ろから見守り，教育に情熱を注ぐことで，スタッフたちは責任感を抱いて自立し，彼らのポテンシャルは際限なく上がっていくだろう。

## 5 病院勤務医は在宅医療を体験しよう

患者ではなく一人の生活者として向かい合うことで，相手の価値観や生きがいといった「病気を治す以外の価値基準」を優先する生きがいファーストな医療が身につく。また患者を通して地域全体をみるという包括的な視点を鍛えることができるだろう。

# ココキン帖(第2版)の使い方

★ 在宅医療の必須エッセンスのみを抽出し，コンパクトにまとめました。「在宅医療の実践」に特化しているため，内科・外科・救急などの一般診療に関しては成書をご参照ください。

★ 在宅療養患者の紹介を受けた後，「患者宅への初回訪問までの期間」や「退院前カンファレンスに向かう車中」などで，パッと見て予習できます。

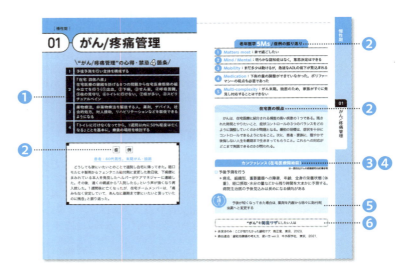

### ❶ テーマごとに押さえておくこと・かかわりと考え方を網羅

各項目の冒頭で，そのテーマごとの「心得」「禁忌」をポイントとして抽出。押さえるべき点と考え方を学べます。

### ❷ 実践的な「症例」と「老年医学5Ms/症例の振り返り」「在宅医の視点」

実際の患者・診療場面を想定した「症例」を提示。つづく「老年医学5Ms/症例の振り返り」では，高齢者診療/全人的医療に基づく5つの視点(5Msの詳細は「総論/p2参照」)から症例を振り返り，アプロー

チのヒントを探ります。「在宅医の視点」には，在宅医療にあたっての心構え・スタンス，とくに意識しておきたい点をまとめました。

## ❸ 実際の診療スケジュールに沿った解説

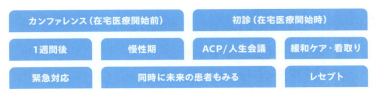

これらの項目を順に読むことで，テーマごとの診療の流れをイメージしながら学べます。

## ❹ 在宅医療は，目の前の患者を通して未来をみる医療

「同時に未来の患者もみる」の項目では，地域づくり・街づくりを含めたかかわりについて触れ，いまかかわっている患者だけではなく，将来の患者となる人も支える視点を学べます。

## ❺ 臨床につながる豊富な実践知

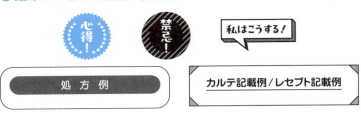

在宅医として押さえておきたい重要なポイントを豊富に盛り込んでいます。とくに，「私はこうする！」ではエキスパートオピニオンとして，実践者ならではの取り組みを紹介。製品名による処方例，レセプトやカルテ記載の実際など，実臨床につながる情報が満載です。

## ❻ 知識をより深めたい人へ

"心不全"を得意ワザにしたい人は

より深く学ぶためのさまざまな情報源を紹介しています。

# —CONTENTS—

**総論** 高齢者診療のエッセンス；Goal-BPSと
5Msで患者・家族を俯瞰する .................... 1

## 在宅医として押さえておきたい10のこと+α 11

1 在宅医療を始めるための8つのステップ .................... 12

2 地域ケアのコンテクストで未来もみる .................... 16

3 治療介入が多くなりすぎるという問題を真剣に捉える
（Burden of Treatment theory；治療負担理論とは） .................... 18

4 初診時に気をつけること .................... 19

5 多職種連携/病診連携；とくに，ケアマネジャー・訪問看護師
との連携のコツ・勘所 .................... 21

6 カンファレンスの本質とは何か？ .................... 23

7 物品はケチケチすべきか？ .................... 24

8 主治医意見書の要点は？ .................... 26

9 困難事例は成長のチャンス .................... 27

10 医師会と連携することの重要性 .................... 29

+α 在宅医療を始めるうえでのレセプト記載キソのキソ .................... 30

## 21の実践にみる 在宅医のアタマの中 33

慢性期

01 がん/疼痛管理 .................... 34

慢性臓器障害

02 心不全 .................... 59

03 COPD（慢性閉塞性肺疾患） .................... 75

04 慢性腎臓病（CKD） .................... 91

05 肝硬変 .................... 101

06 ALS（筋萎縮性側索硬化症） .................... 113

07 認知症 .................... 130

老年症候群

08 食べられない .................... 144

| 09 ポリファーマシー | 159 |
| 10 排尿障害 | 168 |
| 11 褥　瘡 | 176 |
| 12 老　衰 | 189 |

**急性期**

| 13 誤嚥性肺炎 | 195 |
| 14 緊急対応 | 207 |

**在宅医療に特徴的な介入**

| 15 リハビリテーション | 219 |
| 16 小児在宅医療 | 229 |
| 17 気管切開 | 236 |
| 18 胃瘻・NGチューブ | 246 |
| 19 ACP/人生会議 (advance care planning) | 255 |
| 20 独　居 | 265 |
| 21 遺された家族へのケア (グリーフケア) | 272 |

## Note

| 「おせっかい」の科学 | 8 |
| ポジティヴヘルス | 31 |
| がんの看取り | 54 |
| がん患者の呼吸困難の緩和 | 56 |
| 高齢者の高血圧 | 73 |
| 高齢者の脂質異常症 | 88 |
| 高齢者の糖尿病 | 99 |
| 減酒のすすめ | 110 |
| パーキンソン病の終末期は突然で，対応が難しい | 128 |
| せん妄をアセスメントする | 142 |
| 便秘の治療 | 155 |
| 不眠症をアセスメントする | 166 |
| 圧迫骨折のアプローチ | 187 |
| 発熱のアプローチ；熱の原因部位を特定しよう | 205 |
| 転倒予防と骨粗鬆症 | 225 |
| 在宅医療 物品必携；カバンの中 | 277 |

**本書の特徴**

在 宅 医 の

# アタマの中を見える化しました

「先生！紹介の電話です！」
そのときナニを考える？

**例 先生！**
68歳男性。高血圧，脂質異常症，糖尿病で以前からみていた患者さんです。肝硬変から肝細胞がんになり，疼痛緩和目的で在宅医療の依頼があります。腎不全機能低下もあり食べられなくなってきています。独居ですが，疼痛管理をお願いしたいとのこと，受けますか？

- Note 高血圧
- Note 脂質異常症
- Note 糖尿病
- 05 肝硬変
- 01 がん・疼痛管理
- 04 慢性腎臓病
- 20 独居
- 19 ACP/人生会議

- Note パーキンソン病
- Note 転倒防止と骨粗鬆症
- Note 圧迫骨折
- Note 不眠
- Note 便秘
- 09 ポリファーマシー
- 18 胃瘻・NGチューブ
- 15 リハビリテーション
- 13 誤嚥性肺炎
- 12 老衰
- 19 ACP/人生会議

**例 先生！**
今度は72歳女性。パーキンソン病で転倒，骨折をきっかけに在宅医療が紹介されています。眠れないためにたくさん薬を飲んでいますが，飲み込みが悪く便秘がちです。担当していただけますか？

それぞれの患者には背景があり，担当するに際し課題や考えるコトがいくつもあります。
できるだけ情報を得て，関連項目を予習してからカンファレンスに臨むことで，よりよい在宅医療と多職種連携をスタートできます。

xii

総論

# 高齢者診療のエッセンス

# 高齢者診療のエッセンス
## Goal-BPSと5Msで患者・家族を俯瞰する

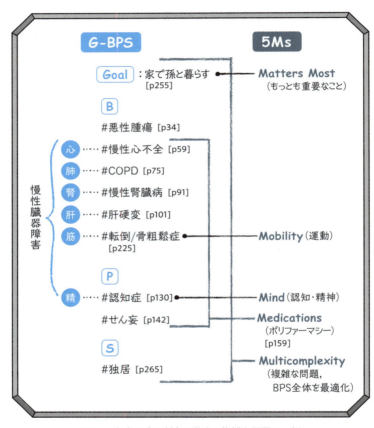

図1 在宅医療の対象が抱える複雑な問題の一例

## Goal-BPSモデルは病気ではなく「人」を診るフレームワーク

　在宅医療の対象のほとんどを占める高齢者には，医学的な問題に加えて，認知症やうつ病などの精神的な問題，機能を障害するサルコペニアなどの筋骨格系の問題に加えて，独居，経済的な問題などの社会的な問題が複雑に絡み合っている（図1）。

この複雑系全体を捉える汎用性の高い手法はBio-Psycho-Socialモデル（生物・心理・社会モデル：BPSモデル）である[1]。在宅医療では，B，P，Sの複雑性（Multicomplexity）を捉えて，優先順位をつけて多職種チームで患者とその周辺をサポートしていく。

　とくに高齢者では，Bはポリファーマシー，そして社会的な問題の重要度が高い。

患者はプロブレムリストではない！　まずは患者・家族のGoal，やりたいこと，患者の思いをしっかり理解する

## Goal/生きがい/患者のナラティブ

　在宅医療では，患者の価値観，治療目標をGoalとして，BPSの上に置くことが重要だと筆者らは考えている。患者の価値観ややりたいこと，生きがいをまず尊重することは，患者のプロブレムの解決，疾患の治療よりも重要な場合がある，ということを時に思い出させてくれる。患者の価値観を引き出し，治療目標とすり合わせたり，最適なケアを選択することを重視したい。ACP/人生会議でも必須項目である。

## Bio-Psyco

　高齢者の生物学的な問題は，主に，①悪性腫瘍，②さまざまな慢性臓器障害，③臓器障害の原因疾患である糖尿病・高血圧・脂質異常症，に分けることができる。

　佐藤は，②の慢性臓器障害を「心臓・肺，肝・腎，脳（神経/精神）・筋」の6つに分け，重症度（A〜E期までのステージ分類）をつけることを提唱している[2]。これにより複雑なBio-Psychoな問題を整理し，どの治療を優先すべきか，足し算・引き算がしやすくなる。A〜Eのステージ分類がわかりにくければ，軽症-中等症-重症と大まかに捉えることでもよいだろう。脳（神経/精神）・筋をルーチンで評価項目に加えることにより，老年症候群の多くが解決できるため，6臓器に分けてのアプローチは非常に実践的である。

### 1）慢性臓器障害の6分類の具体例

　脳（神経/精神）の例：認知症，せん妄，うつ病，パーキンソン症

候群など
　筋の例：脳梗塞後の片麻痺，サルコペニア，転倒，低栄養，骨粗鬆症など．ADL，IADL，転倒リスクの評価を行う

※老年症候群とは，加齢に伴い医療や介護を必要とする50項目以上の症状・徴候の総称である．生理的変化の難聴，視力障害，認知機能の低下から，病的な褥瘡，誤嚥，失禁，便秘，睡眠障害，せん妄，低栄養，フレイル，転倒，ポリファーマシーなどがあり，多くを本書でも扱う．

高齢者を担当したら慢性臓器障害の6つを確認し，脳（神経/精神）・筋にも注目して全体を最適化せよ！

## 2）治療の足し算・引き算：具体的な方法とイメージ

**その1** ①悪性腫瘍，②慢性臓器障害の6つ，③糖尿病・脂質異常症・高血圧，をチェックする

**その2** ②の各項目のステージ（重症度）を大まかにチェックする　心臓（慢性心不全が軽症），肺（−），肝（−），腎（−），精神/神経（軽症：せん妄と認知症），筋（中等症：サルコペニア，転倒リスク，圧迫骨折歴あり）と仮定する（図2）

**その3** 治療の足し算・引き算で，治療方針の全体を整える．転倒リスクになるため，軽症の利尿薬や向精神病薬や認知症の薬はやめてもよい可能性がある．運動リハビリテーションや栄養療法，骨粗鬆症の治療を強化してもよいだろう

**その4** ③は予後をみながら治療目標を再設定して薬剤を調整する
※高血圧（p73），脂質異常症（p88），糖尿病（p99）のNote参照

## Social

　孤独（p39やp266参照）や貧困など，生活環境と家族背景，住まいの問題，介護度やサービスの問題を記載する．高齢者診療でもっとも重要度の高い項目といってよい．

　社会的なサポートとして，保険診療のカバー範囲が一つのポイントになる（その範囲内で，何回の訪問診療が可能か）．また，公的では

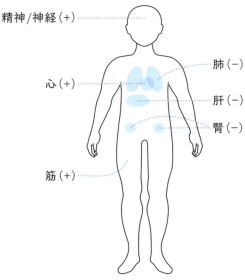

**図 2　項目ごとの重症度チェックのイメージ**

ないサービス，例えば地域のNPOや，教会・寺院の活動などで救われる人もいる。さらには友人関係などさまざまな要素を加味して，その人の幸せは構築されていくことを意識しておきたい。

---

Goal- oriented problem list system の一例
〈記載例〉
【Goal/やりたいこと】
\#　人に会いたい
\#　趣味：コンピューターをやりたい

【プロブレムリスト】
B
\#　左腎臓腎腫瘍／腎盂・下部尿管，膀胱後壁〜前立腺まで浸潤
\#　慢性心不全（HFpEF）-軽症
\#　難聴
\#　サルコペニア・転倒-中等症
P
\#　人生が終わってしまうことへの不安・焦り

S
# 車に乗れなくて，移動手段はない

解説：腎がん末期の患者であるが，やりたいことが人に会うことなので，車に乗れないこと，難聴であることも問題になっている。どうしたらGoalに近づけるかを考えながら，難聴，サルコペニア・転倒に介入していく。

## Goal-BPSを多職種で深掘りする 高齢者総合的機能評価（CGA）

高齢者総合的機能評価（comprehensive geriatric assessment；CGA）とは高齢者の日常生活機能を多職種で評価する方法であり，ADL，生活意欲，抑うつ，認知機能と毎日の生活の様子を評価するものである（図3）。

これはGoal-BPSを細かく多職種で評価し，ケアにつなげるイメージである。医師が退院支援や再入院の予防，治療方針を決めて，看護師は老年症候群（主に神経/精神，運動器の問題）の評価や患者支援の具体案を作成し，管理栄養士が栄養状態の評価と栄養療法の助言を行い，リハビリテーション職が細かなADLや転倒リスクを評価し，薬剤師は服薬指導を行う。

MMSE，HDS-R，FASTなどさまざまなものがある高齢者の機能評価については，日本老年医学会のwebサイト[3]に詳しい。

## 本書を読み進めるコツ：老年医学5Msで俯瞰する

老年医学5Ms（以後，5Ms）はDr.Tinettiがカナダ老年医学会年次総会で，高齢者をケアするすべての臨床医が老年医学の原則を実践できるように提唱したものである。5つのM〔Matters Most（もっとも重要なこと），Mind/Mental（認知・精神），Mobility（運動），Medications（薬），Multicomplexity（複雑な問題）〕の頭文字で構成されている[4]（表1）。図1（p2）からも5MsがほぼGoal-BPSと対応していることがわかるだろう。

総論
高齢者診療のエッセンス

```
● 認知機能  ⎫              MMSE, HDS-R, FAST
● うつ      ⎬ → CGA7 →    GDS-15
● 意欲      ⎪              vitality index
● ADL      ⎭              BADL, IADL, JABC〔Ⅰ〜Ⅳ(M)〕
```

● 病気に関して：
　　抱えている病気は？ 通院中の病院は？ 服用薬？ 認知症の有無
● 入院前の生活状況に関して：
　　同居者は？ 主たる介護者は？
　　家族・介護者との人間関係は？
　　普段の生活の様子(ADL, 外出, 社会的活動)
　　介護の状況(介護保険の有無, 介護サービスの利用状況)
　　経済的状況
● 老年症候群：
　　歩行, 転倒, 尿失禁, 接触・嚥下障害, 認知障害,うつ病

多職種が共同して情報を収集し, 入院初期のスクリーニング, 早期退院に向けての支援, 退院後の生活支援対策(医療・ケアプラン)に役立てる

**図3　高齢者総合的機能評価(CGA)で在宅医療の対象を深掘りする**

**表1　老年医学5Ms**

| |
|---|
| **Matters Most** (もっとも重要なこと=ゴール)：患者や家族の医療目標とケアの好み/価値観(ACP/人生会議) |
| **Mind/Mental** (認知・精神)：認知症, せん妄, 抑うつなどのメンタルの問題 |
| **Mobility** (運動)：歩行障害, 転倒予防, 運動機能の維持・向上 |
| **Medications** (薬)：ポリファーマシー, 処方適正化 |
| **Multicomplexity** (複雑な問題)：複雑なBPSの問題の全体を見渡し介入ポイントを考える |

(The Geriatrics 5M's：A new way of communicating what we do. J Am Geriatr Soc 65(9)：2115, 2017.【PMID：28586122】を参考に筆者作成)

　5Msは多職種のコミュニケーションツールとしても使うことができる。5Msを使った多職種の振り返りは効果的で, 本書でも症例の振り返り例を各項目ごとのケースの後ろに記載した。
　5Msそれぞれが独立した概念ではない点には, このモデルの使いにくさもあるといえる。例えばMulticomplexity (複雑な問題)はほかの4Msをすべて含んでしまう場合がある。そこで本書では, Multicomplexityに複雑な問題のほとんどが含まれてしまうことを

回避する目的から，ほかの4Msをチェックした後，最後にBPS全体を捉えて重要な漏れがないかを確認する視点でMulticomplexityを用いることとした。

**私はこうする！**

医師として実践的な手法としてGoal-BPS，皆と議論するためのフレームワークとして5Msを使う！

---

| 文 献 |
| --- |

1) The need for a new medical model：A challenge for biomedicine. Science 196（4286）129-136, 1977.【PMID：847460】
2) 佐藤健太：慢性臓器障害の診療．治療 103（8）：958-967，2021.
3) 日本老年医学会：高齢者診療におけるお役立ちツール．
https://www.jpn-geriat-soc.or.jp/tool/（最終アクセス：2025年3月6日）
4) The Geriatrics 5M's：A new way of communicating what we do. J Am Geriatr Soc 65（9）：2115, 2017.【PMID：28586122】

〈竹之内盛志〉

# Note

## 「おせっかい」の科学

### ニーズに応え，人ではなく環境に介入せよ！

【おせっかいの例】身体の心配をする，やってほしいことをやってあげる，関係者を増やす，お金のサポートをする
【余計なお世話の例】人の言動を変えようとするアドバイス（歩いたほうがいいですよ/塩分を減らしたほうがいいですよ/ポジティブに考えましょう/もっとご家族と話し合ったほうがいいですよ），ニーズに合わないすべての介入

　筆者らは，「おせっかい」という言葉を肯定的に用いている。しばしば耳にする言葉なのだが，考えてみるとその意味は明確に言語化されていない。おそらく現場の暗黙知として機能している概念なのかもしれないが，ここではあえて言語化してみる。以下，よい「おせっかい」を単に「おせっかい」，不適切な「おせっかい」を「余計なお世話」と定義する。

宮坂[1]は，ナラティブケアを解釈・調停・介入の3段階に分けた。「解釈」は患者の語りを理解できるまで傾聴する段階，「調停」は得られた患者のナラティブをほかの関係者の語りと照らし合わせ，相互理解を深める段階である。そして最後の「介入」こそが「おせっかい」に相当する。つまり，「おせっかい」を実践するためには，まず十分な解釈と調停を経ることが不可欠で，それらを欠いた介入は，「おせっかい」ではなく「余計なお世話」となり，患者や関係者のニーズに合わないものになる。

では，よい介入とは何だろう。東畑[2]は「「おせっかい」はニーズに合っていることに加えて，環境を変える手伝いがポイントだと述べている。さまざまなサービスを入れたり心のケアをしたりなどして環境を回復させることがおせっかいであり，逆にわれわれがやりがちな，人に介入したり，人を変えようとすることが「余計なお世話」なのだという。人に介入するために，賢人たちが精神分析やさまざまなカウンセリングの技法，認知行動療法，コーチングなどを開発してきたように，人を変えようとする介入は簡単ではない。ニーズなき人への介入は暴力にもなり得る。

「おせっかい」のプロセスを簡単にまとめると，
- **話を聞いてわかってあげる（解釈）**
- **家族や医療者など周囲の人とのすり合わせ（調停）**
- **環境回復のお手伝い（よい介入）**

となる。これは何も特別なことではない。在宅医療はそれだけで環境を回復させるための強力なツールであるから，患者の話を聞いて，わかってあげようという気持ち，何とか快適な暮らしをサポートしようとする言動そのものが「おせっかい」となる。在宅において，患者のニーズに合った介入，人ではなく「環境回復への介入」が最高の「おせっかい」なのである。

---

### 文　献

1) 宮坂道夫：対話と承認のケア；ナラティヴが生み出す世界．医学書院，東京，2020.
2) 東畑開人：雨の日の心理学；こころのケアがはじまったら．KADOKAWA，東京，2024.

---

（竹之内盛志）

# 在宅医として押さえておきたい

# 10のこと

+α

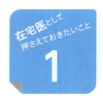

# 在宅医療を始めるための8つのステップ

　在宅医療を始めるにあたって考えなければならないことは，図に示すように多岐にわたる。これらを実践に移すうえでの8つのステップを紹介したい。

## ① やりたくないこととやりたいことをはっきりとさせる

　自分で継続していくためには，まず好きなことをやるべきだと思う。自分でクリニックを運営する（マネジメントを担当する）と，誰しも大変なことに直面する。そんなときに，例えば売上が上がるからという理由だけで仕事を継続することは苦しい。自分で設計できるのであれば最初から，やりたいことを増やし，やりたくないことを減らすことを考えて設計しよう。一度始めてしまえば，なかなか変更は難しいのだから。

## ② 理念を決める

　自分たちは弱い存在である。すべてのことにまんべんなく力を分散させていては，何かに秀でることはできない。何がやりたいことであるか理念をはっきりさせると，やることとやらないことの境界線を決めることができる。やらないことを決めることによって，やることに集中でき，最終的に結果を出すことができる。

## ③ 見学に行く，働いてみる

　在宅医療はすでに歴史のある診療スタイルである。ゆえに全国に強い在宅医療のチームがたくさんある。他者に教えを請うなど，お互いに学び合うことで急速な成長が可能になる。できれば研修や，勤務を経験してから自分で始めるほうがよい。どこにも学びに行かずに始める人もいるが，学び合える人と比べるとスタート時点の実力差がずいぶんついているように思う。

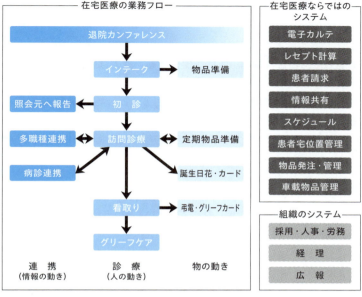

図　開業のために伝えるべき情報

## ④ 場所を決める

　どこで自分たちのチームを始めるかで，患者数，地域のライバル（在宅医療を進めるという意味では仲間），人材獲得，将来性などおおよその未来が決まってしまう。その際，自分のライフスタイルや，その地域にすでにどのようなチームがいるのかが検討課題となる。筆者（市橋）の希望としては，皆さんにはできればこれまで在宅医療が提供されてこなかったエリアで，あらたに在宅医療を提供するようにしてもらいたい。その地域に暮らす人たちにも，在宅医療を選択するチャンスを与えてほしい。

## ⑤ スタッフを見つける

　類は友を呼ぶ。自分に合う人は，自分が十分に活動していたら，いつかは出会う。ただそれが，クリニックを開始する前かどうかは誰にもわからない。そういう意味では"縁"である。大事なことは最初の人について妥協しないこと。もしも立ち上げの時点で見つけられなかったら，一人で始めてもよいのではないか。

採用についてはどんな組織も常に悩みつづけているが，いくつかのヒントはある。

**①能力に惑わされない。人柄を優先する。能力は伸ばせる。人柄は変わらない**

人柄を見抜くのは難しいので，そのちょっとした違和感を感じ取れる「するどい，シビアな」スタッフとともに面談する。面接にとどまらず，多くのタイミング，多くの状況を観察できるようにする。一緒に働いたことがある人からの情報，知り合いで採用できるとよい。

**②採用しなければならない状況での面談では，無意識に妥協してしまうので，「今すぐ採用しなくてもよい」という状況で採用を行う**

よい人がいたら余っていても採用しておく。

以上を考えながらホームページ・SNSに力を入れて採用広報を行う。

## ⑥ 電子カルテを選択する

電子カルテは基幹システムでもあり，業務の流れを決める重要なものである。ほかの在宅医療チームが使っているシステムの使い勝手などを尋ねながら，できれば最初からよいものを見つけることができるとよい。

## ⑦ 患者に出会うために人とのつながりを増やす

患者の募集は基本的には病院やケアマネジャー，訪問看護ステーションに向けて行う。できれば定期的な勉強会を行って，個人的につながりが築けてくると，患者を紹介してもらえるようになる。そこからは，患者一人ひとりをしっかり診ていくことが最大の宣伝になる。それができるようになると，ほとんど営業的なことはせずとも，口コミで紹介してもらえるようになる。「近くに来たので寄りました」と，病院などにひょっこり顔を出して世間話をするというのが一番よいつながりを作る方法でもある。

## ⑧ 在宅医療の質を意識しよう

　ここまでの7つのステップで在宅医療を始めることはできるが，意識したい重要なポイントとして「在宅医療の質はどのように定義されるか？」という点がある。

　マクウィニー家庭医療学では以下の5つに集約・定義されている[1]。

　「家庭での医療の質は，病院でのそれと同じか，あるいはそれ以上でなければならない。重症で複雑な病気をもつ患者のために，医師には以下を含む医療の質の担保についての特別な責任がある」

---

①危機に迅速に反応する用意
②担当医師と同等のサービスが提供できる代理の手配
③在宅ケア看護師と代理の医師が利用できる臨床記録の維持
④在宅ケア看護師とその他のチームメンバーとの，そして病院と地域のサービスとのコミュニケーション
⑤新しい科学技術の設備を含む臨床マネジメント技能の維持
　（例：進行がんでの疼痛コントロール）

---

　つまり，意識すべきは，①24時間いつでも安定した緊急対応ができるか（技術的，情報共有，緊急への人的資源），②在宅医の医療レベルの保証，③適切なカルテ記載，④多職種連携（院内・院外）＆チームビルディング，⑤新しい技術の習得である。

---

|文　献|
|---|

1）イアン・R・マクウィニー，トーマス・フリーマン・著（葛西龍樹，草場鉄周・訳）：マクウィニー 家庭医療学 下巻. ぱーそん書房，東京，2013, p169.

## 在宅医として押さえておきたいこと 2

# 地域ケアのコンテクストで未来もみる

表　ACCCC；家庭医の5つの専門性

①Access to care（近接性）：物理的にも精神的にも身近であること
②Continuity of care（継続性）：継続して患者を見つづけること
③Comprehensive care（包括的）：予防から治療，リハビリテーションまで
④Coordination of care（協調性）：専門医や多職種の連携
⑤Contextual care（文脈性）：文脈を踏まえたケア

〔Saultz JW：Textbook of Family Medicine；Defining and Examining the Discipline. McGraw-Hill, Columbus, 1999, pp17-30, より引用・改変〕

　SaultzのACCCCのContextual Careに出てくるコンテクスト（表）は，言葉はわかりにくいが，理解して大切にしたい概念である[1]。ここでいうコンテクストとは患者の健康状態だけでなく，家族関係，生活環境，社会背景，コミュニティのことを指す。それぞれの関係を捉え，コンテクストのなかで患者がどのように病気を捉えているかを理解することで，全体を把握できる。地域のなかで患者のコンテクストを捉えるための，「倍率の違うレンズを同時に持つ，手に入れる」〔吉村学（宮崎大学）〕との考え方[2]はとてもわかりやすい（図）。

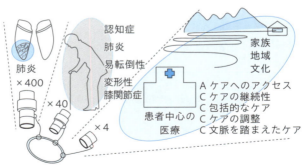

いつもこのレンズを持ち歩き，複視眼的に使う，考える

図　倍率の違うレンズを同時に持つ，手に入れる
×400倍：病気の原因など
× 40倍：身体全体のこと，高齢者総合評価など
×　4倍：家族・地域・ACCCC
〔吉村学：へき地こそ最高の医学教育の場．レジデントノート 11：1597-1602, 2010, より引用〕

この考え方に立つと，倍率の違うレンズを同時にもつことで患者からコミュニティまで視野を広げることができる。

- **400倍レンズ**：現在問題になっている急性期疾患を診断し治療をする
- **40倍レンズ**：認知症や変形性膝関節症，易転倒性などの老年症候群や慢性臓器障害など既往歴全体を考慮して全人的に対応する
- **4倍レンズ**：さらに視点を広げて，家族の状況はどうなっているだろうか，どこに住んでいるのか，どんな考えをもっている人なのか，どうやってここまで来たのか，今後誰が継続してケアしていくか，介護保険の申請などの調整はしているか，本人や家族の思いや文脈はどうだろうかという視点をもって眺めていく

臨床研修は急性期病院で行うため主に400倍のレンズを使い，修練を積んでいる。在宅医療の研修ではそれだけではなく，40倍や4倍のレンズも使っていく必要がある。

- **未来をみるレンズ**（4つめのレンズ）

在宅医療・地域作りの時代には，4つめのレンズである「視野の広い未来が見えるレンズ」が必要になっている。この地域の人口動態の変化，経済状況などさまざまな公衆衛生的なアプローチと未来予測がより重要となる。個人を看取るだけではなく，地域全体を看取ることもあるだろう。さまざまな複雑な諸問題は自分だけではなく，チームプレーで対応していくことが楽しくもあり，有効でもある。

---

| 文 献 |
| --- |

1）Saultz JW：Textbook of Family Medicine；Defining and Examining the Discipline. McGraw-Hill, Columbus, 1999, pp17-30.

2）吉村学：へき地こそ最高の医学教育の場．レジデントノート 11：1597-1602, 2010.

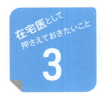

# 治療介入が多くなりすぎるという問題を真剣に捉える
## (Burden of Treatment theory；治療負担理論とは)

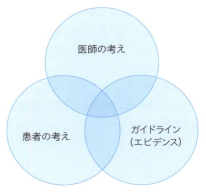

図　根拠に基づいた臨床判断
〔Reeve J：Medical Generalism, Now! CRC Press, London, p14, 2023. より引用・改変〕

　多数の疾患をもつ患者の場合，それぞれの診療ガイドラインの推奨する治療をすべて行おうとすると，患者が許容できる介入量以上（過重な治療負担）になってしまう（Burden of Treatment theory；治療負担理論）。そもそも診療ガイドラインは原則的に，単一疾患に対して作成されており，複数の疾患をもつ高齢者に，直接その推奨を当てはめることは難しい。診療ガイドラインが想定している患者と目の前の患者の違いを認識し，患者・家族と相談しながらどうするか決めるのが本来のEBMである（図）。診療ガイドラインは必ず従わなければならないガイドラインではない。

　患者の希望や価値観とBPSモデル全体を把握し，優先順位を考えながら治療介入の総量を決める役割を担う。これは全体を俯瞰的にみる者にしかできない対応である（高齢者の俯瞰の仕方は，総論「高齢者診療のエッセンス」p2参照）。

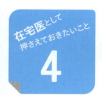

# 初診時に気をつけること

## ① 初回の介入は慎重に相手が困っていることのみに集中する

　初診（初回訪問）の「目的」は「次回来てもいいよ」と言ってもらえることである。「来てもらいたい」と言われて赴いているので本来は問題ないはずだが，いわゆる「地雷（その人にとっての禁忌・気にしていること）」を踏んでしまうと，そこで「もう来なくていい」と言われてしまう。もともとの医療不信，前の医師やケアマネジャーからの情報不足，こちらの不備（緊急が立て込んでいて，時間に遅れてしまうなど）が複数重なってくると，訪問を断られてしまい在宅医療が終了となることがある。

　こちら側の「常識」と隔たりがあったとしても，その患者と家族の問題にいきなり介入せず，まずは観察するのみにとどめる。そして相手が「困っていること」のみに集中して，それに応えることのみを誠実に行うようにする。最初の訪問の時点で，さまざまなことができていなかったりすることがあるが，それを多数指摘することは，これまでの主治医や家族・本人の意向を批判するものであり，拒絶されるリスクを増やす。そういう人にこそ，無理に変更を提案せずに，その根底にある「アナザーストーリー（こちらには見えないが，その人の背後に流れている"もう１つの物語"）」に耳を傾けよう。

## ② 初回の身体所見は丁寧に

　全体の時間は長くならないようにするが，身体所見の時間はやや多めにとるようにする。在宅では情報は少ないものの，身体所見で多くの価値ある情報が見つけられる。心雑音や麻痺などにつきベースラインの所見として確認しておく。また，所見をしっかりとることはケアとなり患者・家族からの信頼度も増す。

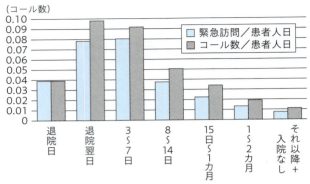

**図　退院からの時期別緊急訪問数/コール数（患者人日あたり）**
データ背景：2012年5月11日〜11月10日の6カ月間（月平均患者数117.7人）。がん末期19.6人（16.7％），ALS 5人（4.2％），その他93人（79％）。初診時年齢41〜95歳（中央値75歳）。訪問回数358回/月うち緊急往診49回/月。在宅死56人（81.2％）/年，病院死13人（18.8％）/年。
（医療法人かがやき 総合在宅医療クリニックデータ）

## ③ 再入院を予防するために退院日に初診（初回訪問）を入れるようにする

　よほどしっかりした病院と患者・家族でないかぎり，在宅医療を開始する患者の退院日には訪問することが望ましい。6カ月間でのデータでは，退院翌日のコールがもっとも多く，しかも緊急訪問につながる（図）。

　当院では退院時の訪問を基本としているが，それでもなお緊急訪問は1週間以内に多い。緊急でコールすることは本人も，家族も，医療者も誰も希望していないことなので，ぜひ減らしていきたい。そのためには，退院日に医師が，翌日のフォローに医師か看護師が入るようにするのが望ましいと考えている。軽症者の場合にはこの限りではない。

在宅医として押さえておきたい10のこと+α

**在宅医として押さえておきたいこと 5**

# 多職種連携/病診連携
## とくに，ケアマネジャー・訪問看護師との連携のコツ・勘所

### ① 患者は多面体であり，それぞれの職種に見せる顔 そのものが違うことを理解する

　患者は，医師には「大丈夫」と伝えながら，ヘルパーや訪問看護師に胸の内を伝えることがある。そうすると，在宅チームのなかで「同じ人をみていながら違う印象」を抱くことが起こり得る。職種ごとに得ている情報の違いを理解せずに会話すると，話が噛み合わず，時に誤解につながることがある。そもそも患者は多面体であることを理解し，適宜カンファレンスで全体像を把握しながら，連携していこう。

### ② 顔の見える関係，腕の見える関係，腹の見える関係

　まず最初は顔と名前を一致させることが重要である。「看護師さん」「ケアマネさん」などの職種名ではなく，看護師の鈴木さん，ケアマネジャーの高橋さんと名前を呼ぶことで人間関係が向上し，機能するチームを構築できる。

　次に，何度かチームを組むうちに，それぞれどの程度のことをやってもらえるのかわかってくる。その"わかってくるタイミング"で重要なのは，十分なコミュニケーションをとる前に判断しない。「あの人はできないケアマネ」とレッテルを貼ってしまう前に，自分たちの期待する仕事レベルを的確に伝えていたか，経験が少なくて戸惑っていたりする可能性はないか，振り返るようにしたい。将来的にその人とずっと付き合うことになるかもしれないのだから，「育成する」つもりで肯定的に接していくことが望ましい。

### ③ ケアマネジャーとの連携が難しくなるホントの理由

　それはケアマネジャーだけが「病状の進行」の把握ができないからである。医師や看護師は，患者の調子が悪くなれば訪問回数が増えて，病状変化を理解しやすい。ケアマネジャーは定期訪問がないことに加えて医学的知識が少なく，とくにがんの患者の急激な悪化を予測でき

21

にくいなど，"不利"になってしまう要因がいくつかある。これを理解しながら，適宜情報を積極的にケアマネジャーやその他の多職種に伝えるようにしていくことが，多職種連携に重要と考える。

## ④ 早く行くなら一人で行け，遠くに行くならみんなと行け

自分一人，医師一人だけで，誰かの人生を支えることの限界に気づこう。確かに一人でやれば何かと早くできる。しかしそれでは長期的に，さらには自分がいなくなった後のその地域を支えてくれるようなチームにはなっていかない。長期的なことを考えたら，少しくらい面倒でもいろいろな人とつながり，相互理解を深めていくことが，より活動を広げていくための源となる。

### 【重要】病診連携，病院医師との連携を大切に

在宅医療を理解してもらうことがもっとも難しいのが，病院医師であると感じる。一方，病院医師に理解してもらえれば，その他の職種は往々にして理解してくれるようになる。病院医師の理解に向け，在宅医療の現場の考え方や感じ方，その雰囲気を伝えるための大きな場として，①退院カンファレンス，②転帰報告，③病院でのデスカンファレンスなどの症例振り返りの会がある。

退院カンファレンスを，病院医師に"在宅医療を伝えるための場"として捉え，個別の患者について在宅で何ができるのかを伝える。さらに，経過や転帰（在宅医療が始まったときにどのような対応をしたか，亡くなったときにどのような様子だったのか）を病院に伝えることで，在宅医療を理解してもらうことができる。チャンスがあれば，症例振り返りの会を開催すると，よりよい連携ができるようになってくる。

在宅医療では，多くは在宅医が主治医として対応することが多くなる。ところが，より積極的に専門家のサポートを必要とする場合がいくつかある。病院医師との連携が築けていると，専門医のサポートも非常に円滑に受けられるようになる。

専門医の活用はとくに，パーキンソン病の薬の調整を依頼する際には有効である。また，がんで神経因性疼痛などを含め疼痛管理が難しいときにも，病院の専門医のコンサルテーションを行うことがよい。それぞれの医師の専門・背景にもよると思うが，精神科や小児などの場合も，筆者はなるべく病院主治医を設定してもらうようにしている。

## 在宅医として 押さえておきたいこと 6

# カンファレンスの本質とは何か？

カンファレンスの本質は3点あると考えている。

### 1つ目は「病院主治医の教育」

病院主治医が在宅で何ができるのかを知ることができるチャンスは，退院カンファレンスのとき以外にない。自分の患者が退院するときに実際にはどのようになっていくのかに関して興味をもつことになるので，そのときが最大の教育のチャンスとなる。病院主治医に教えることで，その後輩たちにも伝わる波及効果を考えるとその意義は大きい。

患者や家族がどんなに帰りたがっても，主治医の「無理じゃないか」の一言で断念されてしまうことが多い。それを覆すチャンスとして退院カンファレンスを長期戦略的な教育の場として使う。また，試験外泊時には看護師は入れるが，医師が自宅に訪問することができなくなるので，なるべく試験外泊を行わないように伝えることも必要である。いったん退院して，その後再入院予定を立てておき，自宅療養が続行できそうであれば病院に戻らないという形もあり得るだろう。

### 2つ目は「再入院予防プログラム」としての退院カンファレンス

「退院調整」という言葉に代表されるように，病院スタッフは「退院」さえ「調整」されてしまえば自分の仕事は終わりだと思っていないだろうか（自分は昔そうだったと反省…）。しかしそうではなく，再入院が必要な状況はどのような状態か？ そこに至らないためにできることは何か？ ということを検討し，不必要な再入院を予防する必要がある。そのプロセスのなかで，本人・家族などが主治医から聞き出しきれていなかったこと（症状悪化を遅らせる注意点など）を再確認し，「再入院予防」を行っていくことが必要である。

### 3つ目は主治医から渡される「在宅医への信頼のバトン」

　病院の主治医と在宅医が対等に話をしている様子をカンファレンスで見てもらうことで，患者の病院主治医に対する信頼を，在宅医に引き継いでもらえるという効果がある。大病院勤務であればその看板で「信頼」されている部分もあるので，その医師と共に治療方針を決めている様子を見てもらい，新しい主治医が自分のことをより深く理解してくれていることを「見て，感じてもらうこと」が重要である。

### そして次なる主戦場は「外来カンファレンス」…その攻撃的な使い方とは

　現在は算定できないが，今後のメインになってくるのが外来カンファレンスであろう。
　例えば，外来でがんと診断されて化学療法を行う患者に併診として在宅医がつくことが最近増えてきている。そうすると本人の希望しない優先度の低い入院が回避され，早い段階から疼痛緩和を含めた緩和ケアを行うことができるからである。外来カンファレンスはその重要性が評価されておそらく診療報酬もつくようになるだろうが，ついていなくても行うことが望ましいと考えている。

# 物品はケチケチすべきか？

　「利益感度」という言葉をご存知だろうか？
　在宅医療をやっていると，さまざまな物品を提供することが必要となる。そのときに，どれだけ節約（いわゆる「けちけち」）すべきか？ということがよく問われる。
　結論からいうと，「けちけちしないほうがよい」。

　詳しくは成書（「利益感度」の項目）[1]を参照してもらいたいが，利益を決定するには，4つの要素，「売上単価（P：price）」「量（在宅医療の場合は訪問回数，Q：quantity）」「変動費（物品など，V：variable cost）」「固定費（人件費など，F：fixed cost）」がかかわっ

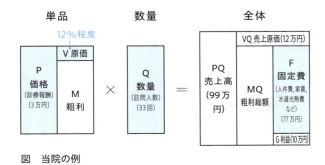

図　当院の例

ている。当院（総合在宅医療クリニック）を例にとると変動費率は12％程度で，全般に在宅医療では，患者への変動費（V）は低めである（図）。

例えば，現在の利益に関して，売上が99万円，単価が3万円，訪問回数33回，変動費が12万円（3,600円/回），利益が10万円，残りの77万円が固定費としよう。利益の10万円がゼロになるまでにそれぞれの値を変動させた場合，何がどれだけ変動するのか。このことを利益感度と表現する。

単一の指標のみを変動させて利益10万円がゼロになるためには，

| | | |
|---|---|---|
| 単価の変化は | 3万→2.7万 | 10％の減少 |
| 訪問回数の変化は | 33回→29.6回 | 10％の減少 |
| 固定費の変化は | 77万→87万 | 13％の増加 |
| 変動費の変化は | 12万→22万 | 83％の増加 |

となる。実際に変動費が低い形態の経営スタイルのときには，変動費を頑張って削っても，全体に及ぼす影響は数値的に小さい（変動費変化に対して，単価，訪問回数，固定費は1/8しか影響しない）ことが知られている。とするのであれば，物品をけちけちして，患者数が減り，訪問件数が伸びないこと（訪問回数の減少）のほうが問題と考えられる。また物品をけちけちするばかりに，スタッフにその説明のために時間を使わせたり（固定費の増加）しては本末転倒である。むしろ差別化になるので，積極的に「少し多めに」出すことも全体への影響としては大きく有利となろう。数字のことを優先させるつもりはな

いが，患者に対する影響が大きいので，経営との両立を考えると「利益感度」という言葉を知っていることは重要であると考える。

---
文　献
---

1）西順一郎，宇野寛，米津晋次：利益が見える戦略MQ会計．かんき出版，東京，2009．

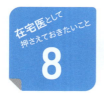

# 主治医意見書の要点は？

## 主病名

　病名が厚生労働省の定める16疾病に該当しているか？　もしくは厚生労働省の定める20疾患（別表7）に入っているかを明示することが必要である。第2号被保険者（40〜64歳）の場合は厚生労働省が定める16疾病が主病名になっていなければ介護保険が認定されない。また厚生労働省の定める20疾患で，訪問看護が医療保険からの訪問になるものの場合には，訪問看護の指示書にも主病名として記載することになる。整合性があるように主治医意見書でも主病名としておいてもらいたい。

## 未来予測

　現在の状況は認定調査で検討されるので，主治医意見書では今後の「介護の手間がどれほど増えていくかの予測・見込み」を書いてもらいたい。介護保険は「未来への見込み」を含んで検討されている。介護度が上がりやすくなるポイントとしては，とくに点数が高いのは，移動・移乗などに関する見守りがどの程度必要になるかという部分である。そのほか，食事の介助，認知症問題行動で目が離せないなどが介護度が上がりやすいポイントになる。

## 認知症スケール

　認知症スケールを記載しておく。そうしなければ，認知症に関する記憶障害は，時に「年齢相応」として認定調査員にキャッチしてもら

えないことがある。独居でいる場合などでも問題行動は把握されない。「介護の必要度」を測定しようとしているときに，年齢が高いことを理由に減点されてしまうと，高齢者が一律不十分な介護を受けることになってしまう。身体障害者手帳の申請でもそうであるが，加齢によるものであっても必要なものは必要と申請されるべきである。すなわち認知症スケールによって点数を評価しておくことで，年齢相応などと判断され不当に点が低くなることを防ぐことができる。

### 重要！　ケアマネジャー

　ケアマネジャーに同行依頼をする。独居患者，認知症患者は認定調査のときにうまく自分の状態を表現できず，不当に低い点となることがあるので，ケアマネジャーに同行を依頼することが望ましい。独居患者は移動するときに這っていったりすることもあるが，それを「移動可能」と判定されることがある。同居する家族がいれば手引き歩行となるので，一部介助とみなされる。「サービスとして移動の介助を入れるつもりです」とケアマネジャーがアピールすることで，プラスの介護時間をもらえることがある。

### 介護度に応じた記載

　要介護2以上にならないとベッドが使えないので，ベッドなどの必要性もあらかじめ記入しておくことが望ましい。

# 困難事例は成長のチャンス

　在宅では「困難な事例」がもち込まれることが多い。筆者（市橋）がクリニックを開設したときの1人目の患者は「ソセゴン®中毒」で，ソセゴン®を打てないことを伝えたらとても怒られて，「もう来るな」と言われたのは15年も前の経験である。
　振り返ると，在宅医療を始めたときと今では，難しい患者への対応が格段に改善しているように思える。お金の問題，マンパワーの問題，本人の性格，医療不信…。困難事例，難しい患者への対応は，さまざ

まな問題が絡み合っていて簡単ではない。善意から行ったことでも，結果が伴わなければ喜ばれないこともあり得る。

　われわれのチームでは，難しいといわれる患者でもまずは引き受けるところから始めるようにしている。ただし，難しいといわれる患者であれば，まず受ける前に下記の①〜③の手順をとっている。

---

①自分たちのサービスのレベルを明らかにして，それでよいかどうかの同意があった場合に診療を開始する→もしももっと高いレベルを希望するのであれば，ほかを紹介・探してもらうようにする
②文章/書類で残す
③精神科に関しては専門でないので，病院主治医をもってもらう

---

　次に，引き受けてからは④〜⑧の手順でかかわることが多い。

---

④病状が不安定であれば家で始めるのではなく，可能であれば一度入院して全身状態を落ち着けてから再び出会うようにし，再度準備して家に帰る
⑤必要があればチームメンバーを適宜追加する。例えば，訪問看護を追加する
⑥スタッフのケアをする（自分たちの苦しさ，本人たちの苦しさを明らかにする）
⑦後からチームで振り返る
⑧介入前・早期にケースカンファレンスを行い，そして地域包括支援センターに相談し，専門家の協力を求める

---

　在宅医療を提供するチーム間でのちょっとした愚痴を患者は非常に不安に思うので，舞台裏を見せないようにしつつ，チームカンファレンスで問題は解決しておいたほうがよい。そのためにも普段から地域のチームとの人間関係を涵養しておく必要がある。風通しのよさは，難しいといわれる患者への対応にとって重要である。

　山登りでも，普通の山に登るのであればどんなチームでもやっていけるが，高い難しい山に登るのであればそれなりのメンバーで対応しなければ登頂はとてもできないだろう。

　面白いことに，おそらく私たちの職業人生が終わるときに思い出すのは，この最初は「難しそう」と思った人々だろう。このような患者

を通じて自分たちがさらなるプロフェッショナルとして磨かれる。苦しいかもしれないこの仕事を通じて，新しい自分たちに出会うことができるチャンスであったと，振り返るときに発見するのだろう。

## おおまかな困難なケースは概ね次の3パターン；その具体的な対応策

1　ACP/人生会議がうまく進まない場合
2　介護力，お金がなくて在宅継続が困難な場合（独居，家族が非協力的）
3　医学的コントロールが難しい場合

本書の各論でその対応策について触れている。詳しくは各章を参照してもらいたい。

| | | 具体例 | 該当箇所 |
|---|---|---|---|
| 1 | ACP/人生会議がうまく進まない | 本人・家族で意見が違う場合 | ACP/人生会議　⑲ p255 |
| | | 延命治療をどこまで行うか（例：点滴・胃瘻・透析） | |
| | | 告知していないケース（例：本人，子どもへ） | |
| 2 | 介護力/お金 | 独居，家族が非協力的で在宅継続が困難 | 独居　⑳ p265 |
| 3 | 医学的対応が困難 | 神経疾患（ALS，パーキンソン病など），疼痛緩和が困難ながん（鎮静が必要），呼吸困難（間質性肺炎の末期の呼吸困難，肺水腫，透析中止後の緩和ケア，鎮静カンファレンス） | ALS　⑥ p113<br>がん　① p34<br>COPD　③ p75<br>腎不全　④ p91<br>心不全　② p59<br>Note がん患者の呼吸困難の緩和　p56 |

〔永井康徳先生（医療法人ゆうの森理事長）のアドバイスの下，表を作成〕

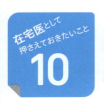

# 医師会と連携することの重要性

医師会に入るかどうか迷うことはあるだろう。実際，入らない人もいるし，それもその人の選択である。ただここで，少し視点を変えてみたい。地域の活動やさまざまな点において，医師会という同業者チームは，実は人目に触れないところでよい活動を自主的に行っている。

地域にとっては，防災関連，まちづくり，健康教室など，さまざまな場面で協力的に活動を進めてもらえることが有用である．とくに在宅医療を担当するチームは地域にとって重要な資源なので，できれば全体と連動した形でさまざまな活動を行えることが望まれる．どのような組織にも共通することだが，その組織なりの重要テーマなどを，まず飛び込んでみて理解することが重要である．そのうえで共に地域に貢献していけることが，患者にとっても長期的に価値ある活動につながると思う．

筆者（市橋）も医師会に入り，防災部会部会長を担当させていただいたり，開業15年目には理事会で理事として参加するようになってきている．地域のなかで役割を果たせることは価値があると思っている．

# 在宅医療を始めるうえでのレセプト記載キソのキソ

在宅医療を始めるうえでの診療報酬制度の詳細については専門書に譲るが，本書でも各疾患やテーマごとに算定頻度の高いレセプト／カルテ記載について解説を加えている．在宅患者訪問診療料には以下の要点がある．

## 在宅患者訪問診療料

- ◆当該患者または家族などの署名つきの訪問診療に関する同意書を作成したうえで診療録に添付する
- ◆訪問診療の計画および診療内容の要点を診療録に記載する
- ◆診療時間（開始時刻および終了時刻）および診療場所について診療録に記載する
- ◆ターミナルケア加算を算定する場合，診療内容の要点などを診療録に記載する
- ◆看取り加算を算定する場合，診療内容の要点などを診療録に記載する

# Note

## ポジティヴヘルス

### 健康とは社会的・身体的・感情的問題に適応し，自己管理する能力である

在宅医療の現場では，病気や障害を抱えながらも，元気に過ごしている人に出会うことが多い。家族や社会のなかに役割をもち，趣味を楽しみ，友人との時間を大切にしている。彼らに，「健康的」という言葉を使いたくなる。

世界保健機関（WHO）は「健康」について，「単に疾患がないとか虚弱ではないことではなく，身体的，精神的，社会的にも完全に良好であること」と定義している。これに当てはめれば前述した人たちは「健康」ではなくなる。完全に良好な人って，どれくらいいるのだろう。

「健康」って一体なんなのだろう。そんなことを思って現場を飛び回っているとき，新しい健康の概念「ポジティヴヘルス」の話がオランダから聞こえてきた。

2011年にオランダの家庭医，マフトルド・ヒューバー（Machteld Huber）が提唱した「健康」の概念とは「社会的・身体的・感情的問題に直面したときに，適応し，本人主導で管理する能力」だという。それを「ポジティヴヘルス」と呼んだ。

「疾患」があったり「虚弱」であったりしても，それに適応したり，自身でコントロールしていこうとするエネルギーがあり，変化しようと動こうとしているなら「健康」ということになる。

この考え方を知って筆者は納得がいった。首から下が動かないけど「俺はなんでもできる」と言ったALSの人。「この病気に出会えたから，今の自分がある。病気に感謝してる」と言ったがんの人。生まれつき命がけの状態なのに，ニコニコと周囲にエネルギーを振りまく子どもたち。いずれも医学の物差しを当てたときの「状態」は"低く"，"異常"かもしれないけれど，そこに順応し，自分主導で考えて発信している「能力」は"高く""すごく""かっこいい"。

「ポジティヴヘルス」の健康の捉え方こそ，病気を駆逐することも，死を避けることも難しい，超高齢社会にある日本に必要な考え方ではないだろうか。これを実践できれば，これから先，老いても病んでもきっと，誰もが元気で幸せであれると思う。

（紅谷浩之）

# 21の実践にみる

## 在宅医の
## アタマの中

| 慢性期 |

# 01 がん/疼痛管理

## \ "がん/疼痛管理"の心得・禁忌 4 箇条/

| 1 | 予後予測を行い全体を構成する |
|---|---|
| 2 | 「在宅 四苦八苦」<br>在宅医療の継続を妨げる8つの問題から在宅医療態勢の組み立てを行う（①出血，②下痢，③せん妄，④呼吸困難，⑤夜の見守り，⑥トイレに行けない，⑦痰が多い，⑧スピリチュアルペイン） |
| 3 | 薬物療法，非薬物療法を駆使する人。薬剤，デバイス，社会的処方，対人援助，リハビリテーションなどを駆使できるようになる |
| 4 | 「トイレに行けなくなってから，1週間以内に50%程度は亡くなる」ことを基本に，療養の場所を検討する |

---

### 症　例

#### 患者：80代男性。末期がん・独居

　どうしても家にいたいとのことで退院し自宅に帰ってきた。経口モルヒネ製剤からフェンタニル貼付剤に変更した数日後，下痢便にまみれている本人を発見したヘルパーがケアマネジャーに連絡した。その後，遠くの親戚から「入院したら」という声が強くなり再入院した。1週間後に亡くなったが，在宅チームメンバーは，「痛みもなく安定していて，あんなに最期まで家にいたいと言っていたのに残念」と振り返った。

慢性期

## 老年医学 **5Ms** / 症例の振り返り

**1** **Matters most**：家で過ごしたい

**2** **Mind / Mental**：明らかな認知症はなく，意思決定はできる

**3** **Mobility**：まだ多少は動けるが，急速なADLの低下が見込まれる

**4** **Medication**：下剤の量の調整ができていなかった。ポリファーマシーの視点も必要であった

**5** **Multi-complexity**：がん末期。独居のため，家族がすぐに発見し対応することはできない

01

がん／疼痛管理

### 在宅医の視点

　　がんは，在宅医療に紹介される頻度の高い疾患の１つである。残された時間とやりたいこと，症状コントロールの３つのバランスをどのように調整していくのかが問題となる。最初の目標は，症状を十分にコントロールできるようになること。次に，患者・家族に，穏やかで後悔しない人生を最期まで生ききってもらうこと。これらへの対応がどこまで実践できるのかが問われる。

### カンファレンス（在宅医療開始前）

※一般的ながんの疼痛緩和は成書参照

☐ 予後予測を行う

　◆ 病名，組織型，重要臓器への障害，年齢，全身の栄養状態（体重），経口摂取・水分の量などから残り時間を大まかに予測する。病院主治医の予後見込みは長めになる傾向がある

☐ 患者・家族への告知状況（病名・予後）を確認する

☐ ACP/人生会議の内容の引き継ぎ。この場で決めようとせずに，患者・家族に「情報や事実を知りたい」と伝える

　例：「急変時への対応でこれまでに取り決めていることがあったら教えてください」

☐ 疼痛管理：難治性疼痛がある場合には対応を専門家に相談する

☐ 緩和的放射線治療の適応があるかを尋ねる（月単位の予後がある場合）

☐ 免疫チェックポイント阻害薬，分子標的治療薬などの新薬の具体

名を特定する

- ◆ 思わぬ副作用（irAE）が時間差で発生する
- ◆ 主治医に気をつける点を聞いておく

□ **強オピオイドを使っていたら，フェンタニル貼付剤に変更してもらう**

- ◆ 家に帰ってからの変更で構わないので，あまり固執しなくてよい
- ◆ 病院主治医に「在宅ではそちらのほうが有利」とだけ伝えておく
- ◆ 少量でよいので，退院時に処方してもらって患者宅にフェンタニル貼付剤がある状態にしておく（週末など薬局が開いていないタイミングで急に吐き気が出現して口からは飲めなくなる場合がある）。可能であればモルヒネ（坐薬）も退院時に処方してもらえるとありがたい

□ **「在宅 四苦八苦」の状況とその対応方法を確認する**

- ◆ ①出血，②下痢，③せん妄，④呼吸困難，⑤夜の見守り，⑥トイレに行けない，⑦痰が多い，⑧スピリチュアルペイン

□ **再入院のきっかけになる出血のリスクがある場合，どのように予防するか**

- ◆ 放射線治療（緩和的）と化学的変性による治療（モーズ軟膏）[1]
- ◆ モーズ軟膏は病院で調製してもらうことが必要

**心得！**
依頼すると，病院から「悪性腫瘍の利用者に対する緩和ケア，褥瘡ケア，人工肛門ケア及び人工膀胱ケアに係る専門研修を受けた看護師〔皮膚・排泄ケア（WOC）認定看護師／緩和ケア認定看護師等〕」に自宅への訪問をしてもらえることがある。病院による診療報酬算定が可能

## 初診（在宅医療開始時）

□ **疼痛管理など優先順位の高い問題を，できれば1回の訪問診療につき1〜2項目ずつ解決する**

- ◆ 介入が難しい場合は解決を急がない。病気のことを否認している，こだわりの自然療法を行いたいなど，患者の思い・考えを聞く。かかわりでは「傾聴・患者理解」を「介入」より優先させる
- ◆ 可能であれば患者の"病の体験"を本人の言葉で語ってもらう。カンファレンスでは話せていないことが多い
- ◆ 初回訪問は1時間を超えないようにする。できれば30分程度がよい。ほかのサービスも多く入っていて本人たちが混乱する場合がある

## 1週間後

- ☐ 初診時に確認した内容を再確認する
- ☐ 患者がやりたいことと，その段取りを確認する（旅行，食べたいもの，会いたい人）
  - ◆ 旅行の話，会いたい人の話を出すと死期が近いことを示唆することもあるので，自然な話の流れになるように意識する
- ☐ やりたいことを阻害しているものは何かを問う
- ☐ ACP/人生会議を行う
- ☐ 患者・家族への告知状況（病名・予後）を確認する
  - 例：「これまで病気のことをどのように聞いていますか?」
  - 例：「病院の先生は,病気についてどのように言っていましたか?」
  - ◆ このタイミングで，家族に看取りの冊子を使って病状の説明を行う
  - 例：OPTIM（http://gankanwa.umin.jp/pdf/mitori02.pdf）「大切な人との別れの準備シリーズ」（総合在宅医療クリニック，https://www.sogo-zaitaku.jp/media/）

## 慢性期

- ☐ 患者がいる場で十分な病状の説明が難しい場合は，クリニックなどで家族のみの面談を実施することが有効な場合もある
- ☐ 疼痛管理と「在宅 四苦八苦」についてカルテに記載する
- ☐ ポリファーマシー：内服の負担に敏感になる。抗がん剤治療中の場合には薬物相互作用に注意する
- ☐ 緩和ケア領域の薬剤の使い方を知る：下記などは緩和ケア全般の治療がわかりやすくまとめられている
  - ◆ 聖隷三方原病院 症状緩和ガイド
    http://www.seirei.or.jp/mikatahara/doc_kanwa/index.html
  - ◆ 富山大学附属病院 緩和ケアマニュアル
    https://www.hosp.u-toyama.ac.jp/oncology/deta/carebook/book/index.html#target/page=1

## 痛み

- 痛みをコントロールすることは可能である。患者・家族にもコントロール可能と思える対応方法を教える。適切な情報を提供することで、痛みに対する心理状態の影響を緩和する[2]
- ゴールを設定する
  - NRS(numerical rating scale)でどの程度を目指すかを患者と相談する
  - 本人の思いを大切にして、痛みをゼロにすることにこだわりすぎない
  - 本人が許容できる痛みのレベルと副作用とのバランスのなかで、生活を維持できる処方(傾眠になりすぎないなど)を心がける
- 薬剤がどの程度効くか、改善の見込みも伝える。薬剤では効きにくい痛みもあるため、その事実も伝える
  - がん患者の筋骨格系の痛み(肩こり、腰痛など)はオピオイドが効きにくい。筋・筋膜性疼痛症候群に対するリハビリテーションも検討する
  - 神経障害性疼痛への薬剤効果は低い
- 骨転移は放射線治療を優先させる。効果発現までに時間がかかるため、月単位の予後を見越す場合に提案する。放射線治療は8Gy 1回だけで有用[3]
- 亡くなる最後の10日間を予測して、早めに薬剤を変更する。がん患者は、急に内服ができなくなる・薬剤管理ができなくなる・動けなくなる。内服が難しくなったときに備えて、最低限の坐薬は準備しておく

予後が短くなってきた場合は、薬剤を内服から徐々に貼付剤、坐薬へと変更する

- 非薬物療法についても説明する。とくに薬剤が効きにくい痛みについては、非薬物療法は欠かせない
  - 理学療法:リハビリテーション、マッサージ、ストレッチ、温湿布、温める・冷やす
  - 心理療法:心理社会的な問題のアプローチ、精神的ケア、リラクゼーション
  - 生活・環境の改善:痛みの部位の固定(コルセット、包帯)、ポジショニング、歩行器、車椅子

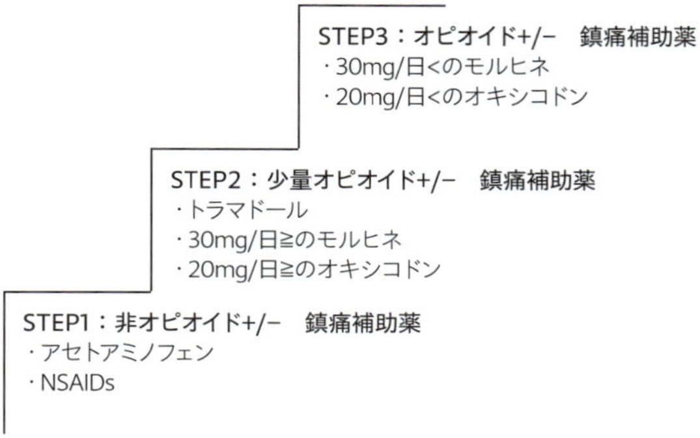

STEP3：オピオイド+/−　鎮痛補助薬
・30mg/日くのモルヒネ
・20mg/日くのオキシコドン

STEP2：少量オピオイド+/−　鎮痛補助薬
・トラマドール
・30mg/日≧のモルヒネ
・20mg/日≧のオキシコドン

STEP1：非オピオイド+/−　鎮痛補助薬
・アセトアミノフェン
・NSAIDs

図1　European Association for Palliative Careのラダー
〔Use of opioid analgesics in the treatment of cancer pain：evidence-based recommendations from the EAPC. Lancet Oncol 13（2）：e58-682012.【PMID：22300860】を引用・改変〕

## 痛みの薬物療法

### □ 痛みの性状と治療薬

- ◆内臓痛（局在があいまいで鈍い痛み）：アセトアミノフェン，NSAIDs，オピオイド
- ◆体性痛（局在が明確な痛み）：アセトアミノフェン，NSAIDs，オピオイド
- ◆神経障害性疼痛（しびれ，灼けるような・刺されたような痛み，電撃痛）：オピオイド＋鎮痛補助薬（リリカ®/タリージェ®や抗うつ薬）
- ◆心理社会的な痛み（死にたくなるというような表現，説明のつかない痛み）：精神的ケア，社会調整〔孤独にさせないためのかかわり・つながり（人，場所など）〕

### □ 鎮痛薬の三段階ラダーを知っておく（図1）

- ◆WHO 三段階ラダーは参考程度とする
- ◆WHO 2018年改訂で，必須ではなく一般的な目安であって，個別化（for the individual）をより優先するという指針となった[4]
  - ・ただし必ずしもSTEP1から開始する必要はない。最初からオピオイドを入れることもある
  - ・非薬物療法も早めに試みる
  - ・治療の目標をしっかり決めて，鎮痛薬を調整する
    （第一目標：痛みに妨げられない夜間の睡眠，第二目標：安静時の痛みの消失，第三目標：体動時の痛みの消失）

> **私はこうする！**

### 麻薬選択の流れ：

導入例①　オキシコンチン®/オキノーム®で開始　→　フェントス®に切り替え　→1％モルヒネ塩酸塩®注射液皮下注（レスキュー）

導入例②　ナルサス®/ナルラピド®で開始　→　フェントス®に切り替え　→　ナルベイン®皮下注（レスキュー）

### 【考え方】

在宅の制約条件＝「薬剤の入手についてまで考慮が必要」×「看護師の定期訪問が少ない」という前提条件・特殊環境での治療戦略が必要

- ◆ 最初のオピオイドは紹介元で導入されていることが多い
- ◆ 内服できなくなってしまう日が必ず来るので，ゆっくりと貼付剤に変更していく。飲めれば内服も継続・併用してよい（貼付剤が手元にある状態にすることが肝心。内服できなくても，薬局が休みでも増量が自由になる！）
- ◆ 休日の注射薬への急な切り替えは，薬局が休日に対応しなければならないのが面倒である
- ◆ 機器に慣れていない患者には，機器でつながれてしまうことそのものの侵襲性がある。動けるうちは持続皮下注射を行わないようにする
- ◆ レスキューで使用したい薬剤を口から飲めなくなったら，レスキューには注射薬を開始する（坐薬をいやがる患者・家族が多い）。急いで使いたい場合，どの薬剤を使うかは，現実的には薬局の在庫にあるものを使用せざるを得ない。フェンタニルは呼吸困難への効果が弱いため，それ以外を選択する
- ◆ がんの看取りを行う場合には麻薬の持続皮下注用ポンプは必須。これがない場合だと，自宅で過ごせる状態の患者が入院せざるを得なくなる率が上がる
- ◆ ポンプの種類：ベースラインの投与量とPCA（patient controlled analgesia）をそれぞれ別に設定可能なタイプが使いやすい
- ◆ 筆者は，貼付しているフェンタニル貼付剤を残したまま，PCA・レスキューとして持続皮下注射を使用している（フェンタニル貼付剤を残したままにする場合，PCAポンプのレスキュー設定が，基本流量の１時間分しかレスキューに使えないものではなく，基本流量とレスキューが別々に設定できる機械が必要である）。これにより注入量の総量を減らすことができるので，とくに週末に麻薬を補充・供給するのが難しいときに助かる

◆ 注射薬で濃度が高いものがある麻薬（モルヒネ塩酸塩®注射液1%→4%やナルベイン®0.2%→1%と濃くできる製剤）を使うと，流量が増えてきたときに濃くすることで流量を減らすことができ，かつPCA投与時の注入部位の痛みを減らすことができる。オキファスト®は濃いものがないので選択しない（流量が多くならないことが予測される場合・CVポート／末梢ルートがある場合なら，オキファスト®でもよい）（市橋）

## 在宅 四苦八苦に対処する

## 出血（在宅 四苦八苦①）

□ 再入院のきっかけになる出血をどのように予防するか
　◆ 予防の2つの軸は，放射線治療（緩和的）と化学的変性による治療（モーズ軟膏[1]）。あらかじめ検討しておく
　◆ モーズ軟膏は病院で調製してもらう。モーズ軟膏とは蛋白質の変性をさせることで腫瘍を化学的に退縮させる方法である

## 下痢（在宅 四苦八苦②）

□ 下痢は在宅医療中断のリスクであるため念入りに対応する。自然排便は介護の負担になるため，計画排便が望ましいケースもある
□ 排便コントロールについては，Note「便秘の治療」p155参照

## せん妄（在宅 四苦八苦③）

□ せん妄発症の予防と早期発見（Note「せん妄をアセスメントする」p142参照）

## 呼吸困難（在宅 四苦八苦④）

□ 対応については，Note「がん患者の呼吸困難の緩和」p56参照

## 夜の見守り（在宅 四苦八苦⑤）

□ 本人が定期的な見守りを希望することは少ない。不安が強ければ以下を検討する
　◆ エリアによって定期巡回・随時対応型訪問介護看護（24時間対

応で，訪問介護での夜間対応が可能になる）サービスが提供されている。利用を検討する

- ◆ トイレに行けなくなる直前くらいに，友人や遠くの親戚などになるべく支援に入ってもらえるように段取りを整えておく
- ◆ 有償のボランティアや，家事代行サービスの導入を考える

## トイレに行けない（在宅　四苦八苦⑥）

- □ トイレに行きたいけど行くことができないという葛藤はすべてのがん患者で経験される（突然死，ストーマ，カテーテル管理患者以外）
- □ 本人の尊厳でもあり，なるべく希望に添えるとよい
- □ トイレに行けなくなってから亡くなるまでの期間は短いことを知る
- □ 摂取食事量も少ないので尿・便の量も少ない
- □ 本人に苦痛が少なければ尿道カテーテルを試すこともある
- □ 尿瓶・安楽尿器，おむつ対応になる。殿部の皮膚のケアを行う

## 痰が多い（在宅　四苦八苦⑦）

- □ 溢水だと痰が増える。そもそも点滴の適応があるか検討する（心得「点滴とガイドライン」p43参照）
- □ 食後に痰が増える場合は誤嚥している可能性がある。誤嚥しやすいものを同定する。経口摂取の1回量を調節する
- □ 交互嚥下を行う
  - ◆ 咽頭部の残留が起こる場合に，ゼリーを食べることで残留物を食道に落として誤嚥させないようにする
- □ 吸引を行う
  - ◆ 本人の希望による。非常に苦しいので，そもそも吸引しないようにすることがよい

## スピリチュアルペイン（在宅　四苦八苦⑧）

- □ Cureではなく，Careが問われる
  - ◆ 患者の苦しみをスピリチュアルペインと捉えることで，生きる意味や存在意義，自己の価値観，死生観に関する葛藤など，精神的苦痛とは異なる次元の苦しみをケアできる
- □ 一人でなく，チームで対応する。得意な人，もの，ペットなどを総動員してケアにあたる

- □ 患者と共に時間を過ごし，自分の存在を提供する（being，presence）
- □ まずは医療者自身が満たされる。余裕のある医療者の毎日を心がける

**心得！**

**【点滴とガイドライン】終末期には延命を目指した点滴はしない**

終末期での点滴はさまざまなガイドラインで記載されるように「溢水傾向」がある場合には適応にならない。適応になるのは，①消化管閉塞があり予後が長く見込める場合，②脱水などでせん妄などの合併が考えられる場合，③嘔吐などで脱水が考えられる場合である。浮腫があるような状況では通常，水分は「処理できない水」となり，胸水・腹水をはじめ浮腫・痰となり，QOLの低下をきたす場合がある。また口渇に対する効果は乏しいといわれており[5]，ホスピス病棟での補液が減ってきていることにより，近年わが国でも最終末期の点滴は減少しつつある。本人や家族と相談しながら，また，点滴の希望がある場合には点滴を適宜行うことも許容しつつ対応していくのがよい

※「終末期がん患者の輸液療法に関するガイドライン（2013年）」[5]では，「Ⅲ章 推奨」において，終末期がん患者への適切な輸液はQOLを改善させる場合があるとする一方で，PS（performance status）の低下した患者などに対し，輸液単独でQOLを改善させることは少ないこと，終末期がん患者への輸液が口渇を改善しないことは多く，看護ケアが重要となると述べられている

## その他の症状と対処

### 腹水・胸水の管理のコツ

- □ 溢水傾向がある場合には点滴をしない，または減量
- □ 胸水は，胸腔内にポート先端を留置してもらう方法でドレナージが可能である[6]（保険適用外）
- □ 利尿薬を試みる

---

**処 方 例**

ラシックス®40mg，1錠 分1，朝食後＋アルダクトン®50mg，1錠 分1，朝食後

【肝不全のとき】アルダクトン®50mg，2錠 分1，朝食後

- 腹水穿刺は訪問看護師と連携して行うと，比較的スムーズに行える
- 超音波検査で確認後に，バイタルサインをみながら穿刺する
- 胸水穿刺による単回の抜水量は1,000mL以下
- 病院で抜水用のポート留置を行うことがある

## 消化管閉塞

- オクトレオチド（サンドスタチン®）は下部消化管の閉塞のときに有効なことがある。効果が不十分な際には中止する
- 消化管の経鼻からのドレナージを実施してみると楽になることが多いため，患者と相談する

## 食欲不振・倦怠感

- ステロイドを検討する。長期使用では感染症などの副作用が問題になるため，予後1～2カ月未満の場合に限る
- アナモレリン（エドルミズ®）での対応を検討する

  適応：切除不能な進行・再発の非小細胞肺がん，胃がん，膵がん，大腸がんのがん悪液質患者

  6カ月以内に5％以上の体重減少と食欲不振があり，かつ以下の①～③のうち2つ以上を認める患者に使用すること

  ①疲労または倦怠感

  ②全身の筋力低下

  ③CRP値0.5mg/dL超，ヘモグロビン値12g/dL未満　または　アルブミン値3.2g/dL未満のいずれか1つ以上

- がん以外の原因も除外する
  - ◆「08 食べられない」p145，「表1 在宅でみる食欲不振の原因と鑑別診断」参照
- 漸減または漸増していく戦略がある。導入で量が多いと不眠・せん妄で問題になるので，中止になる場合がある。病歴や患者の様子から心配があるなら漸増法を選択するとよい

| 処　方　例 |
| --- |

【漸増法】

リンデロン®0.5mg錠 2錠 分1，朝食後，無効なら徐々に4mgまで増量する

【漸減法】

デカドロン®4mg錠1錠 分1，朝食後3 〜 5日。有効なら効果が維持できる量まで漸減。無効なら中止

□ **ステロイドの副作用**

- ◆ 数日以内：不眠・抑うつ・せん妄，血圧上昇，浮腫，高血糖
- ◆ 2 〜 3週以上：視床下部 - 下垂体 - 副腎（HPA）系抑制（中止後の副腎不全）
- ◆ 1カ月後：易感染性，中心性肥満，ミオパチー，骨粗鬆症

## 免疫チェックポイント阻害薬使用患者の留意点

□ **免疫チェックポイント阻害薬を使っている場合は，些細な異変に気づけるように注意する**

- ◆ 免疫チェックポイント阻害薬（Immune-checkpoint inhibitor；ICI）による免疫関連有害事象（Immune-related adverse event；irAE）は今後遭遇するケースがあると考えられるため最低限の知識をもっておく
- ◆ ICIにより免疫寛容が失われ，非腫瘍細胞に対する免疫反応が出現するため，あらゆる臓器が障害される

□ **概要**

- ◆ 頻度：ICIの種類によって異なるが，単剤治療であれば，甲状腺炎，大腸炎，下垂体炎，白斑が10％程度と多く，その他はおおむね5％未満である。ただしICI併用の場合はirAEの頻度が2 〜 4倍増える
- ◆ 薬剤別で多い副作用
  - ・抗CTLA-4抗体：大腸炎，腎機能障害，膵炎，神経障害，下垂体炎
  - ・抗PD-1/PD-L1抗体：甲状腺，白斑，心筋炎，関節炎
  - ・イピリムマブ，トレメリムマブ：皮膚，消化管，腎臓
    ペムブロリズマブ：関節，肺，肝
    ニボルマブ：内分泌が多い

◆ 発症時期：予測はしにくい。早くて数日，遅くて１年以上で，中止後も起こり得る。最初の４週間は，それ以降と比べてリスク３倍。１年後の発症率は全体の7%[7]

心得！
ICIを使用している患者の，新規に出現した症状では必ずirAEを疑う。新型コロナウイルス感染症と思ったら，致死率30〜50%の心筋炎である可能性もある

□ 症状と対応[8]

◆ 症状：全身症状（発熱，倦怠感），呼吸症状，消化器症状，皮膚症状にとくに注意

- 呼吸器：間質性肺炎
- 心臓：心膜炎，心筋炎
- 内分泌：甲状腺機能低下症・亢進性，下垂体機能不全 / 副腎クリーゼ，１型糖尿病
- 消化器：大腸炎 / 大腸穿孔，肝炎，胆嚢炎，膵炎
- 神経：脳炎，髄膜炎，脱髄疾患，末梢神経障害，多発性硬化症
- 皮膚：皮膚炎（SjS/TEN），血管炎，白斑，脱毛
- 筋骨格系：関節炎，筋炎，リウマチ性多発筋痛症，重症筋無力症
- 腎臓：間質性腎炎，糸球体腎炎
- 血液：溶血性貧血，血小板減少症
- 眼：ぶどう膜炎
  ※致死性の疾患を青字にした

◆ irAEの鑑別：悪性腫瘍の進行，感染症，irAE，その他の疾患

◆ 即座に対応すべきこと

- 内分泌：１型糖尿病 /DKA（diabetic ketoacidosis），下垂体炎 / 副腎クリーゼ
- サイトカイン放出症候群（高熱，多臓器不全）：ICI開始後の中央値 11 日
- 心筋炎（ICI開始30日以内，致死率30〜50%）
- 重度の呼吸不全（肺臓炎や重症筋無力症）
- 腸管穿孔
- 重症薬疹〔スティーブンス・ジョンソン症候群（Stevens-Johnson syndrome；SjS）/ 中毒性表皮壊死症（Toxic epidermal necrolysis；TEN）〕

◆ 24時間以内に対応すべき症状

- 息切れ・全身倦怠感（肺臓炎，心筋炎，重症筋無力症）
- 神経・神経筋疾患／眼瞼下垂・複視（筋炎，重症筋無力症）
- 意識障害（脳炎）

◆ 2〜5日の猶予あり

- 下痢（腸炎，内分泌異常）
- 腹痛（腸炎，胃炎）
- 肝胆道系酵素上昇（肝炎，胆管炎）
- Cre上昇（腎炎）

□ 疑ったら速やかに病院主治医に問い合わせる


**多職種連携**

□ がん患者こそ訪問看護を使いこなす⇒医療保険の訪問看護

## ACP／人生会議

□ 診療の毎回がACP／人生会議だと心得る

◆ 毎回，先々の話をするわけではないが，気持ちが変わる瞬間や，先のことを考えたい気持ちになったタイミングを逃さないようにアンテナを高くしておく

□ 死の話題が出たときにしっかり対峙する

◆ 患者から死の話題が出るときは，相手を信頼している証拠

□ 病の軌跡に沿った説明を行う

◆ 家族の多くは病状が加速することを知らない

□ 再入院の分かれ目＝トイレに行けなくなる瞬間への対応を決めておく

**私はこうする！**

在宅患者で歩いてトイレに行けなくなったら，
1週間以内に55.9％が亡くなる

在宅開始時に歩行できていた末期がん患者が歩けなくなる（自分でトイレに行けなくなる）と，55.9％の人が7日以内に死亡する[9]。トイレに行けなくなったことをきっかけにホスピスに入院し，「こんなにすぐだと知っていれば，家で看取ったのに」と後悔する家族にも多く出会ってきた。データを参考に残り時間が長くないことを伝えると，

そのまま自宅にいることを選択する家族も多い（データに基づく意思決定支援）。

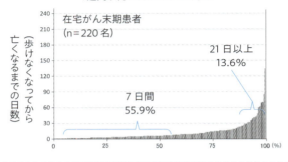

在宅患者で歩いてトイレに行けなくなったら，1週間以内に55.9％が亡くなる

## 緊急対応

- □ 緊急対応における薬は，常に10日分以上の余裕をもって処方する（急に必要量が増える場合や，災害時に入手困難になる場合がある）
- □ 訪問看護師をファーストコールにしておく
    - ◆ 看護師のほうが訪問回数が多いので，最新の状況を踏まえた対応が可能になる
    - ◆ すべてのファーストコールを医師が受けて対応すると，看護師の役割・活躍が少なくみえてしまうことによって，患者・家族から訪問看護サービスを中止されてしまう場合がある

## 緩和ケア・看取り

- □ 家族に，急変の可能性を理解し，心構えと備え・対応を準備してもらう
- □ 食事が摂れなくなるときに，食べさせたい家族と，食べられない本人との葛藤が生じる
    - ◆ 食べないことを選択させてあげることもその人の尊厳を守ることにつながる。この時期には食べることができなくなってくることを家族に理解してもらう
    - ◆ 管理栄養士，歯科衛生士に介入してもらうとよいケアが行いやすい
    - ◆ 食は思い出や人生にかかわっていることが多く，思い出があったり，ライフレビューにつながりやすい

□ 口腔ケアが大切で，呼吸が楽になるとしゃべることができるようになる。残り時間に会話することができる

**私はこうする！**

「淀川キリスト教病院　緩和ケアマニュアル」[10]では15%の患者で予測しない急変が起こることが報告されている。そして，急変が起こることが患者・家族の悔いになることがあるので，それをあらかじめ想定し，説明をしておく（市橋）

**私はこうする！**

### 放射線治療医とのネットワークづくり

緩和的な放射線治療をお願いしても，門前払いになったり，病院の医師から「治癒しないならやりません」と言われる経験をする。こういう場合にどうするのか？　放射線治療は8Gyで1回照射してもらえることで，薬の量を減らしQOLが改善する[3]。そのようなときには緩和的な放射線治療をして改善した人の動画を撮っておき，退院カンファレンスなどで病院に立ち寄ったときに，放射線治療医を訪ねてその動画を観てもらう。改善して喜んでいる本人や家族の様子の動画を観ることで，次回相談時に前向きに放射線治療を行ってくれるようになる場合がある（市橋）

**私はこう伝える！**

**オプソ®などの医療用麻薬を新規に使用した後に急に亡くなったとき，家族に後悔の念が出ることがある。それをどのように予防するか？**

オプソ®を新規に急に使わなければならないほど症状が進行性で苦しい状態の患者の場合，オプソ®を使う・使わないにかかわらず，いつ急に亡くなっても不思議ではない状態といえる。

在宅で遭遇する患者・家族の後悔に，麻薬を使ったがために亡くなったと誤解して後悔する家族の存在があげられる。これを予防するために3つの対策を行っている。

#### 1　残り時間が短いことをまず説明しておく

病状の時間的な進行や現状の病態を説明し，急速に亡くなることが予測されていることを共有する。書面，冊子などでの説明がより効果的である。突然亡くなることがそもそも起こり得る状態であることを伝える。会いたい人に会っておいてもらいたいと話すと，実感をもって残り時間が短いことを理解してもらえるときがある

### 2 医療用麻薬そのものは寿命を短くするものではないことを伝える

説明としては,「この薬は,命を長くもできないけど,短くもしない。痛みがとれたほうが,よい時間を過ごせ,食べたり,動いたりすることができるのでよいのではないか」と伝える。ただタイミングとして,薬が効くことで眠れるようになり,そのまま眠ったままとなる(→もう二度と話せない)可能性もあらかじめ伝えておく

### 3 初回投与は医療者が行う

全身状態が悪いときのオプソ®など新規麻薬の初回投与は,医療者が行うことが望ましい。家族が薬を与えた直後に患者が亡くなってしまったとしたら,そこに因果関係はないと説明しても,家族の背負う後悔は計り知れない。初回の直後に亡くなったわけでなければ,死と薬剤の使用との直接の因果関係を否定しやすく,家族の後悔も回避しやすい　　　　　　　　　　　　　　　　　　　　　　　　　　　　(市橋)

## 同時に未来の患者もみる

### 社会的処方

- ☐ 投薬でない方法で対応できればできるほど成熟した緩和ケアといえる
- ☐ 独居による寂しさゆえに痛みが強くなる人が通える"デイホスピス"的な場所を作ることも有効である
  - ◆ 病気のことを忘れられる時間を作る,社会から孤立させないようなケア態勢など

非薬物療法を武器にしよう

## レセプト

- ☐ **在宅麻薬等注射指導管理料**
  - ◆ 悪性腫瘍の場合　1,500点
    悪性腫瘍の患者であって,入院中の患者以外の末期の患者に対して,在宅における麻薬等の注射に関する指導管理を行った場合に算定する
  - ◆ 注入ポンプ加算　1,250点
  - ◆ 携帯型ディスポーザブル注入ポンプ加算　2,500点

悪性腫瘍の患者であって，在宅において麻薬等の注射を行っている末期の患者に注入ポンプを使用した場合に，2月に2回に限り加算する

---

### カルテ記載例

**【在宅麻薬等注射指導管理料】**
※持続的に皮下注射を行い疼痛緩和を行います。副作用には眠気，呼吸抑制があるので変化があればご連絡ください。
緊急時連絡先（24時間）：○×クリニック　090-××××-○△○△
使用理由：がん性疼痛のコントロール
[病名]子宮がん
[使用薬剤]1%塩酸モルヒネ
[接続ポンプ使用]あり
[投与スピード]0.2mL/時

---

□ **がん性疼痛緩和指導管理料　200点**

- がん性疼痛の症状緩和を目的として麻薬を投与しているがん患者に対して，「WHO方式のがん性疼痛の治療法」に従って，副作用などの対策を含めた計画的な治療管理を継続し，かつ療養上必要な指導を行った場合に算定できる
- 算定は月1回にかぎり，当該薬剤を指導とともに処方した日に算定する
- 当該指導には，当該薬剤の効果・副作用の説明，疼痛時に追加する臨時薬剤の使用法の説明を含める
- 算定時は，麻薬処方前の疼痛の程度（疼痛の強さ，部位，性状，頻度など），麻薬処方後の効果測定，副作用の有無，治療計画および指導内容の要点を診療録に記載する

---

### カルテ記載例

**【がん性疼痛緩和指導管理料】**
WHO方式に則り疼痛を緩和していきます。以下のような痛みの評価と，治療薬，薬の副作用について（便秘，傾眠，呼吸抑制）について書面でお伝えしました。
緊急連絡先（24時間）：○○クリニック 090-××××-××××
[開始日]2024年○月○日
[がん疼痛の強さ（10段階中）] NRS 4　／レスキュー前 NRS 8　後 NRS 1
[部位]肩

[性状] どーんと重い
[頻度] 1日4回
[使用薬剤] フェンタニル貼付剤, カロナール
[副作用コメント]：便秘, 傾眠, 呼吸抑制

## □ 在宅腫瘍化学療法注射指導管理料　1,500点

- ◆ 算定要件：注 悪性腫瘍の患者であって, 入院中の患者以外の患者に対して, 在宅における抗悪性腫瘍剤等の注射に関する指導管理を行った場合に算定する

## □ 在宅悪性腫瘍患者共同指導管理料　1,500点

- ◆ 算定要件：注 別に厚生労働大臣が定める保険医療機関の保険医が, 他の保険医療機関において区分番号Ｃ１０８に掲げる在宅麻薬等注射指導管理料の１又は区分番号Ｃ１０８－２に掲げる在宅腫瘍化学療法注射指導管理料を算定する指導管理を受けている患者に対し, 当該他の保険医療機関と連携して, 同一日に当該患者に対する麻薬等又は抗悪性腫瘍剤等の注射に関する指導管理を行った場合に算定する

## □ 悪性腫瘍特異物質治療管理料

- ◆ 悪性腫瘍であるとすでに確定診断がされた患者について, 腫瘍マーカー検査を行い, 当該検査の結果に基づいて計画的な治療管理を行った場合に, 月に１回限り算定する

---

### カルテ記載例

**【悪性腫瘍特異物質治療管理料】**
緊急時連絡先（24時間）：○○クリニック 090-××××-××××
[実施理由] 治療の継続の判定のため
[今後の予定] 月に１回の採血
[前回採血日] ○月○日
[腫瘍マーカー] PSA
[腫瘍マーカー値] 前回値00
[今回採血値] 00
[治療効果] 治療効果が認められるので治療を継続します。次回採血予定日は１カ月後です。

---

※執筆協力：堀尾建太（総合在宅医療クリニック外科・緩和ケア科／堀尾医院）

## 文献

1) Mohs micrographic surgery. J Am Acad Dermatol 39（1）：79-97, 1998.
【PMID：9674401】

2) How effective are patient-based educational interventions in the management of cancer pain? Systematic review and meta-analysis. Pain 143（3）：192-199, 2009.【PMID：19285376】

3) ESTRO ACROP guidelines for external beam radiotherapy of patients with uncomplicated bone metastases. Radiother Oncol 173：197-206, 2022.【PMID：35661676】

4) WHO：ADMINISTRATION OF ANALGESIC MEDICINE SHOULD BE GIVEN "BY MOUTH","BY THE CLOCK", "FOR THE INDIVIDUAL" AND WITH "ATTENTION TO DETAIL", 2018, p23.

5) 日本緩和医療学会緩和医療ガイドライン作成委員会・編：終末期がん患者の輸液療法に関するガイドライン（2013年版）．金原出版，東京，2013．

6) 日本緩和医療学会緩和医療ガイドライン作成委員会・編：がん患者の呼吸器症状の緩和に関するガイドライン（2016年版）．金原出版，東京，2016．

7) Immune-Related Adverse Events of Immune Checkpoint Inhibitors. Ann Intern Med 177（2）：ITC17-ITC32, 2024.【PMID：38346306】

8) 免疫関連有害事象irAEマネジメント mini．金芳堂，京都，2024．

9) Period from loss of the ability to access toilets independently to death in end-stage cancer patients. J Palliat Med 21（12）：1773-1777, 2018.【PMID：30010464】

10) 淀川キリスト教病院ホスピス・編，柏木哲夫，恒藤暁・監：緩和ケアマニュアル．第5版，最新医学社，東京，2007．

---

### "がん"を得意ワザにしたい人は

▶ 余宮きのみ：ここが知りたかった緩和ケア．南江堂，東京，2023．

▶ 森田達也：緩和治療薬の考え方，使い方 ver.3．中外医学社，東京，2021．

▶ 聖隷三方原病院 症状緩和ガイド．
http://www.seirei.or.jp/mikatahara/doc_kanwa/index.html（最終アクセス：2024年2月13日）

▶ 富山大学附属病院緩和ケアマニュアル
https://www.hosp.u-toyama.ac.jp/oncology/deta/carebook/book/index.html#target/page=1

▶ 粕田晴之・監：こうすればうまくいく！在宅PCAの手引き．中外医学社，東京，2013．

▶ 市橋亮一，若林英樹，荒木篤：がん患者のケアマネジメント；在宅ターミナルをささえる7つのフェーズ・21の実践．中央法規出版，東京，2015．

▶ 日本緩和医療学会：PEACEプロジェクトについて．緩和ケア継続教育プログラム PEACE PROJECT.
https://www.kanwacare.net/jspm-peace/（最終アクセス：2024年11月22日）

▶ エンドオブライフ・ケア協会：エンドオブライフ・ケア援助者養成基礎講座のご紹介．
https://endoflifecare.or.jp/pages/elcsupporter-program/（最終アクセス：2024年11月22日）

# Note

## がんの看取り

### 在宅初心者で看取り率が下がる7つの理由

#### ◈理由1　症状がコントロールされていないのに，訪問間隔を空ける

　症状を落ち着かせるまでさまざまな調整を行う必要がある。必要なら同じ日に2回でも，3回でも訪問する。訪問診療の算定ができない場合であっても必要なら行くし，電話でのフォロー，多職種との連携，遠隔診療との組み合わせで対応することが望ましい。在宅医療を始めたばかりのときにはここのタイミングの見極めと手段のバリエーションが少ない。

#### ◈理由2　痛みを取ることができていないが，病院に紹介しない・周囲の同僚にも相談しない

　患者の痛みが取り除けない場合，入院や専門医の治療で改善することがある。放射線治療，新たな薬剤導入，投与経路変更（静注，CVポート作成），神経ブロックなど緩和ケア専門家だからこそできることもある。必要以上に在宅医療で頑張りすぎないことで，本人や家族の大変な思いを避けられることもある。

　また，チーム内で衆知を集めたり，経験豊富なスタッフに相談することで，よい方法を思いつくことがある。しかし新しいスタッフがチームに加入したばかりのタイミングでは，なかなかうまく周囲に相談できない（困り事が言語化できない，相談する相手がわからない，心理的に相談することが負担になる）ことがある。在宅医自身がいろいろな人に積極的に頼ることが重要であるとともに，チーム側も，サポート体制・相談窓口をつくることが重要である。

#### ◈理由3　麻薬の持続皮下注射をしない

　麻薬の持続皮下注射以外の方法では呼吸困難がコントロールできないことがある。フェンタニルの貼付剤は呼吸困難への効果が少なく，また腸管の浮腫などで吸収が悪く内服での効果が減弱している場合がある。必要時には対応可能になるように持続皮下注射のための機械や，薬局との連携を確立しておこう。現在ではレンタルで機器を使用することも容易になってきている。

#### ◈理由4　訪問間隔を，長めに設定してしまう

【経験不足】がんの看取りに慣れていない場合や経験不足による予測の甘さから，次回訪問までの期間を長めに設定してしまうことが多い。

【説明不足】急速に状態が悪くなるがんの終末期に，短いインターバルでの訪問を本人・家族に許容してもらえないことがある。これは本人や家族に，がんという病気の特性上，最終段階が急速に来ることを十分説明できていない場合に起こりやすい。例えば当院では，トイレに行けなくなってから半数が1週間以内に亡くなる[1]ということを自験例のデータを使って図示・説明している。これによって，歩いてしっかり喋れる人が急速に亡くなっていくさまを理解して

もらうようにしている。この情報の共通理解がないと，結果として，変化に十分対応できなかったり（トイレに行けなくなった生活への適応），症状緩和が不十分で救急車を呼んで入院してしまったりすることが起こり得る。

【対策：電話フォローで代用する】患者・家族に短い期間での訪問日設定の理解が得られないときに無理に訪問することは望まれず難しいので，その場合にはまずは患者・家族の希望どおりの日に次回訪問日を設定する。その際にあらかじめ，今後起こり得ることの可能性（痛みの増強，発熱，食事が摂れなくなるなど）を列挙しておく。そして「本来なら訪問しておくべき」と思っている日に「電話フォロー」を予定し，そのタイミングでこちらから電話をかけ，体調の変化を電話で確認することはとても有効である。

「ちょうど今，先生が言っていたように調子が悪いので来てもらえます？」

在宅医療は予測の医療なので，予測が当たる体験を家族・本人が実感することで信頼感を増し，よりよい関係を築くことができるようになる。

### ◆ 理由5　不安そうな雰囲気を出してしまう・放置してしまう

どうしたらよいのかわからないという医師自身の不安や，ほかのスタッフが自宅での療養を懸念する発言をすることが本人や家族を不安にさせる。患者が自宅にいることができるかどうかに一番影響するのは，医師も含めて支えるスタッフが「大丈夫」と思っていることである。不安があるのであれば具体的に不安にアプローチして解消しておこう。

訪問看護師やケアマネジャーのなかで不安をもっているメンバーに気づき，安心してもらえるように個別に今後の治療展開を説明しておくことで，家族や本人を不安にさせないように先手で対応できる。必要ならばカンファレンスで早期に不安を解消しておくことが重要である。

### ◆ 理由6　突然内服できなくなる可能性を想定した処方にしていない

すべてのがん患者は内服できなくなる経過を経て亡くなる。内服できなくなる準備をしておかないと，そのときに痛みの対応ができず入院になることがある。内服できなくなっても困らない態勢をあらかじめ準備して整えておこう。

### ◆ 理由7　必要時に，鎮静を活用することができない

せん妄や緩和困難な痛み（例えば神経障害性疼痛）がある場合など，緩和ケア病棟であれば鎮静が適応になる場面が自宅でも発生する。自宅でも同じ対応ができることが望ましい。鎮静に関する会議をあらかじめ多職種で行っておくことで，必要時にはダイアップ®の坐薬，ドルミカムなどを用いて間欠的鎮静で対応することができる。

---

| 文　献 |
| --- |

1) J Palliat Med 21, 2018.【PMID：30010464】

（市橋亮一）

# Note

## がん患者の呼吸困難の緩和

　進行期のがん患者に呼吸困難はよくみられる症状である。「進行性疾患患者の呼吸困難の緩和に関する診療ガイドライン」のフローチャートに準じて呼吸困難のアプローチについて記載する。

### ◈ 1. 呼吸困難の原因を特定する

　治療可能な原因がないか評価する。がん患者の呼吸困難の原因で頻度の高いものとして肺炎，うっ血性心不全，原発性・転移性肺腫瘍の増大，胸水，腹水や肝腫大による横隔膜の運動制限，貧血，全身衰弱に伴う呼吸筋の疲労，がん性リンパ管症，肺塞栓症があげられる。過去の臨床情報や病歴，身体診察，超音波検査などで原因の特定を試み治療を行うが，在宅の現場でのレントゲン・CT検査は難しいため，患者のADLや生命予後，患者や患者・家族の希望によっては病院受診を検討する。

### ◈ 2. 低酸素血症や労作時呼吸困難が認められる場合

　もし治療可能な原因がなく，生命予後が短いと予測される状態の場合，気道分泌や全身浮腫があれば患者・家族の気持ちを確認したうえで輸液を１日あたり250～500mL程度への減量または中止を検討する。呼吸困難を完全に消失させることは難しいことが多いため，そのことを患者と家族に理解してもらう。また，薬物療法や非薬物療法により多くのサポートが可能であることを伝え（表1），安心してもらえるように努める。

### ◈ 3. ステロイドの検討

　抗炎症作用，腫瘍周囲の浮腫の軽減により症状が緩和されると考えられている。ステロイドを考慮すべき病態は肺がんや肺転移などの肺実質病変，がん性リンパ管症，上大静脈症候群，主要気道閉塞が想定される場合である。効果と副作用を慎重に評価し，十分な効果が得られない場合や害が益を上回る場合は，中止を検討する。

**表1　非薬物療法のポイント**

1. 心理的サポート：不安が呼吸困難を悪化させるため，傾聴や家族によるサポート，夜間の睡眠確保などで不安を和らげる
2. 環境調整：扇風機やうちわで風を顔に当てる，部屋を涼しくする，窓を開けて風通しをよくすることで呼吸困難を和らげる。患者が楽な体位をとれるよう，介護用ベッドやクッションを使い，側臥位や起坐位を試す。腹水や肝腫大による横隔膜の運動制限がある場合，臥位で症状が出ることがあるため，確認し必要なら睡眠時の酸素投与や体位調整を行う
3. 胸水の対応：がんによる胸水に利尿薬は効果が期待できない。胸水穿刺により症状は緩和する可能性はあるが，合併症の評価は在宅では難しい

> 処方例：内服／デカドロン錠4mg　1～2錠分1。点滴／リンデ
> ロン注4～8mg+生理食塩液50mL　1日1回　皮下または静脈
> 内点滴
> ※せん妄が心配な場合は，デカドロン0.5～1mg　分1などより
> 少ない量で開始する

### ◈ 4. オピオイド全身投与

　エビデンスが豊富なモルヒネを第一選択とする。腎機能障害や副作用でモル
ヒネの使用が困難な場合は，オキシコドンやヒドロモルフォンを使用する。フェ
ンタニルは呼吸困難の緩和に効果がないため，原則使用しない。呼吸困難に対
するオピオイドは，モルヒネ静脈・皮下投与換算10～15mg/日（モルヒネ経
口換算20～30mg/日）程度で天井効果があるといわれている[1]ため，これ以上
の量は，明らかな効果がある場合を除き投与しない。
　処方の仕方は天井効果以外は疼痛管理のときと同様。レスキューは呼吸困難
を自覚したとき，またはトイレ移動や食事など呼吸困難が生じる前に，予防的
に使用することもできる。

### ◈ 5. ベンゾジアゼピンを追加

　ここでのベンゾジアゼピン系薬の使用は，「苦痛緩和のための鎮静」を意図し
た投与方法ではないため，併用開始後に意識状態の慎重な観察を行う必要があ
る。内服できればロラゼパムやアルプラゾラム，できない場合にはミダゾラム
が用いる。ミダゾラムは，眠気が強くなる可能性が少ない2.5～5mg/日から
開始して，苦痛の程度に応じて投与量を調整する。10mg/日を超えると鎮静作
用が強くなり，意識を保つことが困難になるため，10mg/日以下で使用する。

> 処方例：ロラゼパム錠0.5mg　1回1錠を頓用，症状に合わせて
> 3錠　分3まで漸増（最大3mg/日）
> アルプラゾラム錠0.4mg　1回1錠を頓用，症状に合わせて3錠
> 分3まで漸増（最大2.4mg/日）
> ※効果と眠気などの副作用をみながら適時調整していく

### ◈ 6. 鎮静を検討

　耐えがたい身体的苦痛があり，適切な治療でも緩和が得られない場合，治療
抵抗性の苦痛と判断して鎮静を検討する。
　「がん患者の治療抵抗性の苦痛と鎮静に関する基本的な考え方の手引き」は公
開されているため参考にしたい。以下は一部を紹介する[2]。
　「治療方針の決定については医師が最終的な責任を負うが，決定過程は医療

**Note** がん患者の呼吸困難の緩和

### 表2 鎮静時にカルテに記載すべき内容

1. 目的（鎮静薬の投与が苦痛緩和目的であること）
2. 治療のプロセス：①何が苦痛か，②苦痛が患者にとって耐えがたいと判断した理由，③治療抵抗性と判断した根拠，④予測される生命予後とその根拠，⑤持続的鎮静を実施するうえで相談した他職種や専門家がいる場合，その過程，⑥患者の状態や苦痛を継続して評価した過程
3. 説明と同意：①患者に伝えた情報と意思表示，②家族に伝えた情報と意思表示

〔文献2）p105を参考に筆者作成〕

チームの合意として行い，多職種が同席するカンファレンスで行うことが望ましい。現実的に，医師が1名の施設，夜間や休日，緊急時などスタッフが限られている場合は，複数の医師の意見を求めることや正式な多職種カンファレンスでなくても，実施可能な範囲でできるだけ複数の視点からの意見を求めるようにすることが重要である。夜間の場合は翌日にチームで確認するのも1つの方法である。これによって，苦痛緩和の手段が妥当かどうかや，患者・家族の価値観や意思が多角的に明らかになることが期待される。

※執筆協力：白神真乃（総合在宅医療クリニック）

| 文 献 |
| --- |

1) J Pain Symptom Manage 42, 2011.【PMID：21458217】
2) 日本緩和医療学会ガイドライン統括委員会：チーム医療，がん患者の治療抵抗性の苦痛と鎮静に関する基本的な考え方の手引き2023年版，2023，pp104-105.

| 慢性期 | 慢性臓器障害

# 02 心不全

## \ "心不全"の心得・禁忌 6 箇条 /

| 1 | ポリファーマシーは退院カンファレンスで解決する |
|---|---|
| 2 | 治療薬の服用率100％を目指し，再入院率・死亡率を下げる |
| 3 | 浮腫，体重，呼吸状態（呼吸数）を管理し心不全の増悪と再入院を防ぐ |
| 4 | 患者・家族は心不全が死に至る疾患だとは思っていない |
| 5 | 患者・家族へのACP/人生会議は早期から開始する |
| 6 | 心不全の治療と並行して，緩和ケアを遅れずに開始する |

---

### 症　例

#### 患者：78歳男性。心不全（心筋梗塞の既往）

　心筋梗塞の既往があり，LVEF（左室駆出率）23％でNYHA心機能分類Ⅳ度。心不全の入退院を繰り返し，主治医には「次回は入院したくない」と言っていた。抑うつ気分が進み，徐々に服薬アドヒアランスは低下していた。

　ある朝，呼吸困難感が出現し，主治医は心不全増悪と判断した。治療で症状が改善せず，患者の苦しそうな姿を見るに見かねて，家族が救急車を呼んだ。

## 老年医学 5Ms / 症例の振り返り

**1** **Matters most**：急変対応の話し合いはできていたか。患者のやりたいことを聞いてサポートできていたか

**2** **Mind / Mental**：うつ病のケアはできていたか。家族のメンタルサポートはできていたか

**3** **Mobility**：心臓リハビリテーションはできていたか。栄養サポートはできていたか

**4** **Medication**：優先順位の低い薬剤は中止できていたか。服薬の意味を理解していたか。薬剤の確認 (fantastic four)，アドヒアランスの確認をする

**5** **Multi-complexity**：心不全予防のための対応はできていたか。体重測定, ワクチン接種, 家族・多職種によるサポートはできていたか

### 在宅医の視点

　2030年ころに日本は心不全患者で溢れかえる「心不全パンデミック」状態になるといわれており，それは在宅でより顕著になることが予測される。患者の内服や体重を管理することで再入院の予防に努め，患者・家族と信頼関係を築きながら，病院主治医や多職種と連携し，ACP/人生会議と心不全緩和ケアを進めよう。

### カンファレンス (在宅医療開始前)

☐ 今回の心不全の増悪因子を特定する。防げる因子はなかったのか

☐ 次に入院するとしたらどのようなシナリオが考えられるか

☐ 心臓超音波検査の結果を確認する：心機能・弁膜症など

☐ 運動耐容能と心不全ステージ (NYHA 心機能分類)
  ◆ I度 (活動制限なし)，II度 (日常生活で軽度の活動制限あり)
  ◆ III度 (重度の活動制限あり)，IV度 (安静時にも心不全症状あり)
    ⇒III〜IV度は末期心不全で緩和ケアを考慮する

☐ 入院前後の体重と浮腫の残存を確認する

☐ HFrEF (heart failure with reduced ejection fraction, EF40%未満) の場合は fantastic four (①β遮断薬，②ACE阻害薬/ARBまたはARNI，③MRA，④SGLT2阻害薬) が入っ

ているか。入っていないときは理由を確認する
- □ 目標体重設定，適正な塩分摂取量を確認し指導する
- □ 内服薬の調整を行う
    - ◆ ポリファーマシーは退院前カンファレンスで解決する
    - ◆ 内服方法をシンプルなものに変更（合剤の活用など）
    - ◆ 心不全に悪影響を起こす薬剤は注意：NSAIDs（できるかぎり中止），チアゾリジン薬，非ジヒドロピリジン系Ca拮抗薬，三環系抗うつ薬など
- □ 合併症を確認する：高血圧，腎不全，COPD（chronic obstructive pulmonary disease；慢性閉塞性肺疾患），うつ病
- □ 入院前後のACP/人生会議の状況を確認する
- □ 患者・家族の心不全に関する疾患理解（自然経過・予後）はどうか

### 初診（在宅医療開始時）

- □ 体重管理：ベースの体重を記録する
    - ◆ 軽度の下腿浮腫は許容し，治療しない
- □ 栄養状態に留意する
    - ◆ 塩分は控えても，十分な栄養を摂取してもらう
    - ◆ 食欲がなければ塩分制限は解除する
    - ◆ 過度の摂取，過度の制限はしていないか
- □ 水分摂取量[1)]に留意する
    - ◆ 基本的に水分制限は必要ない
    - ◆ 重症心不全患者（低ナトリウム血症がある患者）はおよそ30mL/kg以下（およそ1,500〜2,000mL）程度を考慮する
    - ◆ トルバプタン使用時は水分制限は行わない

 軽〜中程度の心不全患者の水分制限は必要ない

- □ 入浴は40〜41℃，湯船に浸かる際は肩は出して10分以内がよい[2)]

### 1週間後

- □ 服薬アドヒアランスは重要である
    - ◆ 良好例はわずか10％程度[3)]

- ◆ アドヒアランスが低下する原因を特定する。飲みにくい薬，飲みたくない薬（利尿薬），忘れやすい理由
- ◆ 心不全増悪による再入院の原因の半分は，薬剤，食事（塩分），活動制限のアドヒアランスによるもの[4]

退院後の服薬アドヒアランス，塩分制限指導が再入院率を下げる

- □ **体重測定：体重に応じて利尿薬を調整する**
  - ◆ 退院後は塩分摂取量が増えて体重が増える
  - ◆ 塩分が多いものを控える：梅干し・漬物，加工肉（ソーセージ・ハム・ベーコン），汁物（味噌汁・ラーメン），寿司（醤油を含む）
  - ◆ 6g/日が理想だが，現実的な塩分量を相談して決める。どこまで制限したいかACP/人生会議で考える
  - ◆ 体重が増えていたら減塩指導をして利尿薬を増やす
- □ **心臓リハビリテーションを速やかに導入する**
  - ◆ 運動療法，食事療法，患者教育，心理的介入
  - ◆ 過度な運動制限は骨格筋機能低下，廃用を招く。ストレッチ，筋力トレーニング，バランス運動，ウォーキングを勧める
  - ◆ 息は上がるが会話ができる程度の運動を行う
- □ **ワクチン接種につき確認する**
  - ◆ COVID-19ワクチン，インフルエンザワクチン，肺炎球菌ワクチン（「03 COPD」p78参照）
- □ **ACP/人生会議を進める**

入退院を繰り返しADLが低下し始めたら終末期と考える

- □ 飲酒：多量飲酒はアルコール性心筋症の原因となる
- □ 禁煙：禁煙の開始2年以内に，死亡率や心血管疾患の再入院率は下がる[5]

## 慢性期

- □ 目指すのはQOLの改善と再入院予防，セルフコントロールができるようになること

- □ ①バイタルサイン（血圧，脈拍，呼吸数，$SpO_2$），②下腿・体幹浮腫/体重，③息切れを評価し記載する
  - ◆ 呼吸数，$SpO_2$の悪化，体重増加で病態の増悪を疑う
  - ◆ 高血圧の治療は心不全発症を抑制する。130/80～140/90 mmHg未満を目標にする。予後を考慮（詳細は「高血圧治療ガイドライン2019」を参照）
  - ◆ 血圧低値でACE阻害薬/ARB or ARNI減量，徐脈（60 bpm未満）の場合はβ遮断薬を減量

寝たきりの患者は下腿だけでなく体幹の浮腫も診察する

- □ 体重は決まった時間（朝起きて排尿後）に，少なくとも週1回を目標に測定する
  - ◆ 体重測定の頻度は介護負担に応じて無理なく行う
- □ 浮腫，体重，呼吸状態を評価することで，心不全の増悪を事前に察知する[6]（表1）

表1　再入院予防のための評価項目とアクションプラン

| 下腿浮腫 | 体　重 | 呼吸状態 | その他 | 対処例 |
|---|---|---|---|---|
| なし | なし | なし |  | 適正 |
| 増強 | 1～2kg/週の増加 | 労作時息切れ |  | 医師に連絡 |
|  | 3kg/週の増加 | 症状を問わない |  |  |
|  | 3kg/週以上の増加 | 安静時呼吸困難 | めまい | 医師が診察 |
|  |  |  | 強い疲労感 |  |
|  |  | 改善のない呼吸困難 | 激しい胸痛 | 救急車 |
|  |  | ピンク色泡沫状痰 | 意識混濁 |  |

*看護師，薬剤師，介護士で連携して心不全の悪化を事前に察知し増悪を食い止める。救急車を呼ぶか呼ばないかはACP/人生会議で決めておく
*体液過剰を認めた場合は，利尿薬増量だけでなく，内服状態，塩分摂取，水分摂取などを見直す
〔甲谷太郎，永井利幸：コラム⑦ 急性心不全で退院までにすべきこと；入院中は再入院を防ぐために教育介入できる最高のチャンス．Hospitalist 6（4）：964-974, 2018．より引用・改変〕

- ◆ きめ細やかな対応が，急性心不全や再入院の予防につながる
- ◆ 栄養状態と体重をセットで評価し，適正体重を適宜見直す

□ 血中BNP（脳性ナトリウム利尿ペプチド）とNT-proBNPのカットオフ（在宅ではNT-proBNPを用いる）[7]

◆ 心不全の可能性は低い：
   18.4＜BNP＜35 pg/mL, 55＜NT-proBNP＜125 pg/mL

◆ 心不全の可能性があり：
   35≦BNP＜100 pg/mL, 125≦NT-proBNP＜300 pg/mL

◆ 心不全の可能性が高い：
   100≦BNP＜200 pg/mL, 300≦NT-proBNP＜900 pg/mL

◆ 高リスク心不全の可能性が高い：
   BNP≧200 pg/mL, NT-proBNP≧900 pg/mL

◆ BNPではなく，NT-proBNPを使用する。半減期はBNP＜NT-proBNPである。さらにBNPは6時間以内の血漿分離が必要だが，NT-proBNPは3日ほど安定している

◆ 体液過剰を疑った場合は，利尿薬の増量とともに，服薬アドヒアランス，塩分・水分摂取量，運動状態を見直す

私はこうする！

体重変化と下肢・体幹浮腫をみながら，塩分制限・内服指導と利尿薬の量を見直す（表1）（竹之内）

□ 初診時と1週間後に確認した内容を確認し指導する
◆ 服薬アドヒアランス，塩分摂取，栄養状態，水分摂取

□ 適切な運動療法を行う

□ ポリファーマシーの調整はやりすぎない
◆ 不要な薬剤を中止，合剤に変更，投薬レジメンを単純化
◆ 心不全の治療薬はできるだけ継続：β遮断薬，ACE阻害薬／ARB，スピロノラクトン，血管拡張薬，利尿薬（サイアザイド，ループ）

禁己心！

ポリファーマシーだといってfantastic four（β遮断薬，ACE阻害薬／ARBまたはARNI，MRA，SGLT2阻害薬），血管拡張薬，利尿薬を中止しない

□ うつ病，認知症の評価を行う

## 処方例

慢性心不全の治療薬

- HFrEF，HFmrEF[※1]（LVEF40％未満，40～50％）
  - ①β遮断薬，②ACE阻害薬/ARBまたはARNI，③MRA，④SGLT2阻害薬
  - とくにHFrEFはできるかぎり4剤入れる
  - ACE阻害薬/ARBで増悪する場合はARNIへ変更。ARB→ARNIは休薬不要，ACE阻害薬→ARNIは36時間休薬して開始。ARNIはACE阻害薬/ARBのアップグレード版で，低血圧に注意
  - ACE阻害薬とARBは併用不可
  - MRA（エプレレノンなど）は抜けがち，高カリウム血症に注意して入れる
- HFpEF[※2]（LVEF 50％以上）：SGLT2阻害薬，MRA。ARNIはエビデンス不十分
- これに加えて適時，利尿薬（フロセミド，トルバプタンなど）。トルバプタン（サムスカ®）の導入は入院で行う
- 鉄欠乏性貧血があれば治療（心不全患者の35～55％に鉄欠乏あり）[8]。フェリチン41ng/mL未満またはトランスフェリン飽和度（TSAT）が20％未満で疑う。鉄剤は内服よりも点滴のほうが効果がある。フェリチン100程度を目標にし，鉄過剰にならないようにする

※1 HFmrEF : heart failure reduced ejection fraction heart failure with mildry reduced ejection fraction
※2 HFpEF : heart failure with preserved ejection fraction

## ACP/人生会議

- □ 心不全は進行性で死ぬ病気[9]だが，患者・家族は死に至るとは思っていない
- □ 退院後の1年でおよそ20％が死亡[10]，「wet and cold」で6カ月で40％が死亡または移植[11]
- □ 心不全の予後予測はとにかく難しく，悪性腫瘍と比べて心肺蘇生などの延命措置を受ける割合が高い
- □ 心不全は増悪後に改善するため，ACP/人生会議は遅れがちになる。実際は増悪前よりも症状は進んでいる（図2）

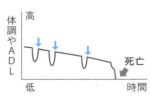

図2 慢性心不全の経過
（Perspectives on care at the close of life ; Serving patients who may die soon and their families ; The role of hospice and other services. JAMA 285（7）: 925-932, 2001. より引用）

> **私はこう伝える！**
> 心不全はいつ亡くなるかわからない予測が難しい病気です．しっかり治療をしながらも，最悪の状況に備えていきましょう（竹之内）

心不全患者のACP/人生会議は遅れがちなので，意識して遅れないように進めておく

- ☐ 患者と医師のコミュニケーションを通して，病状理解，治療方針の意思決定を支援する
  - ◆ 終末期で患者の希望が反映されると，患者の抑うつが減り，満足度が高まる[12]

ACP/人生会議を進めることは緩和ケアの一部である

- ☐ ACP/人生会議を必ず開始すべき状況を見逃さない
  - ◆ QOLの低下，運動耐用能の低下，心不全再発後，利尿薬の漸増がつづく，低血圧，fantastic four（$\beta$遮断薬など）を減量または中止しなければならない状況
- ☐ ACP/人生会議で話し合うべき内容を意識する
  - ◆ 病状の認識，心配に思っていること，患者のニーズ
  - ◆ 患者や家族の価値観
  - ◆ 今後の治療：次に入院するか，どこまで在宅で治療をするか，いつ救急車を呼ぶか，非侵襲的陽圧換気（non-invasive positive pressure ventilation；NPPV）を装着するか，挿管するか
  - ◆ 代理意思決定者の選定

### 緩和ケア・看取り

- ☐ 患者のかなりの割合が全人的苦痛を抱えている
  - ◆ 身体的，心理的，社会的，スピリチュアルな問題を発見し処置する
  - ◆ 多職種により患者・家族を継続的にサポートする
  - ◆ 心不全の診断時から緩和ケア的介入を行う
- ☐ 患者のニーズ，心配事を拾い上げる（ACP/人生会議）
- ☐ 家族間，医療者との間のコミュニケーションを円滑にする

- ☐ 心不全の症状を理解し気づく
    - ◆ 呼吸困難，倦怠感，食欲不振，疼痛
    - ◆ 服薬アドヒアランス，塩分制限指導，運動指導の見直しでしばしば改善する
    - ◆ 呼吸困難感に対する第一選択はオピオイド（使用方法，処方例は「03 COPD」p82参照）

> 心得！ 心不全でもっとも効果があるのは「心不全の治療」である。加えて精神的なサポートも忘れない

- ☐ 心不全では慢性的な痛みを訴えることも多い。NSAIDsは心不全増悪因子になるため避ける
- ☐ 心理社会的苦痛を意識する
    - ◆ 多くの患者が抑うつ・不安症状をもつ
    - ◆ カウンセリング，心臓リハビリテーションなどの非薬物療法が中心
    - ◆ β遮断薬とSSRIの併用で死亡率上昇という報告あり[13]。QT延長のリスクはSSRI＞SNRI。三環系抗うつ薬も心不全には使用を控える
    - ◆ ACP/人生会議が心のケアになる（前述の「ACP/人生会議」p65参照）
- ☐ 治療薬を中止するタイミング
    - ◆ 心不全の治療薬は症状を緩和する重要な薬剤である
    - ◆ 中止例：内服ができなければ中止，血圧が低下してきたら中止
    - ◆ 終末期はICD（implantable cardioverter defibrillator；体内植込み型除細動器）の停止も検討する

## 緊急対応

- ☐ 急性心不全を疑う
    - ◆ 浮腫と呼吸状態の悪化で疑う
    - ◆ 増悪因子：アドヒアランス，不整脈，冠動脈疾患，感染症，塩分過多，弁膜症，肺塞栓など
    - ◆ 診断と管理に役立つ臨床的評価，「Nohria-Stevenson分類」はたいへん有効である（図3）。「cold」かどうかが重要
- ☐ 診察
    - ◆ ①血圧（循環動態），②浮腫（wet or dry），③四肢冷感（warm or cold）に注目する

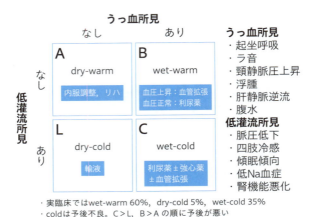

図3 Nohria-Stevenson分類に基づいた初期治療

- cold所見：四肢冷感，傾眠，脈圧低下（(SBP-DBP)/SBPが25%未満）
- 頸静脈怒張，呼気延長・湿性ラ音・wheeze，心雑音
- 心エコー：EF，IVCの評価（最大下大静脈径，呼吸性変動，表2）

表2 IVC径と呼吸性変動による右房圧の推定

| IVC最大径，呼吸性変動率 | 推定 右房圧 |
| --- | --- |
| IVC≦2.1cm，変動≧50% | 0〜5 mmHg |
| 中間 | 5〜10 mmHg |
| IVC>2.1cm，変動<50% | 10〜20 mmHg |

〔Guidelines for the echocardiographic assessment of the right heart in adults: a report from the American Society of Echocardiography endorsed by the European Association of Echocardiography, a registered branch of the European Society of Cardiology, and the Canadian Society of Echocardiography. J Am Soc Echocardiogr 23 (7): 685-713, 2010.【PMID: 20620859】より引用〕

□ 急性心不全を疑ったら

- 心電図，採血（トロポニン），X線がなければ適切な診断と治療は困難
- ACP/人生会議に従って，救急車を呼ぶかその場で治療するかを選ぶ
- とくに低灌流所見（cold所見）があったら予後は不良
- 心筋虚血の可能性を常に頭に入れておく

**心得！** ACP/人生会議に従って，救急車を要請するか否かを決める。患者に心不全増悪のパターンがある場合はACP/人生会議に従い，まず在宅での加療で入院を回避できることも多い

☐ **初期治療；在宅で治療をする場合**

◆ まず酸素投与。浮腫があれば利尿薬，SBP 140mmHg以上ならニトログリセリン（ミオコール®）スプレー

◆ 酸素投与で改善がなければNPPVを考慮

◆ 血圧が高く浮腫が目立たない場合は，ニトログリセリン（ミオコール®）スプレーのみで改善することもある

---

**在 宅 で 治 療 を す る 例**

①SBP 140mmHg以上で浮腫が目立たない場合：ニトログリセリン（ミオコール®）スプレー1回1噴霧（0.3mg），血圧をみながら5分ごとに追加投与。利尿薬も使用可。NPPV

②SBP 100〜140mmHg：浮腫に応じてフロセミド®10〜20mg内服，またはフロセミド®10〜20mg＋ブドウ糖注5% 50mLを点滴。NPPV

③SBP 140mmHg以上で浮腫もある場合：①＋②の治療

④SBP 100mmHg未満（浮腫に比べて低灌流が目立つ場合）：輸液，強心薬。治療反応なければ緩和ケアへ

---

**私はこうする！**

**Sick Day：慢性心不全患者の急性期の薬物中止について**
感染などの急性期は，脱水，腎不全リスクのあるACE阻害薬/ARB/ARNI，SGLT2阻害薬，利尿薬は中止を検討する。NSAIDsは迷わず中止。落ち着いたら必要な薬は忘れずに再開する（竹之内）

---

**レセプト**

☐ **【在宅麻薬等注射指導管理料】心不全又は呼吸器疾患の場合 1,500点**

◆ 緩和ケアを要する心不全又は呼吸器疾患の患者であって，入院中の患者以外の末期の患者に対して，在宅における麻薬の注射に関する指導管理を行った場合に算定する

### カルテ記載例

**【管理料記載例】在宅麻薬等注射指導管理料**
持続的に皮下注射で呼吸苦に関する苦痛緩和を行います。
副作用には眠気，呼吸抑制があるので変化があればご連絡ください。
緊急連絡先（24時間）：○○クリニック090-××××-××××
病名・使用目的：末期心不全の呼吸苦のコントロール
使用薬剤：１％塩酸モルヒネ
持続ポンプ：あり
投与スピード：0.○mL/時　投与時間　24時間

- □ **【注入ポンプ加算】　1,250点**
- □ **【携帯型ディスポーザブル注入ポンプ加算】　2,500点**
  - ◆ 緩和ケアを要する心不全又は呼吸器疾患の患者に対して，在宅において麻薬の注射を行っている末期の患者に注入ポンプを使用した場合に，２カ月に２回に限り加算する
- □ **【在宅強心剤持続投与指導管理料】　1,500点**

### ［算定要件］（主なもの）

- ◆ 在宅強心剤持続投与指導管理料は，循環血液量の補正のみでは心原性ショック（Killip 分類class Ⅳ）からの離脱が困難な心不全の患者であって，安定した病状にある患者に対して，携帯型ディスポーザブル注入ポンプ又は輸液ポンプを用いて強心剤の持続投与を行い，当該治療に関する指導管理を行った場合に算定
- ◆ 実施に当たっては，関係学会の定める診療に関する指針（日本心不全学会及び日本在宅医療連合学会の「重症心不全患者への在宅静注強心薬投与指針」）を遵守すること
- ◆ 当該指導管理料を算定する医師は，心不全の治療に関し，専門の知識並びに５年以上の経験を有する常勤の医師であること

### 内服麻薬使用時のレセプト記載例

**モルヒネ製剤の使用について**
　◇○△□様は末期心不全があり，自宅で緩和ケアを行いました。呼吸苦が強く酸素の導入にもかかわらず呼吸状態が悪く，ほかの手段なく『日本心不全学会合同ガイドライン．急性・慢性心不全診療ガイドライン（2017年改訂版）』に従い緩和的に医療用麻薬を使用することとしました。

**【末期心不全における症状と対処法】**[14]

※実際には，文献14のガイドラインのp130，132に記載の文章より，「治療抵抗性の呼吸困難に対する少量のモルヒネなどオピオイドの有効性ならびに安全性」に関して記載されている箇所を引用・記載のうえで申請する

□ **NPPVの診療報酬**（「03 COPD」p86参照）

□ **在宅酸素療法（HOT）**（「03 COPD」p81参照）

## 文献

1) Fluid restriction in patients with heart failure；How should we think ？ Eur J Cardiovasc Nurs 15（5）：301-304，2016．【PMID：27169459】

2) 日本循環器学会，日本心不全学会：急性・慢性心不全診療ガイドライン（2017年改訂版）．2018，p106．
https://www.j-circ.or.jp/cms/wp-content/uploads/2017/06/JCS2017_tsutsui_h.pdf（最終アクセス：2024年9月30日）

3) Medication adherence in heart failure. Heart Fail Rev 13（1）：99-106，2008．【PMID：17479364】

4) Clinical characteristics and prognosis of hospitalized patients with congestive heart failure--a study in Fukuoka, Japan. Jpn Circ J 64（12）：953-959，2000．【PMID：11194290】

5) Relationship of current and past smoking to mortality and morbidity in patients with left ventricular dysfunction. J Am Coll Cardiol 37（6）：1677-1682, 2001．【PMID：11345383】

6) 甲谷太郎，永井利幸：コラム⑦ 急性心不全で退院までにすべきこと；入院中は再入院を防ぐために教育介入できる最高のチャンス．Hospitalist 6（4）：964-974，2018．

7) 日本心不全学会：血中BNPやNT-proBNPを用いた心不全診療に関するステートメント2023年改訂版．2023．
https://www.asas.or.jp/jhfs/topics/bnp20231017.html（最終アクセス：2025年2月26日）

8) The Burden of Iron Deficiency in Heart Failure；Therapeutic Approach. J Am Coll Cardiol 71（7）：782-793，2018．【PMID：29447741】

9) Long-term outcome after a first episode of heart failure；A prospective 7-year study. Int J Cardiol 140（3）：309-314, 2010．【PMID：19100635】

10) Clinical Characteristics and Outcomes of Hospitalized Patients With Heart Failure From the Large-Scale Japanese Registry Of Acute Decompensated Heart Failure（JROADHF）. Circ J 85（9）：1438-1450, 2021．【PMID：33853998】

11) Clinical assessment identifies hemodynamic profiles that predict outcomes in patients admitted with heart failure. J Am Coll Cardiol 41（10）：1797-1804，2003．【PMID：12767667】

12) The impact of advance care planning on end of life care in elderly patients；Randomised controlled trial. BMJ 340：c1345，2010．【PMID：20332506】

13) Prognosis in heart failure and the value of {beta}-blockers are altered by

the use of antidepressants and depend on the type of antidepressants used. Circ Heart Fail 2(6)：582-590，2009．【PMID：19919983】

14）日本循環器学会，日本心不全学会：急性・慢性心不全診療ガイドライン（2017年改訂版）．2018，p130，132．
https://www.j-circ.or.jp/cms/wp-content/uploads/2017/06/JCS2017_tsutsui_h.pdf（最終アクセス：2024年9月30日）

---

## "心不全"を得意ワザにしたい人は

▶ 日本心不全学会ガイドライン委員会・編：高齢心不全患者の治療に関するステートメント．
http://www.asas.or.jp/jhfs/pdf/Statement_HeartFailurel.pdf（最終アクセス：2023年7月17日）

▶ 2021年 JCS/JHFS ガイドライン フォーカスアップデート版 急性・慢性心不全診療．
https://www.j-circ.or.jp/cms/wp-content/uploads/2021/03/JCS2021_Tsutsui.pdf（最終アクセス：2023年7月17日）

# **Note**

## 高齢者の高血圧

　高齢者においても降圧治療による心血管系イベント，慢性腎臓病の一次予防，二次予防効果は確立されている。ゆえに，ある程度長期生存が期待できる，フレイル・認知症がない高齢者の治療目標は，ガイドラインに従う[1]（**表1**）。なお，高齢者は血圧変動が大きいため，複数回血圧を測定すること。

130/80目標：75歳以上で，リスク因子あり〔心血管疾患，冠動脈疾患，慢性腎臓病（尿蛋白あり），糖尿病，抗血栓薬いずれか〕

140/90目標：75歳以上で，リスク因子なし

　フレイルや認知症がある要介護の場合は個別に対応していく，絶対解答のないshared decision making（SDM）案件となる。明確な解答はないが，140/90が難しければ150/90など適時目標を上げていき，終末期では降圧薬の中止を検討する。高齢者ではSBP130以下で下げすぎになり得るため（少なくとも110未満は下げすぎ），適時降圧薬の減量・中止を検討することは，治療をすることと同じくらい重要である。

### ◈ 治　療

　運動療法と塩分6g/日が基本だが，食事量が落ちた場合はすみやかに塩分制限は解除する。

　薬剤はカルシウム遮断薬（CCB），ACE阻害薬/ARB，利尿薬（主にサイアザイド）の3つが基本となるのは非高齢者と同じである。誤嚥性肺炎の予防にACE阻害薬[2]，骨粗鬆症にサイアザイドは有効である可能性がある[3]，というデータがあるので参考程度に覚えておく。

　治療抵抗性の場合の4剤目はアルドステロン拮抗薬が推奨されている[4]。

### 表1　高血圧の降圧目標値

| | 診察室血圧 | 家庭血圧 |
|---|---|---|
| 75歳未満<br>or<br>心血管疾患/冠動脈疾患<br>慢性腎臓病&尿蛋白あり<br>糖尿病，抗血栓薬あり | 130/80mmHg | 125/75mmHg |
| 75歳以上<br>or<br>両側頸動脈狭窄<br>脳主幹動脈閉塞<br>慢性腎臓病&尿蛋白なし | 140/90mmHg | 135/85mmHg |

〔文献1）を参考に筆者作成〕

# Note 高齢者の高血圧

1剤高用量は副作用が出やすいため，少量併用が基本である（最大量の半分で75%の降圧，CCB・サイアザイド・β遮断薬の副作用は用量依存性）。一時期，就寝前投与がよいといわれていたが，その有益性もほぼ否定されたため[5]，朝夕食前・食後いずれでもよい。

α₁受容体遮断薬（α₁遮断薬）は第一選択薬から外れている（09 ポリファーマシー，p161，表1参照）。

### ◈ 主要薬剤の処方例（少量併用が基本）

**カルシウム遮断薬：**

降圧効果は高い。副作用は浮腫。基本はアムロジピンを用いる

> 処方例：アムロジピン2.5～5.0mg1日1回

**ACE阻害薬/ARB：**

どれを処方してもよい。ACE阻害薬とARBの併用は行わない

> 処方例：エナラプリル5～10mg1日1回，アジルサルタン20mg 1日1回

**利尿薬：**

サイアザイドはGFR<30では効果は低い。基本少量で用いる。腎障害があって浮腫がある場合はループ利尿薬を用いる

> 処方例：トリクロルメチアジド2mg1日1回，ヒドロクロロチアジド25mg1日1回

---

| 文 献 |
| --- |

1) 日本高血圧学会高血圧治療ガイドライン作成委員会・編：高血圧治療ガイドライン2019．ライフサイエンス出版，東京，2019．
2) Neurology 64, 2005.【PMID：15699404】
3) Ann Intern Med 133, 2000.【PMID：11015164】
4) Hypertension 71, 2018.【PMID：29133354】
5) Hypertension 80, 2023.【PMID：37212152】

（竹之内盛志）

| 慢性期 | 慢性臓器障害

# 03 COPD（慢性閉塞性肺疾患）

## ＼"COPD"の心得・禁忌４箇条／

| 1 | 患者はCOPDが死に至る疾患とは思っていない |
|---|---|
| 2 | 咳，痰，呼吸困難，労作時の呼吸困難，ADL，睡眠，元気かどうかでCOPDの状態をチェック |
| 3 | 吸入薬と禁煙で疾患の進行を予防する |
| 4 | 非薬物療法は栄養と呼吸リハビリテーション！　そしてワクチン接種は忘れずに |

### 症　例

#### 患者：68歳男性。COPD増悪を繰り返す

　数年前からCOPD（chronic obstructive pulmonary disease；慢性閉塞性肺疾患）の増悪を繰り返し，2年前にHOT（home oxygen therapy；在宅酸素療法）が導入された。通院が困難になったため1年前から在宅医療を受けていたが，呼吸困難に加えてうつ症状が出はじめていた。冬のある日，呼吸状態が悪化し救急搬送され，COPD増悪と診断された。急変時の対応は決まっておらず，その場で気管挿管され，数日後に死亡した。家族は突然の死を受け入れられず，途方に暮れた。

## 老年医学 **5Ms** / 症例の振り返り

**1** **Matters most**：急変対応の話し合いはできていたか。やりたいことを聞いてサポートできていたか

**2** **Mind / Mental**：うつ病のケアはできていたか

**3** **Mobility**：呼吸困難でADLが低下していた可能性がある。呼吸リハビリテーション，栄養サポートはできていたか

**4** **Medication**：吸入は適切にできていたか

**5** **Multi-complexity**：増悪予防はしていたか，酸素量は十分だったか。禁煙，ワクチン接種，家族の協力はどうだったか

### 在宅医の視点

　進行したCOPDは，呼吸困難，疲労感，筋力低下，抑うつや不安症状を伴いやすく，肺がん，心血管疾患，貧血の合併率も高いため，医療者にとって難しい疾患といえる。薬物療法に加え，栄養，リハビリテーション，生きがいづくり，ACP/人生会議，緩和ケアを理解し，質の高い在宅医療を実現しよう。

### カンファレンス（在宅医療開始前）

☐ これまでの経過（症状やデータ，身体状況，疾患理解など）を確認する

- ◆ 呼吸機能検査，血液ガス（とくに$CO_2$），痰培養（緑膿菌のチェック），採血・画像データ
- ◆ 過去の増悪の頻度と重症度
- ◆ 栄養状態，嚥下機能と食形態，歯の状態
- ◆ HOTの設定
- ◆ 吸入アドヒアランス
- ◆ 合併症：肺がん，慢性心不全，慢性腎臓病，うつ病など
- ◆ 入院前後のACP/人生会議
- ◆ 患者・家族のCOPDに関する疾患理解（自然経過・予後）
- ◆ 主治医による患者への病状説明の内容

患者はCOPDが死に至る疾患とは理解していないことが多い！

□ **身体障害者手帳の申請対象となるか**
- 呼吸機能障害により日常生活の制限がある場合は申請をする

□ **介護保険の申請対象となるか**
- COPDは介護保険における特定疾患に該当するため，40歳以上で申請できる
- 実際の状態より軽度で認定されてしまう可能性があるため，主治医意見書の「5.その他特記すべき事項」欄に低酸素血症や呼吸困難による生活全体への影響やQOLの低下，ADL制限の程度を考慮し，見守りや介助などの介護の必要性について詳細に記載する

### 初診（在宅医療開始時）

□ **HOT患者の喫煙状態を確認する**
- 酸素吸入中の喫煙は顔面熱傷や火災のリスク

①いきなり禁煙を指導しない！　まずは人間関係・信頼関係を築くことから始める
②トモダチ作戦！「タバコはやめられない」とわかってあげるところから禁煙指導が始まる

□ **食事の状態（管理栄養士）を確認する**
- 必要なエネルギー量は健康な人の1.5倍。35〜40kcal/kg/日（例：50kgの人では，1,750〜2,000kcal/日），肉や魚，卵や乳製品など蛋白質を含みエネルギーの多いものを摂る
- 食事摂取が不十分の場合は間食，経口補助栄養剤を活用する（例：プルモケア®，エネプリン®，日清MCTパウダー®）
- 体重減少は予後不良因子

□ **吸入指導によりアドヒアランスを上げる（薬剤師）**
- 吸入デバイス使用時に，吸えていない・押せていない・薬剤を交換できていないことはよくある
- 吸入薬が肺まで到達しているかチェック！

## 1週間後

☐ **呼吸リハビリテーションを速やかに導入する**
- ◆ 運動能力の改善, 呼吸困難の軽減, QOLの改善, 入院回数の減少
- ◆ 口すぼめ呼吸の習得は息切れを改善させる

☐ **ワクチン接種につき確認する**
- ◆ COVID-19ワクチン, インフルエンザワクチンで増悪を予防する
- ◆ 65歳以上は肺炎球菌ワクチン

  ⇒ニューモバックス®（PPSV23）は助成あり, プレベナー 13®（PCV13）およびバクニュバンス®（PCV15）は助成なし。ニューモバックス®の2回目は5年の間隔を空けて任意接種可能

☐ **増悪用の薬を処方する**

---

### 処 方 例 【抗菌薬セット】

- ・オーグメンチン®250mg, 3錠 分3＋サワシリン®250mg, 3錠 分3, 毎食後, または クラビット®500mg, 1錠 分1, 朝食後（いずれも腎機能調節が必要）
- ・各3日分ぐらいまで。どちらを使うかは過去の痰培養（とくに緑膿菌の有無）, アドヒアランスを考慮して決める

→内服の判断は随時医師と相談する

---

**心得！** 抗菌薬の内服は医師の判断で行う。「具合が悪くなったら自己判断で飲んでおいて」という意味ではない！ 気胸・肺炎など重篤な疾患の除外が必要

☐ **ACP/人生会議は早期から進める**
- ◆ 早期から継続的に患者・家族と疾患・予後について話し合う
- ◆ 増悪を繰り返したり, COPDによりADLが低下し始めたら終末期と考える
- ◆ ACP/人生会議を進める。次の増悪時には入院するのか, 挿管するか, NPPV（non-invasive positive pressure ventilation；非侵襲的陽圧換気）を装着するか（詳細は「19 ACP/人生会議」p255 〜参照）

☐ **生きがい戦略**
- ◆ やりたいことや生きている価値は何か
- ◆ 孤立, 寂しさから抜け出すためにできること

## 慢性期

- □ 慢性期の管理目標は，病期の進行抑制と健康寿命の延長

- □ COPDアセスメント（CAT），mMRC質問は，日々のコミュニケーションツールとして使える（図1，表1）。CATは10点以上で中等症以上

- □ 咳，痰，呼吸困難，労作時の呼吸困難，生活の制限の有無，睡眠状態，元気かどうかでCOPDの状態をチェックする。どういうときに息切れで困っているか聞く

- □ 体重，バイタルサインを記録する
  - ◆ 呼吸数，$SpO_2$，酸素投与量をセットで記載する

> **私はこうする！**
>
> 　$SpO_2$の評価には呼吸数と酸素投与量，末梢循環の評価が必須であることをすべての関係者に伝え，解釈の仕方を教え，広める。バイタルサインに呼吸数を記載することを全スタッフに徹底する。多職種を巻き込んで浸透させていこう（市橋）

| | | |
|---|---|---|
| まったく咳が出ない | ⓪ ① ② ③ ④ ⑤ | いつも咳が出ている |
| まったく痰がつまった感じがない | ⓪ ① ② ③ ④ ⑤ | いつも痰がつまっている感じがある |
| まったく息苦しくない | ⓪ ① ② ③ ④ ⑤ | 非常に息苦しい |
| 坂や階段を上っても息切れがしない | ⓪ ① ② ③ ④ ⑤ | 坂や階段を上ると，非常に息切れがする |
| 家での普段の生活が制限されることはない | ⓪ ① ② ③ ④ ⑤ | 家での普段の生活が非常に制限される |
| 肺の状態を気にせず，外出できる | ⓪ ① ② ③ ④ ⑤ | 肺の状態が気になって，外出できない |
| よく眠れる | ⓪ ① ② ③ ④ ⑤ | 肺の状態が気になって，よく眠れない |
| とても元気だ | ⓪ ① ② ③ ④ ⑤ | まったく元気がない |

**図1　COPDアセスメント（CAT）**
影響レベルは，31点以上：非常に高い，21〜30点：高い，10〜20点：中程度，10点未満：低い

〔The COPD Assessment Test（CAT）website. https://www.catestonline.org/patient-site-japanese.html　を引用・改変〕

表1 修正MRC (mMRC) 質問票

| グレード分類 | 当てはまるものにチェックする |
|---|---|
| 0 | 激しい運動をしたときだけ息切れがある |
| 1 | 平坦な道を早足で歩く，あるいは緩やかな上り坂を歩くときに息切れがある |
| 2 | 息切れがあるので，同年代の人よりも平坦な道を歩くのが遅い，あるいは平坦な道を自分のペースで歩いているとき，息切れのために立ち止まることがある |
| 3 | 平坦な道を約100m，あるいは数分歩くと息切れのために立ち止まる |
| 4 | 息切れがひどく家から出られない，あるいは衣服の着替えをするときにも息切れがある |

〔Evaluation of clinical methods for rating dyspnea. Ches 93(3)：580-586, 1988.【PMID：3342669】より引用〕

## □ 吸入薬と禁煙で疾患の進行を予防する（図2）

> **処 方 例（①→②→③の順に処方）**
>
> ① まずLAMA（long-acting muscarinic antagonist；長時間作用性抗コリン薬，例：スピリーバ®，シーブリ®）
> ② さらに増悪：LAMA＋LABA（long-acting $\beta_2$ agonist；長時間作用性$\beta_2$刺激薬，例：スピオルト®，ウルティブロ®，アノーロ®）
> ③ さらに増悪：LAMA＋LABA＋ICS（inhaled corticosteroids；吸入ステロイド，例：テリルジー®，ビレーズトリ®）
> ICS推奨：入院を要するCOPD増悪，年2回以上の中程度COPD増悪，血中好酸球数300/$\mu$L以上，喘息合併例
> ICS避ける：繰り返す肺炎，血中好酸球数100$\mu$L未満，抗酸菌感染合併例

## □ 禁煙を勧める

- ◆ タバコがやめられないからここまでの状態になっていることを理解する（まずトモダチ・味方になろう！）
- ◆ 禁煙で呼吸機能の低下の抑制，死亡率が下がることを伝える
- ◆ カウンセリングは多職種で行うと有効

## □ 血液ガス分析の代わりにカプノメータを使用することができる

例：マシモEMMA™カプノメータ（保険適用外）

## □ 治療のコツ

- ◆ 吸入アドヒアランスを確認し，吸えていなければ患者に合ったデバイスはどれか薬剤師に相談する
- ◆ 慢性的に痰が多ければカルボシステインを使用する。ただし粘度が高い痰には効果は低い

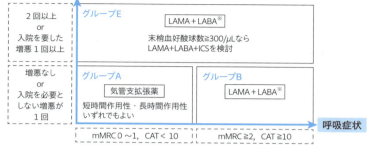

**図2　COPD初期治療の推奨（診断時）**
初期治療とCOPD重症度分類（2023GOLD Report：ABE分類）：COPD増悪と呼吸状態（mMRC or CAT）の2軸で，初期治療を決める。Aは症状は軽く増悪リスク低く，通常はLAMAで治療開始，Bは症状はあるが増悪リスクは低く，LAMA＋LABAで治療開始，Eは増悪リスクが高くLAMA＋LABA±ICS，で治療開始。その後，増悪した場合はステップアップしていく
〔ABE分類（2023GOLD Report），mMRC，CATを参照し筆者作成〕

- ◆ テオフィリンは副作用の強さに比べ効果が低いため，国際的な推奨はなし
- ◆ アジスロマイシンはCOPD増悪の予防効果はあるが，副作用や耐性菌のリスクがある。保険適用外であり使いにくい
- ◆ 積極的な呼吸リハビリテーション

## 在宅酸素療法（HOT）/非侵襲的陽圧換気療法（NPPV）

☐ **HOT**
- ◆ 安静時$PaO_2$≦55mmHg（$SpO_2$≦88％），安静時$PaO_2$≦60mmHg（$SpO_2$≦90％）で睡眠時・運動負荷時に激しい低酸素をきたすときに導入を検討する

☐ **NPPV**
- ◆ 保険適用は，高二酸化炭素血症や，夜間の低換気などの睡眠障害
- ◆ 使用しないという選択肢もあり
- ◆ 終末期の緩和ケアでは積極的な推奨はなし

### ACP/人生会議

☐ **COPDの増悪を繰り返しはじめたら終末期と考える**
- ◆ COPD増悪の4年後までに約半数は亡くなっていた，という報告がある[1]

- ◆「息切れがひどく家から出られない」「衣服の着替えやトイレに行く程度でも呼吸困難が目立つ」ような場合はかなり重症であり，突然死の可能性を話し合う必要がある
- ◆より正確な予後予測はBODE indexを用いる[2]
- ◆動けなくなった場合は，尿バルーンや，排便コントロールをどうするかを検討する
- □ 早期から継続的に話し合うべきこと
  - ◆病状の認識，心配に思っていること，患者のニーズ
  - ◆患者や家族の価値観
  - ◆①COPDがどのような病気で，どのように進行していくか，②吸入治療，禁煙，呼吸リハビリテーションなどの介入で，症状・QOL，予後がどの程度改善するか，③生命予後とQOL予後，④死がどのように訪れるのか
  - ◆急性呼吸困難が生じたときの対応。入院するか，気管挿管やNPPVを装着するか，使用する薬剤（オピオイド，ベンゾジアゼピン）
- □ 死亡24〜48時間前は患者の半数に意識がないので，急変以前の意思表示が必要
- □ 患者の気持ちを理解して話し合いを進める

## 緩和ケア・看取り

- □ 呼吸困難の緩和は早期から。COPDの治療と緩和ケアは最期まで同時に行う
- □ 呼吸困難の緩和は，原因の診断と治療が優先される
- □ 非薬物療法：低酸素血症があれば酸素投与。扇風機の風当ても検討してよい[3]
- □ 適切に使えばモルヒネは安全な薬
  - ◆酸素化が良好で意識が保たれていて，呼吸数が多い場合は安全に使用できる
- □ 治療に反応しない呼吸困難があるときはモルヒネを考慮する
- □ 腎機能低下時には，モルヒネよりもオキシコドンのほうが好ましいという意見もあり
- □ 著明な低酸素血症がなく，呼吸数が多く（20回/分以上），痰が少ない場合はモルヒネのよい適応

  例：$SpO_2$ 93%以上，呼吸数24〜30回/分以上で呼吸困難あり

□ うつ病・不安症を意識する

- ◆ 合併率が非常に高い。積極的に疑い，治療する
- ◆ 重症度を問わずうつ病の存在が死亡率を大きく上げる

□ ベンゾジアゼピン

- ◆ エビデンスは少なく，鎮静になるため使用には慎重な態度が求められる。オピオイドでも苦痛がコントロールできない場合の最終手段
- ◆ 医療チーム内でコンセンサスをとり，患者・家族に十分説明し，その意味を理解してもらう
- ◆ 呼吸困難の緩和と鎮静についてはNote「がん患者の呼吸困難の緩和」p56参照

> ### 処 方 例
>
> ・オプソ® 1.25～2.5mg頓用から→オプソ® 5mg, 分2（保険適用外）
> ・1％モルヒネ注射液50mg/5mL＋生理食塩液5mLを皮下注

> ### 処 方 例
>
> ・ワイパックス® 0.5mg，1錠頓用。内服できなければ舌下投与（1時間ごとに0.5mg追加可）
> ・ドルミカム®（10mg/2mL）5A＋生理食塩液40mL（合計50mL）
>   導入：1分1mLくらいで（合計3～6mL）
>   維持：寝たら2～3mL/時間

## 緊急対応

### COPD増悪

□ 定義

- ◆ 息切れ，咳や痰の増加，呼吸困難の増悪を認め，治療を変更または追加する必要がある状態

□ 多くは呼吸器感染症で，50％は細菌感染症[4]

□ 鑑別診断

- ◆ 気胸，肺炎，心不全，肺がん，肺胞出血，肺塞栓。肺エコーで気胸の除外を行うとよい

## 治療

- ABC（antibiotics：抗菌薬，bronchodilators：気管支拡張薬，corticosteroids：ステロイド）

> **処 方 例**
>
> A：セフトリアキソン 1 〜 2g＋生理食塩液 50mL，点滴 1 日 1 回を 5 〜 7 日間
> B：メプチン® or サルタノール® 2 吸入 20 分空けて 3 回
> C：プレドニン® 5mg，6 〜 8 錠 分 1，朝食後（またはソル・メドロール® 40mg＋生理食塩液 50mL，点滴 1 日 1 回）を 5 日間

- 酸素投与：$SpO_2$ 88 〜 93%目標。$CO_2$ ナルコーシスに注意するが，低酸素にならないようにする
- NPPV（気胸があるときは禁忌）：努力呼吸，$CO_2$ ナルコーシス，薬物療法に反応しないとき

## 入院を考慮するとき

- 意識レベル低下，ショック
- 酸素化が保てないとき / 重度の低酸素
- 高二酸化炭素血症
- 患者・家族が希望したとき

## 治療後

- 呼吸機能は大きく低下し，肺機能低下のペースが早まり，増悪の間隔は短くなる
- ACP/人生会議を開始するよいタイミング（「02 心不全」p65参照）
- COPD におけるモルヒネは，疼痛時の使用量よりもゆっくり上げていき，上限はおよそ 20 〜 30mg/ 日程度にとどめておく[5]
- モルヒネを開始して最初の 1 週間は効果が安定するまで慎重に呼吸状態を観察する
- 呼吸数を 20 回 / 分ぐらいにコントロールする
  - できれば血液ガスやカプノメータで $CO_2$ 貯留がないかチェックする
  - 呼吸数が落ち着いている場合はモルヒネの量は上げない

## レセプト

---

### レセプト記載例

**モルヒネ製剤の使用について**

　◇○△□様はCOPD（慢性閉塞性肺疾患）で，自宅での緩和ケアを行いました。呼吸困難が強く酸素の導入にもかかわらず呼吸状態が悪く，ほかの手段なく『COPD（慢性閉塞性肺疾患）診断と治療のためのガイドライン2022』に従い緩和的に医療用麻薬を使用することとしました

・・・・・・・・・・・・・・・・・・・・・・・・・・・・・・・・・・・・・・

**【終末期COPDの呼吸困難に有効な薬物療法[6]】**

　※実際には，文献6のガイドラインのp117の文章より，「COPD患者に対するモルヒネの効果」や「呼吸抑制の問題はほぼ発生しない」とされている箇所を引用・記載のうえで申請する

---

☐ **在宅酸素療法指導管理料（その他の場合）　2,400点**

- ◆ 月1回程度，動脈血酸素分圧を測定し，その結果につき診療報酬明細書に記載する。適応患者の判定には，経皮的動脈血酸素飽和度測定器による酸素飽和度を使用可能
- ◆ 指示した医師は，在宅酸素療法（HOT）のための酸素投与方法（使用機器，ガス流量，吸入時間など），緊急時連絡方法などを装置に掲示すると同時に，緊急時の対処法（夜間も含む）につき患者に説明を行う
- ◆ チアノーゼ型先天性心疾患以外の疾患（慢性呼吸不全，肺高血圧症，慢性心不全等）については，算定可能な状態（動脈血酸素分圧，NYHA，無呼吸低呼吸指数等）が規定されている

---

### カルテ記載例

**【管理料記載例】在宅酸素療法指導管理料**

病名：COPDに伴う慢性呼吸不全状態

酸素を利用する理由：慢性呼吸不全状態の悪化（安静時87％）に伴う低酸素状態の改善のため

緊急時連絡先（24時間）：○○クリニック 090-××××-××××

緊急連絡先：○○会社　0○○-○○-○○○○

酸素機器：5L

ボンベ・同調：あり

酸素指示：1L　24時間，体動時2Lまで増量

□ 在宅人工呼吸指導管理料　2,800点

◆ 睡眠時無呼吸症候群の患者〔adaptive servo ventilation（ASV）を使用する者を含む〕は対象とならない

◆ 指導の内容につき診療録に記載する

---

### カルテ記載例

【在宅人工呼吸指導管理料】

病名：慢性呼吸不全（COPDによるもの）

人工呼吸器が必要な理由：自発呼吸で十分な換気ができないため

緊急時の対応の仕方：

1. 訪問看護，クリニック，酸素業者に連絡
2. アンビューバッグで1分間に10～20回程度，患者の呼吸に合わせて空気を送り込む
3. スタッフが来るまで待ってください

緊急時連絡先（24時間）：○△クリニック 090-××××-○△○△（業者連絡先 0120-×××-○△○）

［人工呼吸器種類］マスク

［人工呼吸器設定内容］

IPAP 12，EPAP 4

［酸素指示］NPPV装着時のみ1L

［人工呼吸器離脱時間］夜のみ装着，PM8時～AM8時使用

---

□ HOTに使用する蒸留水は管理料に含まれるため算定できない

---

文　献

1）High-risk patients following hospitalisation for an acute exacerbation of COPD. Eur Respir J 42（4）：946-955, 2013.【PMID：23349446】

2）BODE Index for COPD Survival.
https://www.mdcalc.com/bode-index-copd-survival（最終アクセス：2023年10月5日）

3）日本緩和医療学会：進行性疾患患者の呼吸困難の緩和に関する診療ガイドライン（2023年版）．2023，p126．
https://www.jspm.ne.jp/files/guideline/respira_2023/respira2023.pdf（最終アクセス：2024年7月4日）

4）Bacterial infections in acute exacerbation of chronic obstructive pulmonary disease：a systematic review and meta-analysis．Infection 48(1):19-35, 2020．【PMID：31482316】

5）Safety of benzodiazepines and opioids in very severe respiratory disease；National prospective study. BMJ 348：g445, 2014.【PMID：24482539】

6）日本呼吸器学会：COPD（慢性閉塞性肺疾患）診断と治療のためのガイドライン2022．第6版，2022．
https://www.jrs.or.jp/publication/file/COPD6_20220726.pdf（最終アクセス：2024年7月4日）

> ### **"COPD"を得意ワザにしたい人は**

▶ GLOBAL STRATEGY FOR PREVENTION, DIAGNOSIS AND MANAGEMENT OF COPD：2023 Report.

▶ 日本呼吸器学会：COPD（慢性閉塞性肺疾患）診断と治療のためのガイドライン2022. 第6版, 2022.

# Note

## 高齢者の脂質異常症

　脂質異常症は，糖尿病，高血圧，喫煙，慢性腎臓病，肥満，加齢，性別（男性），家族歴とともに動脈硬化性疾患の8大リスク因子の1つである。脂質異常症を含めたリスク因子を治療していくことで，動脈硬化性疾患である冠動脈疾患，脳卒中，末梢動脈疾患を予防していくことが治療目標である。

　高血圧や糖尿病とは異なり，脂質異常症の治療法の多くはスタチン投与のみであり，スタチン長期内服による副作用も大きな問題になりにくいため，高齢者の脂質異常症の治療は非高齢者のそれとほとんど変わりはない。75歳以上の日本人を対象にしたエゼチミブによるLDL-C低下療法が心血管イベントの一次予防に有用であるかどうかを検証した非盲検のランダム化比較試験（EWTOPIA75試験）において，エゼチミブは心血管イベントを34%抑制した[1]。早期中止で追跡調査に問題があること，85歳以上のサブ解析では明確な有用性は示されていないなど，この試験の評価の解釈は慎重であるべきではあるが，予後が短くない高齢者や二次予防で治療されている患者は，非高齢者と同様に治療しても大きな問題はないと思われる。

　脂質異常の評価には，空腹時採血（10時間以上の絶食）で，総コレステロール（TC）・トリグリセリド（TG）・HDLコレステロール（HDL-C）の3つを測定する。LDLは，Friedewald式LDL-C＝（TC－HDL-C－TG/5），で求めるが，食後や中性脂肪400<の場合はLDL-C直接法を用いる。臨床研究のほとんどがこのFriedewald式を用いているのと，直接法の正確性に問題があるとされていたのが式を用いる理由である。しかし，近年は直接法も許容される，といわれている。この3つのなかでもっとも重要なのは冠動脈疾患と正の相関があるLDL-Cである[2]。

### ◈ 80歳未満の日本人の目標値は久山町スコアを用いる

　冠動脈疾患，アテローム性脳梗塞，糖尿病，慢性腎臓病，末梢動脈疾患がある場合は図1に示されているLDLが目標値となる。それらがない場合は，性別，収縮期血圧，糖尿病，LDL-C，HDL-C，喫煙の項目で久山町スコアを計算する。

　※実際はスマートフォンのアプリ（動脈硬化性疾患発症予測ツール　https://www.j-athero.org/jp/general/ge_tool2/）で計算している。

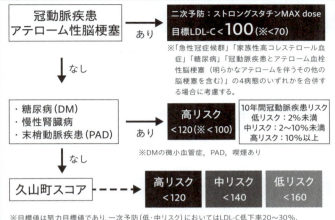

図1　久山町スコアを用いたリスク評価と目標LDL-C（80歳未満まで）

### ◇ 80歳以上または予後が短い場合の目標値

久山町研究は40〜79歳を対象にしているため80歳以上の治療目標のデータはない。すでに述べたとおりEWTOPIA75においても治療効果を認めたのは84歳以下であり，85歳以上では治療の有用性は認められなかった。明確な指針は存在しないが，私見としては，予後が3年程度[3]期待できる場合や二次予防であれば可能な範囲で治療を行い，予後が短いと思われる超高齢者の一次予防の場合は個別に話し合って決めたらよいと考えている。

予後1年以内の終末期ではスタチンは中止を検討する[4]。

### ◇ 薬物療法

**ストロングスタチン（LDL-C 30〜50%低下）**：ロスバスタチン，アトルバスタチン，ピタバスタチン

**スタンダードスタチン（LDL-C 20%程度低下）**：プラバスタチン，フルバスタチン，シンバスタチン

二次予防などのハイリスク群はストロングスタチン，そうでない場合は目標値に応じてスタンダードスタチンを選択する。相互作用と効果を考えると使いやすいのは，ロスバスタチンとピタバスタチン，スタンダードスタチンならプラバスタチンだが，ロスバスタチンは腎機能調整が必要である。

スタンダードスタチン3剤は半減期が短いため，夕方投与のほうがLDL-Cは低下する[5]。

高齢者でアドヒアランスが悪い場合は，隔日投与，週1回投与でもある程度効果は期待できる[6]。

# Note 高齢者の脂質異常症

エゼチミブ（ゼチーア®）：スタチンにアドオンしたり，スタチンが使えない場合に使用する。

処方例：ロスバスタチン2.5mg1日1回，プラバスタチン10mg1日1回（可能であれば夕方）

### ◇ スタチン不耐症

スタチンの有害事象は比較的低いが，筋肉の有害事象は依然として重要な副作用である。筋痛やCPK上昇などの副作用のためにスタチンを中止することはあるが，多くの患者は薬剤または別のスタチンの再投与で問題ないことがわかっている[7][8]。

---

### 文 献

1) Circulation 140, 2019.【PMID：31434507】
2) Lancet 380, 2012.【PMID：22607822】
3) JAMA Intern Med 181, 2021.【PMID：33196766】
4) JAMA Intern Med 175, 2015.【PMID：25798575】
5) BMJ 327, 2003.【PMID：14525878】
6) Am J Cardiol 103, 2009.【PMID：19166695】
7) Ann Intern Med 167, 2017.【PMID：28738423】
8) Ann Intern Med 158, 2013.【PMID：23546564】

（竹之内盛志）

| 慢性期 | 慢性臓器障害

# 04 慢性腎臓病（CKD）

## \ "慢性腎臓病"の心得・禁忌 5 箇条 /

| 1 | 服薬アドヒアランスを確認し，腎機能に応じた薬剤調整を行う |
|---|---|
| 2 | 腎臓内科コンサルトはeGFR45未満，透析導入については eGFR30未満で |
| 3 | 透析しない，または中断に関しての意思決定は誰にとっても 難しい。医療倫理の4分割法を用いて，多職種によるチーム で患者と悩む |
| 4 | 看取りになったときには溢水にならないように水分制限し， 尿が出る場合は利尿薬を調整する |
| 5 | 慢性腎臓病患者の呼吸困難に対するオピオイドは注意して使 用する |

### 症　例

#### 患者：81歳男性。糖尿病性腎症

　糖尿病，慢性腎臓病（chronic kidney disease；CKD）ステージG5の既往あり，脳梗塞後から在宅医療が導入された。日頃から透析はしたくないと話しており，腎臓内科を受診したことはなかった。徐々に浮腫が増悪していたため，主治医は塩分制限と利尿薬を増量していた。最近は食欲も低下してきていた。ある夜，呼吸困難が出現し，主治医は急性心不全と判断した。利尿薬，硝酸薬を使用したが症状は改善せずに，家族が救急車を呼び，その後腎臓内科で維持透析療法が導入された。

## 老年医学 5Ms / 症例の振り返り

**1 Matters most**：急変対応の話し合いはできていたか。やりたいことを聞いてサポートできていたか

**2 Mind / Mental**：脳梗塞後の抑うつ気分はなかったか。正常な意思判断はできていたか

**3 Mobility**：栄養サポートはできていたか。食欲が低下したとき食事制限の解除はしていたか

**4 Medication**：食欲が低下したときに，薬剤調整をすべきポイントはなかったか

**5 Multi-complexity**：医療倫理の4分割法で包括的な話し合いを進めていたか。腎臓内科へのコンサルトと基準を理解していたか

### 在宅医の視点

　慢性腎臓病（CKD）は糖尿病や高血圧などの生活習慣病を背景として発症することが多く，末期腎不全や心血管イベントの重大なリスク因子である。高齢者では30％はCKDであり[1]，在宅で一般的に遭遇する疾患である。高齢者CKDは降圧，食事療法と，糖尿病などの合併症の治療が主になる。薬剤による有害事象が発生しやすく，ポリファーマシーの解決とともに，腎機能に応じた薬剤調整を絶えず継続する必要がある。さらに，透析中断/透析をしない，などのきわめて難しい倫理的課題に直面することもあり，医師としての総合力が問われる疾患である。

### カンファレンス（在宅医療開始前）

☐ 採血結果，血液ガス，腎の画像データがあるか確認する

◆ 慢性腎臓病のステージと予後の確認〔GFR時計（図1）でステージを覚える〕。1〜3年で血清クレアチニン（Cr）倍化（eGFR57％低下に相当）またはeGFR40％低下で予後不良

※GFR：Glomerular Filtration Rate；糸球体濾過量

☐ 入院前後のACP/人生会議，透析導入についての話し合いの状況を確認する

◆ 内服薬の調整

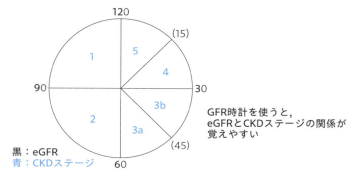

**図1　GFR時計**
〔Chronic renal disease. BMJ 325（7355）：85-90, 2002.【PMID：12114240】より引用・改変〕

- 腎毒性の薬剤はできるかぎり中止してもらう。とくにNSAIDs
- 薬剤の投与量と投与間隔の適正化を図る
  - 予後やADLなどを考慮し，ポリファーマシーで解決できるところは介入できるか確認する
- 合併症に留意する：糖尿病，高血圧，慢性心不全などのほかの慢性臓器障害

### 初診（在宅医療開始時）

- 栄養状態，食事量。35kcal/kg/日を目標にする
- 体重と浮腫の状況を確認し管理する
  - 保存期CKDでは水分量を増やしても予後は改善しないため飲水量は増やさない。透析患者の飲水量：（尿量＋ドライウェイト×15）/日（概算）。塩分制限は予後やフレイルの状態に合わせて緩和する

CKD患者は合併症が多いので，疾患全体を把握する

### 1週間後

- 服薬アドヒアランス，腎機能に応じた薬剤調整を行う
  - とくにDOAC（direct oral anticoagulant；直接経口抗凝固薬），経口血糖降下薬，胃酸分泌抑制薬，リチウムなど
  - $H_2$受容体拮抗薬は腎機能調整が必要で，PPI（プロトンポンプ阻害薬）は腎機能調整は不要であるが，そもそも必要な薬剤かどうか見直すこと

- **腎機能はGFRを用いて評価する**
    - 日常診療では日本人のデータを用いた，GFR推算式（JSN eGFRcr）で算出する（JSNP-CCr計算アプリ／ https://jsnp.org/egfr/）。国際的にはMDRD式やCockcroft-Gault式を用いるが，アジア人では精度が低い[2]
- **リハビリテーション：CKDはフレイル，サルコペニアが多いためリハビリテーションは重要である**
- **栄養指導：個人の状況に合わせて，以下の制限は適時解除する**
    - 蛋白制限：末期腎不全への進展抑制に有効な可能性があるため，管理栄養士と相談し，エネルギー摂取量と蛋白質摂取量を設定する。ただし透析患者は，透析で蛋白が除去されるため蛋白摂取量を増やす（0.9〜1.2g/kg/日の摂取推奨）
    - 塩分制限：6g未満を目標。ただし末期腎不全における効果は不明
    - カリウム制限：血清K 4〜5.5 mEq/L目標。ただし，野菜・果物制限はメリット・デメリットがあり，予後改善を示すデータが乏しく勧められない。K 5.5以上なら栄養指導や薬剤調整を行う
- **ワクチン接種につき確認する**
    - COVID-19ワクチン，インフルエンザワクチン，肺炎球菌ワクチン（「03 COPD」p78参照），B型肝炎ウイルスワクチン（ステージ4〜5）[3]。CKDはCOVID-19重症化因子の1つ
- **口腔ケア：CKD患者では口腔衛生状態の悪い割合が高い。フレイル対策のため口腔ケアを勧める**

漫然と前医の薬剤をDo処方しない！ 患者に説明をして，腎機能に応じた薬剤調整を行う

## 慢性期

- **定期検査（一例）**
    - 血算，Na，K，Ca，P，TP，アルブミン，尿酸，BUN，Cre，HbA1c，Fe，フェリチン，TIBC，intact PTH，尿一般・沈渣・尿蛋白（g/g・Cre）
- **高齢CKDの患者は個人差が大きい**
    - QOLや予後を考慮して，以下の治療をするか否かを皆で相談して決める

## 【① 栄養指導】

- ◆ 高血圧があれば塩分制限（6g未満），高カリウム血症があればカリウム制限，リンや蛋白制限
- ◆ フレイル・サルコペニアが危惧される場合は制限を緩和していく

## 【② 糖尿病（DM）】

- ◆ 目標HbA1c7未満，高齢者では7.5〜8未満前後も許容
- ◆ ACE阻害薬/ARB，SGLT2阻害薬，MRA（フィネレノン）でCKDの進行は抑制される

## 【③ 高血圧】

- ◆ DMあり130/80未満，DMなし130/80〜140/90未満，75歳以上であれば150/90未満を目安にする
- ◆ 尿蛋白があればACE阻害薬/ARBが第一選択。なければ，ACE阻害薬/ARBまたはカルシウム拮抗薬または利尿薬
- ◆ eGFR30未満ではサイアザイドの効果は下がる
- ◆ 体液貯留があれば，長時間作用型利尿薬

## 【④ SGLT2阻害薬（ジャディアンス®，フォシーガ®など）】

- ◆ 尿蛋白+のCKD，または糖尿病患者に投与しCKD進行速度と死亡率が下がる。サルコペニアのリスクがあるため，痩せている高齢者への使用は慎重な姿勢が求められる。脱水のリスクや正常血糖ケトアシドーシスもあるため食事が摂れていない患者には投与はしない

## 【⑤ 貧血】

- ◆ Hb10 g/dLを目安にする。TSAT〔（Fe/TIBC）×100〕20%未満を目標に鉄剤投与（透析患者は静注），赤血球造血刺激因子製剤（ESA）
- ◆ HIF-PH阻害薬は便利だが注意すべきことが多い[4]：①使用前の悪性腫瘍，網膜病変の評価，②血管塞栓症の既往のある患者には慎重投与，③使用前に鉄を十分に補充（フェリチン100以上 & TSAT20%以上を目標），④ESAとの併用は行わない
- ◆ ESAの使い方：エポジン®，ネスプ®，ミルセラ®の順に半減期が長くなる。初回量/維持量，透析患者/保存期慢性腎臓病患者で投与量と投与間隔が異なるため，添付文書に従う。投与の容易さから静注ではなく皮下注を選択される場合がほとんどである

□ ポリファーマシーの介入。ほかの疾患・慢性臓器障害の進行度を考慮して優先順位を決める

□ 疼痛管理：高齢者CKDの慢性疼痛管理は薬剤が制限されるためかなり難しい

表1 腎機能障害時のオピオイドの投与量の目安

| 薬剤名 GFR | モルヒネ | ヒドロモルフォン | オキシコドン | フェンタニル | タペンタドール | メサドン | トラマドール |
|---|---|---|---|---|---|---|---|
| >50 | 100%：通常量（添付文書参照） | | | | | | |
| 10〜50 | 50〜75% | 50% | 50% | 75〜100% | 75〜100% | 100% | 50% |
| <10 | 使用しない | 25〜50% | 25〜50% | 50% | 使用しない | 50〜75% | 使用しない |

※数値は通常投与量に対するパーセント

〔Opioids in renal failure and dialysis patients. J Pain Symptom Manage 28（5）：497-504, 2004. 【PMID：15504625】／Opioid management in older adults with chronic Kidney dsease：A review. Am J Med 132（12）：1386-1393, 2019.【PMID：31295441】／Safe use of opioids in chronic Kidney disease and hemodialysis patients：Tips and tricks for non-pain specialists. Ther Clin Risk Manag 16：821-837, 2020.【PMID：32982255】を参考に筆者作成〕

◆ NSAIDs，選択的シクロオキシゲナーゼ2阻害薬（セレコキシブ）は常用しないことが望ましい。ガバペンチンやオピオイドも少量から開始し，副作用に注意する。アセトアミノフェンは使用できる

◆ CKDに対して安全なオピオイドはフェンタニル，注意して使用できるのはヒドロモルフォン，オキシコドン，メサドン，避けるべきはモルヒネ，コデイン，トラマドールである（表1）

□ 酸塩基平衡，骨ミネラル代謝の管理を理解する

◆ おもに透析患者の問題であり，腎臓内科主導の場合が多いため詳細は割愛するが，高リン血症→低カルシウム血症→PTH上昇→骨吸収，という病態である。P＞Ca＞PTHの順番にコントロールしていく

□ 専門医紹介基準（健診受診者）：尿蛋白1＋以上，尿蛋白±が2年連続，eGFR 45未満（40歳未満はeGFR 60未満）

◆ IgA腎症や多発性嚢胞腎など治療できるものをスクリーニングするための基準である。これに加えて，3カ月以内に30%腎機能が増悪したり，腎炎を疑う蛋白と血尿を認める場合は早めの紹介が必要である[2]

## ACP/人生会議

□ 透析導入については，遅くともCKDステージG4（eGFR30未満）の段階で腎臓内科にコンサルトするのが望ましい

◆ 世界的に，透析中断率は増加している。しかし透析医療をめぐる倫理的問題は多く，医療者は患者・家族の意思決定を支援していく必要がある。透析しない，または透析離脱に関しての意思決定は誰にとっても難しい

◆ 医療倫理の4分割法[5]を用いて，多職種でチームをつくって話を進めることが必要である（図2）

| 医学的適応 | 患者の意向 |
|---|---|
| 透析によりどのような利益を得られ，害を避けることができるか。病気の状況，治療の可能性，可塑性，予後などを多職種で話し合う | 判断能力はあるか，精神状態はどうか，患者は透析をしないことの結果（1週間後の死）を理解しているか，事前指示はあるか，治療に非協力的な状態か，その理由は何か，代理意思決定者は誰か，迷いがないか時間をおいて確認する |
| QOL | 周囲の状況 |
| 透析をした場合としなかった場合のQOL。得るものと失うものはなにか，治療をやめる根拠はあるか，緩和ケアの計画はあるか | 自己の尊厳よりも家族，医療者，経済的，宗教的・文化的なものなどに過度に配慮していないか。家族の意向・願い，家族から見た患者の本心について確認する |

**図2　医療倫理の4分割法（透析の例）**
〔Practical considerations in dialysis withdrawal : "to have that option is a blessing". JAMA 289 (16) : 2113-2119, 2003.【PMID : 12709469】より引用〕

## ☐ 倫理的問題が存在する意思決定時の話の進め方（透析導入など）

1：医学的適応，患者の意向，QOL，周囲の状況についてできるだけ情報を収集する。医療チームは患者に十分な情報を提供する

2：4つの枠組み（医療倫理の4分割法）ごとに倫理的な問題を明らかにする

3：出てきた倫理的な問題について対応する。医療チームは患者が意思決定する過程を共有し，尊重する

## 緩和ケア・看取り

☐ CKD患者の呼吸困難に対するオピオイド：モルヒネは使いづらいため，保険適用外にはなるがオキシコドン，ヒドロモルフォンの少量投与（通常量の1/4 ～ 1/2程度から開始），またはフェンタニルを注意して使用する

◆ 浮腫を最小限に抑えるために水分制限（1L/日未満）を継続しながら，食事は自由にしてもらい，溢水であれば利尿薬を増量する

◆ 患者のQOLを改善しない治療は中止する

◆ 透析中止後，平均7 ～ 10日間生存する[6]。呼吸困難には麻薬や酸素を使用し，鎮静を検討する

## 緊急対応

☐ シックデイにおける薬剤の中止

◆ 脱水状態では血圧と腎血漿流量が低下するため腎機能が低下し，薬剤性腎障害のリスクが高くなるため，腎排泄型薬剤や腎毒性のある薬剤は中止または減量が望ましい。検討すべき薬剤

は以下のとおり

- NSAIDs（腎不全），ビグアナイド（乳酸アシドーシス），SGLT2阻害薬（脱水，ケトアシドーシス），ビタミンD（高カルシウム血症），ワルファリンカリウム（ワーファリン®）
- ACE阻害薬/ARB・ARNIと利尿薬はAKIリスクが上がるため，慢性心不全の状態をみながら適時休薬を検討する

□ 抗菌薬投与

- 初回は通常量で投与し，2回目から腎機能に応じた薬剤量を投与する

□ AKI（acute kidney injury；急性腎障害）緊急透析の適応

- 2〜3日間の乏尿，Cre 4以上 & 0.5mg/dL/日以上の上昇，内科治療に反応しない高カリウム血症（K6以上），重炭酸イオン15mEq未満，内科的治療に反応しない肺水腫など

**私はこうする！**

シックデイで中止すべき薬を前もって決めておき，一包化から外しておく（市橋）

---

| 文 献 |

1）Estimating the prevalence of chronic kidney disease in the older population using health screening data in Japan. Clin Exp Nephrol 29(3):276-282, 2025.【PMID：39368014】

2）日本腎臓学会・編：エビデンスに基づくCKD診療ガイドライン2023．東京医学社，東京，2023.

3）National Kidney Foundation：KDIGO 2012 Clinical Practice Guideline for the Evaluation and Management of Chronic Kidney Disease．2013. https://kdigo.org/wp-content/uploads/2017/02/KDIGO_2012_CKD_GL.pdf（最終アクセス：2024年10月12日）

4）日本腎臓学会：HIF-PH阻害薬の適正使用に関するrecommendation．2020. https://jsn.or.jp/data/HIF-PH_recommendation.pdf（最終アクセス：2024年7月12日）

5）Jonsen AR，Siegler M, Winslade, WJ.（赤林朗，蔵田伸雄，児玉聡・監訳）：臨床倫理学；臨床医学における倫理的決定のための実践的なアプローチ．第5版，新興医学出版社，東京，2006，p13.

6）Survival after dialysis discontinuation and hospice enrollment for ESRD. Clin J Am Soc Nephrol 8(12)：2117-2122, 2013.【PMID：24202133】

---

**"慢性腎臓病"を得意ワザにしたい人は**

▶ 日本腎臓学会・編：エビデンスに基づくCKD診療ガイドライン2023．東京医学社，東京，2023.

# Note

## 高齢者の糖尿病

　糖尿病治療の目的は「えのき」と「しめじ」，すなわち心血管系イベント（えのき：壊疽，脳血管障害，虚血性心疾患）と糖尿病合併症（しめじ：神経障害，網膜症，腎症）の発症，進展を阻止することである。そのために血糖，血圧，脂質，体重など患者全体を管理する必要があるのは，高齢者も非高齢者も同じである。しかし，高齢者は食事量の変動やサルコペニア，アドヒアランスなどさまざまな問題があるため重症低血糖をきたしやすい。低血糖は心血管イベントのリスクとなり，HbA1cと脳卒中の発生頻度にはJカーブ現象，つまり低値でも脳梗塞が増える[1]ことがわかっている。そのため，2015年4月，「高齢者糖尿病の治療向上のための日本糖尿病学会と日本老年医学会の合同委員会」より高齢者糖尿病の血糖コントロール目標（HbA1c値）が提唱され，それがそのまま高齢者糖尿病診療ガイドライン2023に引き継がれている。

### ◈ 高齢者（75歳以上のHbA1c目標）

　後期高齢者の場合，臨床的判断として健常者，フレイル，要介護相当にカテゴリー分けしてガイドラインには示されている。つまり，HbA1c目標は，

- ●健常者とフレイル：
  7.0%未満，ただしインスリン・SU・グリニドを使っていたら8.0未満
- ●要介護に相当する患者：
  8.0%未満，ただしインスリン・SU・グリニドを使っていたら8.5未満

　となる。さらに終末期の場合は，著しい高血糖に伴う脱水やDKA（deiabetic ketoacidosis），HHS（hyperosmolar hyperglycemic syndrome）にならない程度を目標に治療を行う。

### ◈ 治療薬戦略

　SGLT2阻害薬（SGLT2i），GLP-I受容体作動薬（GLP-IRA）全盛の時代ではあるが，サルコペニアリスクの高い痩せた高齢者には両者とも使いづらいときが多い。日本糖尿病学会による一般的な治療推奨は，BMI25をカットオフにして，

- ●非肥満（インスリン分泌不全）：DPP-4阻害薬，メトホルミン，αグリコシダーゼ阻害薬（α-GI），グリニド，SU，SGLT2阻害薬，GLP-IRA，イメグリミン
- ●肥満（インスリン抵抗性）：メトホルミン，SGLT2阻害薬，GLP-IRA，DPP-4阻害薬，チアゾリジン，α-GI，イメグリミン

である。そしてサルコペニアや終末期でなければ，心不全ではSGLT2阻害薬，その他の心血管疾患や慢性腎臓病があればSGLT2阻害薬やGLP-IRAが優先される[2]。

### ◈ よく用いられる薬剤

　BMI25未満の高齢者に対しては，DPP-4阻害薬がもっとも使いやすい薬である。以下に簡単に各薬剤について記載する。

# Note 高齢者の糖尿病

**DPP-4阻害薬**：心血管系イベント予防のデータはないが低血糖リスクも低いため，著しい高血糖を避ける，という目的ではもっとも使いやすい。まれな副作用に水疱性類天疱瘡がある。

> 処方例：トラゼンタ® 5mg/日，ザファテック® 100mg/週

**メトホルミン**：75歳未満の第一選択薬の一つであるが，腎機能低下をきたしやすい75歳以上では慎重投与とされている。つまり慎重であれば使うことはできる。75歳以上でも以前から内服していれば継続する。eGFR30未満で禁忌，eGFR30〜45では最大投与量1,000mg/日，シックデイや造影剤で中止する。消化器症状や食欲不振に注意し，定期的に腎機能や患者の状態を観察する。低血糖リスクは低い。長期内服でビタミン$B_{12}$欠乏に注意する。

**α-GI**：低血糖はきたしにくいが消化器症状，内服回数や食前の内服が必須であることが患者の負担になる。

**グリニド・SU**：低血糖リスクの高い高齢者の場合は避けるべきとされる。DPP-4阻害薬を使用していてSUを少量使う場合は，DPP4阻害薬を減量または中止する。

**SGLT2i，GLP-IRA**：サルコペニアリスクの高い高齢者には避ける。痩せておらず食事がしっかり摂れていれば使用はできる。作用機序が重複するため，GLP-IRAはDPP4阻害薬との併用はできない。

> 処方例（SGLT2阻害薬）：フォシーガ® 5mgを1日1回，ジャディアンス® 10mgを1日1回朝食前または朝食後

> 処方例（GLP-1RA）：トルリシティ® 週1回皮下注射，リベルサス® 1日1回3mgから開始し，4週間以上投与した後，1日1回7mgに増量

**シックデイ**：SU，メトホルミン，SGLT2阻害薬は食事摂取ができない場合は中止すべきと事前に伝えておく。

---

| 文 献 |
| --- |

1) Geriatr Gerontol Int 12, 2012.【PMID：22435936】
2) 2型糖尿病の薬物療法のアルゴリズム（第2版）．糖尿病 66（10）：715-733，2023.

（竹之内盛志）

| 慢性期 | 慢性臓器障害

# 05 — 肝硬変

## \"肝硬変"の心得・禁忌 5 箇条/

| 1 | Child-Pugh分類，ALBI gradeで予後を予測する |
| 2 | 排便をコントロールし，服薬アドヒアランスを向上させ，再入院を予防する |
| 3 | 食を制するものは肝不全を制する〔栄養，塩分制限，夜食（LES）または分割食〕 |
| 4 | 禁忌薬や肝障害をきたしやすい薬がないかを定期的に確認する |
| 5 | 肝硬変患者の意識障害が肝性脳症とは限らない |

---

### 症　例

#### 患者：70歳男性。肝硬変で肝性脳症の既往あり

アルコール性肝硬変Child-Pugh分類 Cの70歳男性。肝性脳症の既往がある。飲酒をやめられず，服薬アドヒアランスは向上しない。今回も家族から，意識レベルが悪いという連絡が入った。肝性脳症の治療を試みようとしたところ，看護師が血糖を測定し，血糖は35mg/dLであった。後日，治療の目標を本人・家族と話し合った結果，誰もLES（late evening snack；就寝前軽食，いわゆる夜食）の重要性，ラクツロースを内服する意味を理解していなかったことが判明した。

## 老年医学 **5Ms** / 症例の振り返り

**1** **Matters most**：飲酒と予後の話し合い，急変対応の話し合いはできていたか。ACP/人生会議，やりたいこと，予後の評価をチェック

**2** **Mind / Mental**：うつ病や認知症，不顕性脳症は評価していたか

**3** **Mobility**：LESやBCAAは摂れていたか

**4** **Medication**：ラクツロースを飲んでいなかった。疾患教育は十分だったか

**5** **Multi-complexity**：食事量が落ちていなかったか。腹水コントロールはついていなかったか。感染予防はできていたか

### 在宅医の視点

　肝硬変は非代償期に入ると，腹水，肝性脳症，胃食道静脈瘤の破裂，特発性細菌性腹膜炎（spontaneous bacterial peritonitis；SBP）などさまざまな症状が出現し，QOLやADLは低下していく。非代償性肝硬変の生存期間の中央値はおよそ2年程度[1]であるため，合併症の予防や肝硬変特有の緩和的な治療をしながら，着実にACP/人生会議を進めていく必要がある。

### カンファレンス（在宅医療開始前）

□ 肝硬変の原因は何か：C型肝炎ウイルス（HCV），B型肝炎ウイルス（HBV），アルコール，非アルコール性脂肪肝炎〔NASH（MASH/metabolic steatohepatitisに名称変更される流れ）〕[2]，自己免疫性肝炎，原発性胆汁性胆管炎

□ 原因に関して治療できることはないか。Child-Pugh分類 CでもHCVはDAA（direct acting antivirals；直接作用型抗ウイルス薬）の適応あり

□ 採血と画像所見：血算（血球減少），凝固，電解質異常，ビリルビン，アンモニア，腹水

　◆ Child-Pugh分類（表1）をつける

□ 合併症の有無：胃食道静脈瘤，腹水，肝性脳症，SBPの既往

□ 肝細胞がんはあるか（5年生存率18％）[3]

表 1　Child-Pugh分類

| 評点 | 1点 | 2点 | 3点 |
|---|---|---|---|
| 肝性脳症 | なし | 軽度 (I・II) | 昏睡 (III以上) |
| 腹水 | なし | 軽度 | 中等量以上 |
| 血清ビリルビン値 (mg/dL) * | 2.0未満 | 2.0 ～ 3.0 | 3.0超 |
| 血清アルブミン値 (g/dL) | 3.5超 | 2.8 ～ 3.5 | 2.8未満 |
| プロトロンビン時間活性値 (%) | 70超 | 40 ～ 70 | 40未満 |
| 国際標準値 (INR) | 1.7未満 | 1.7 ～ 2.3 | 2.3超 |

＊：血清ビリルビン値は，胆汁うっ滞 (PBC) の場合は，4.0mg/dL未満を1点とし，10.0mg/dL以上を3点とする。

各項目のポイントを加算し，その合計点で分類する。

| class A | 5 ～ 6点 |
|---|---|
| class B | 7 ～ 9点 |
| class C | 10 ～ 15点 |

☐ **上部消化管内視鏡検査の検査結果**
- ◆ 胃食道静脈瘤：予防的治療の適応はないか（内視鏡治療。食道静脈瘤があれば二次予防には$\beta$遮断薬を使用するが，難治性腹水があれば中止する）

☐ **入院中の排便コントロールと栄養状態はどうか**

☐ **退院前のACP/人生会議を確認する**

☐ **ポリファーマシーは解決できないか**

☐ **肝不全患者に禁忌の薬，または減量すべきものはないか**

☐ **トルバプタンが必要な場合には入院中に導入してもらう**

☐ **Child-Pugh分類 BまたはC：肝機能障害の身体障害者手帳の申請を検討する**
- ◆ 1級・2級要件：肝性脳症，腹水，アルブミン，プロトロンビン，T-ビリルビンのうち肝性脳症または腹水を含む3項目以上が2点以上

## 初診（在宅医療開始時）

☐ **栄養状態の把握と指導をする**
- ◆ アルブミン，Child-Pugh分類，サルコペニア，食事摂取の状態（日数，エネルギー），BMI
- ◆ 必要エネルギー 35 ～ 45kcal/kg
  浮腫や腹水がある場合は塩分5 ～ 7g/日
- ◆ LES：食事摂取量が不十分のときは，LES100 ～ 200kcal程

度または分割食（4〜6回/日）
- ◆ アルブミン3.5g/dL以下の場合は分岐鎖アミノ酸〔BCAA（branched chain amino acid）経口製剤〕

 グリコーゲンを貯められない肝不全患者では，夜間の飢餓状態が筋肉量を減少させるため，LESまたは分割食を考慮する

- ☐ **便秘を防ぐ**
  - ◆ ラクツロースで軟便2〜3回/日程度に調整する
  - ◆ 本人のセルフケア，家族の介護力などに応じる
- ☐ **服薬アドヒアランスと疾患教育**
  - ◆ 薬剤の意味を知ってもらう
  - ◆ ラクツロースは肝性脳症の予防，BCAA経口製剤は栄養改善と肝性脳症予防

## 1週間後

- ☐ **リハビリテーション**
  - ◆ 導入前に胃食道静脈瘤の詳細チェック。胃食道静脈瘤破裂のリスクあり
  - ◆ 食欲不振，蛋白・エネルギー低栄養，アルコールや腹水の影響で，サルコペニアが起こりやすいため，リハビリテーションで予後改善を目指す
- ☐ **禁酒を促す**
  - ◆ アルコール依存症では，ビタミン$B_1$，マルチビタミン，葉酸を補充する。減酒についてはNote「減酒のすすめ」p110参照
- ☐ **ACP/人生会議を進める**
- ☐ **ワクチン接種につき確認する**
  - ◆ COVID-19ワクチン，インフルエンザワクチン，65歳以上は肺炎球菌ワクチン

## 慢性期

- ☐ **病歴/身体診察で留意する項目**
  - ◆ 食欲不振，神経・精神症状，皮膚のかゆみ，酒さ，手掌紅斑，くも状血管腫，女性化乳房，黄疸，腹水，腹壁静脈怒張，下腿浮腫

- □ 採血項目
  - ◆ ビリルビン，PT-INR，アルブミン，肝酵素上昇（AST＞ALT），貧血，血小板減少（脾腫），Na，Fe/TIBC，フェリチン
  - ◆ FIB-4 Indexが1.3以上の場合は肝臓の線維化，2.67以上になると肝硬変に近いレベルまで線維化が進んでいる可能性あり
- □ 肝性脳症に留意する
  - ◆ 注意力，情報処理能力，視運動協調が障害されやすい
  - ◆ アンモニアはスクリーニングや評価にはあまり役に立たない
  - ◆ アルブミン3.2 g/dL以下ならStroop Testで不顕性脳症を見つけて治療介入する
- □ 肝性脳症予防を意識する
  - ◆ ラクツロースを中心に排便回数を2～3回/日にコントロール
  - ◆ リファキシミン（リフキシマ®）：有効だが高価

ラクツロースで便を出し，肝性脳症の予防につなげる

  - ◆ アルブミン3.5 g/dL未満であればBCAA経口製剤リーバクト®やアミノレバン®EN（1包200kcal）。肝性脳症予防にも，LESにも使える
- □ 腹水のコントロールを行う
  - ◆ 塩分制限5～7g/日未満
  - ◆ ACE阻害薬/ARB（アンジオテンシンⅡ受容体拮抗薬）中止，NSAIDsを中止する
  - ◆ 利尿薬；①スピロノラクトン25～50mg/日，フロセミド20～40mg/日
    - ・治療抵抗性②トルバプタン(サムスカ®)3.75mg/日から開始。反応が乏しければ7.5mgに増量。原則，入院管理下で開始する
    - ・ナトリウム，カリウム，腎機能，循環動態を定期的に確認する
  - ◆ 難治性腹水であればナトリウム利尿を低下させる可能性があるβ遮断薬は中止
  - ◆ 腹水穿刺：1回1～2L程度から始める。循環不全が起こることがあるので，ルートを確保し生理食塩液を入れることが望ましい。5L未満であれば安全という報告[4]もある。5L以上で腹水1Lあたりアルブミン8g投与（保険適用）。複数の研究で凝固異常や血小板減少のあるLC患者に対する腹水穿刺の安全性が証明されている[5]

- ◆ ただし合併症は起こり得るので，ほかの手技と同様に書面でのリスクの事前告知とSDM（shared desicion making）が必要
- □ **皮膚のかゆみへの対処**
  - ◆ スキンケア：クリームやローションで保湿，石けんでの洗いすぎを避ける。冷やす
  - ◆ 薬剤：ナルラフィン（レミッチ®）は有用（推奨：弱，エビデンスレベル・B）[6]
  - ◆ 保険適用はないが，欧州肝臓学会ガイドラインではPBC患者の瘙痒症に対してはコレスチラミン（クエストラン®）が第一選択，リファンピシンが第二選択として推奨されている[7]
  - ◆ ウルソ®も試みる
- □ **筋痙攣（手足がつる）への対処**
  - ◆ 電解質異常，腎障害をチェック
  - ◆ 芍薬甘草湯，カルニチン，BCAA経口製剤，亜鉛製剤（推奨：弱，エビデンスレベル・C）[8]

---

**処 方 例**

芍薬甘草湯1回2.5g頓用または就寝前投与。甘草含有量が多いため頓用か少量投与にとどめ，長期使用は避ける。または納豆1パック/日

---

- □ **定期的な上部消化管内視鏡検査**
  - ◆ 非代償期肝硬変は年に1回[9]
    - 非代償期：腹水・黄疸・下腿浮腫・肝性脳症などの肝機能の低下・門脈圧亢進症による症状がある場合
    - 代償期：上記がなく軽度の肝酵素の上昇程度である場合

## ACP/人生会議

- □ **Child-Pugh分類 B，C でACP/人生会議を開始する**
  - ◆ 肝性脳症で認知機能が欠如している場合がある
- □ **Child-Pugh分類**
  - ◆ 1年累積生存率Child-Pugh分類 A・B・C別では95％・80％・45％
  - ◆ 代償期であれば生存期間の中央値は12年以上[10]
- □ **ALBI（albumin-bilirubin）gradeが肝機能良好例における予後測定によいという報告あり[11]**
- □ **実際は肝硬変の末期は経過や予後予測が難しい**

- □ 病気に関して話し合う
  - ◆ 意思決定能力がある場合は，価値観の共有や意思決定代理人を選定する
  - ◆ 肝性脳症，SBP，消化管出血や大量吐血などの合併症の症状と予後を説明する
  - ◆ 患者・家族と治療プランを立てて，合併症が出たらどうするかを決めておく

### 緩和ケア・看取り

- □ 症状の治療を行う：腹水，肝性脳症，瘙痒感など
- □ うつ病，不安神経症の対応。半数以上は抑うつがある
- □ 疼痛：NSAIDsは避ける。アセトアミノフェン1.5g/日以下に制限する。トラマドールやオピオイドの使用はてんかん・肝性脳症のリスクがあり慎重投与，使用する場合は少量から投与[12)13)]
- □ 薬剤中止のタイミング
  - ◆ 非代償期であればACE阻害薬/ARBは中止。難治性腹水や血圧低下があればβ遮断薬は中止する
  - ◆ 内服が困難になってくれば相談のうえ，薬は減らしていく

### 緊急対応

- □ ACP/人生会議に従い，どのタイミングで救急車を呼ぶか呼ばないかを判断する
- □ 肝性脳症
  - ◆ 誘発因子：上部消化管出血，便秘，感染症，脱水，低血糖，ベンゾジアゼピン，肝細胞がん，肝静脈・門脈血栓
  - ◆ 意識障害の鑑別診断：低血糖，感染症（とくにSBP，敗血症，胆管炎に注意），アルコール離脱，頭蓋内出血

肝硬変＋意識障害が肝性脳症とは限らない

### 処方例

肝性脳症の治療例：①脱水補正またはアミノレバン®500〜1,000mL/日を数日程度（投与速度は500mL当たり180〜300分とゆっくり，糖が含まれないため低血糖に注意）→②ラクツロース100mL＋微温湯100mLの注腸→48時間以内に改善がなければ③リファキシミン（リフキシマ®）1回400mgを1日3回食後

## □ 特発性細菌性腹膜炎（SBP）

- ◆ 腹水のある肝硬変で生じる[14]
- ◆ 症状：肝性脳症，腹痛，発熱。無症状のこともある[15]
- ◆ 診断：腹水の多核白血球が 250/$\mu$L 以上。腹水培養は血液培養ボトルで提出すると感度が上がる[16]
- ◆ 1年死亡率は約70％と長期予後は不良である[17]
- ◆ 腹水がある患者に発熱・腹痛を認めれば，救急車を呼ぶか，または在宅での治療かを早めに判断する
- ◆ 1年以内のSBPの再発率は約70％[18]。ニューキノロン系抗菌薬の予防投与が効果的だが長期投与は保険適用外である

---

### 処 方 例

- ・セフトリアキソン1〜2g＋生理食塩液50mL，点滴1日1回を5日間
- ・オーグメンチン®250mg，3錠 分3＋サワシリン®250mg，3錠 分3，毎食後（6〜8時間ごと）を5日間

---

## □ 消化管出血

- ◆ 胃食道静脈瘤は肝硬変のおよそ半数に認める[19]
- ◆ 破裂すれば大量吐血をきたし，とくに肝予備機能が低下していると致死的になる
- ◆ 吐血，ショックで静脈瘤破裂を疑う

---

### 文 献

1) Systematic review of noncancer presentations with a median survival of 6 months or less. Am J Med 125(5)：512, e1-6, 2012.【PMID：22030293】

2) A multisociety Delphi consensus statement on new fatty liver disease nomenclature. Hepatology 78(6)：1966-1986, 2023.【PMID：37363821】

3) Annual Report to the Nation on the Status of Cancer, 1975-2014, Featuring Survival. J Natl Cancer Inst 109(9), 2017.【PMID：28376154】

4) Cardiovascular, renal, and neurohumoral responses to single large-volume paracentesis in patients with cirrhosis and diuretic-resistant ascites. Am J Gastroenterol 92(3)：394-399, 1997.【PMID：9068457】

5) Performance standards for therapeutic abdominal paracentesis. Hepatology 40(2)：484-488, 2004.【PMID：15368454】

6) 日本消化器病学会・日本肝臓病学会編：肝硬変診療ガイドライン2020（改訂第3版）.2020, p129.
https://www.jsge.or.jp/committees/guideline/guideline/pdf/kankouhen2020_re.pdf（最終アクセス：2024年7月8日）

7) European Association for the Study of the Liver. Electronic address：easloffice@easloffice. eu；European Association for the Study of the

Liver：EASL Clinical Practice Guidelines：The diagnosis and management of patients with primary biliary cholangitis. J Hepatol 67 (1)：145-172, 2017.【PMID：28427765】

8) 前掲6)：p124.

9) Prevention and management of gastroesophageal varices and variceal hemorrhage in cirrhosis. Hepatology 46(3)：922-938, 2007.【PMID：17879356】

10) Natural history and prognostic indicators of survival in cirrhosis；A systematic review of 118 studies. J Hepatol 44(1)：217-231, 2006.【PMID：16298014】

11) Assessment of liver function in patients with hepatocellular carcinoma：A new evidence-based approach-the ALBI grade. J Clin Oncol 33(6)：550-558, 2015.【PMID：25512453】

12) Review article；Prescribing medications in patients with cirrhosis；A practical guide. Aliment Pharmacol Ther 37(12)：1132-1156, 2013.【PMID：23638982】

13) Pain management in the cirrhotic patient；The clinical challenge. Mayo Clin Proc 85(5)：451-458, 2010.【PMID：20357277】

14) Infections complicating cirrhosis. Liver Int 38 Suppl1：126-133, 2018.【PMID：29427501】

15) Spontaneous bacterial peritonitis in patients with cirrhosis；Incidence, outcomes, and treatment strategies.Hepat Med 11：13-22, 2019.【PMID：30666172】

16) Optimization of ascitic fluid culture technique. Gastroenterology 95(5)：1351-1355, 1988.【PMID：3049220】

17) Recurrence of spontaneous bacterial peritonitis in cirrhosis：frequency and predictive factors. Hepatology 8(1)：27-31, 1988.【PMID：3257456】

18) Recurrence of spontaneous bacterial peritonitis in cirrhosis：Frequency and predictive factors. Hepatology 8(1)：27-31, 1988.【PMID：3257456】

19) Portal hypertensive bleeding in cirrhosis：Risk stratification, diagnosis, and management：2016 practice guidance by the American Association for the study of liver diseases. Hepatology 65(1):310-335, 2017.【PMID：27786365】

---

## "肝硬変"を得意ワザにしたい人は

▶ 日本消化器病学会・日本肝臓病学会編：肝硬変診療ガイドライン2020（改訂第3版）.2020.
https://www.jsge.or.jp/committees/guideline/guideline/pdf/kankouhen 2020_re.pdf（最終アクセス：2024年7月8日）

▶ AASLDガイドライン
https://www.aasld.org/practice-guidelines（最終アクセス：2023年10月15日）

# Note

## 減酒のすすめ

### 「百薬の長」ではなかったアルコール

アルコールは多くの疾患や外傷，社会的トラブルの原因となっており，飲酒量を減らすことで，健康被害のリスクの軽減，BPS（Bio-Psycho-Social；生物・心理・社会）全体のQOLの改善が期待できる。以前は，適量の飲酒群が死亡リスクが低い「酒は百薬の長」といわれていたが，Lancet（2018）[1]の報告では，飲酒量は少なければ少ないほど健康被害は少ない，という結論が示されている。

また，わが国では2014年に「健康に配慮した飲酒に関するガイドライン」[2]が発表されており，主なポイントとしては下記の4点が示されている。

1. 個別リスクを配慮する：日本では"下戸"1割，"酒弱い"3～4割，"酒強い"5～6割であり，加齢や女性はアルコールの影響度が増す
2. 誰もがアルコール摂取を少なくすることで健康被害を減らす
3. 飲み方の工夫を行う：①自らの飲酒状況を把握する，②あらかじめ量を決めて飲酒する，③飲酒前または飲酒中に食事を摂る，④飲酒の合間に水または炭酸水を飲む
4. 飲まない日を作る：休肝日を1～2日/週設けることで，依存性が減る

#### ◆ アルコールと健康

アルコール関連の疾患と飲酒量を表1に示す。これに加えて，飲酒は外傷や社会的トラブル，睡眠の質の低下などさまざまな問題の要因となる。

摂取するアルコール量は下記の計算式で算出できる。

> 純アルコール量 = 摂取量（mL）× アルコール濃度
> × 0.8（アルコールの比重：定数）

この計算式を用いると，例えば以下のようになる。

> ビール500mL（5%）の純アルコール量：500 × 0.05 × 0.8 = 20g
> ワイングラス1杯120mL（12%）のアルコール量：120 × 0.12 × 0.8 = 11.5g

なお，わが国における適度なおおよその飲酒量は，男性は40g/日未満，女性は20g未満とされている。

問題となり得る飲酒かどうかの判断基準として，WHOがスポンサーになり作成された飲酒のスクリーニングテスト（AUDIT）が役立つ[3][4]。スクリーニングの対象となるのは，アルコール依存症というほどではないが「危険な飲酒」や「有害な使用」レベルにある人である。

表 1　わが国における疾病別の発症リスクと飲酒量（純アルコール量）

| | 疾病名 | 飲酒量（純アルコール量（g）） | |
|---|---|---|---|
| | | 男性 | 女性 |
| | | 研究結果（参考） | 研究結果（参考） |
| 1 | 脳卒中（出血性） | 150g/週（20g/日） | 0g< |
| 2 | 脳卒中（脳梗塞） | 300g/週（40g/日） | 75g/週（11g/日） |
| 3 | 虚血性心疾患・心筋梗塞 | ※ | ※ |
| 4 | 高血圧 | 0g< | 0g< |
| 5 | 胃がん | 0g< | 150g/週（20g/日） |
| 6 | 肺がん（喫煙者） | 300g/週（40g/日） | データなし |
| 7 | 肺がん（非喫煙者） | 関連なし | データなし |
| 8 | 大腸がん | 150g/週（20g/日） | 150g/週（20g/日） |
| 9 | 食道がん | 0g< | データなし |
| 10 | 肝がん | 450g/週（60g/日） | 150g/週（20g/日） |
| 11 | 前立腺がん（進行がん） | 150g/週（20g/日） | データなし |
| 12 | 乳がん | データなし | 100g/週（14g/日） |

〔文献2）より引用〕

#### ◈ 減酒

　緊急性がない場合，「お酒を断つ」のではなく，まず減らすことの提案が現実的だといわれている。酒の量・飲む日のいずれを減らしても，今飲んでいる量より減れば減酒である。減酒の取り組みのポイントは3つあげられる。

1. **患者教育**：お酒の害と減酒・断酒の客観的メリットを伝える
2. **環境調整**：減酒ができるように，患者の社会背景や生活スタイルに合わせて具体的な提案をしていく。どんな工夫ができるかのアイデアは表2[5]によくまとまっており駆使したい
3. **モチベーション**：患者のニーズに合わせて実行可能なものから開始する。患者の周囲の関係性，とくに家族の協力や，医療者の傾聴と共感は力になる。患者の気持ちに寄り添い，支援的な対応が望ましい

　なお，減酒に関するエビデンスとして，2023年に発表されたわが国のノンアルコール研究[6]はとくに興味深いものであった。

> 【研究概要】
> 　この研究では，週4回以上飲酒する被験者を対象に，ノンアルコール飲料を12週間無料で提供したグループと提供しなかったグループを比較した。
> 　結果はノンアルコール飲料を提供したグループの12週間後の飲酒量が大きく減少し，さらに提供が終了した後も減少がつづいた。実際の臨床でも，ノンアルコール飲料で減酒に成功することはとても多い。

# Note 減酒のすすめ

### 表2　減酒のアイデア集

- 飲むお酒の種類を変える
- 飲むときだけお酒を買う。買い置きしない
- 飲酒のスピードをできるだけ遅くする
- 1口飲んだら，コップを必ずテーブルに置く
- 朝起きてからすぐ飲むことをやめる
- 記憶がなくなる飲み方をしない
- 飲む前に食べておく。水分をとっておく
- 飲むお酒を薄くする
- ノンアルコールを飲む
- 自動車の運転や運動など飲んだらできないことをする
- お酒を飲みすぎてしまう相手と場所を避ける
- 周りの人にお酒をコントロールすることを宣言する
- 一緒にお酒を減らす仲間を見つける
- 大量飲酒は健康を害することを思い出す
- 飲酒について家族が心配していることを思い出す
- 酒席に出たとき，二次会は避ける
- 睡眠をしっかりとる
- 飲酒中に，飲んだ酒量を思い出し，チェックする
- たくさん飲んだ場合，そのことを周囲の人に正直に話す

〔文献5〕より引用）

---

### 文献

1) Lancet 392, 2018.【PMID：30146330】
2) 厚生労働省：健康に配慮した飲酒に関するガイドライン．2014.
https://www.mhlw.go.jp/content/12200000/001211974.pdf　（最終アクセス：2024年7月31日）
3) AUDIT：The Alcohol Use Disorder Identification Test：Guidance for Use in Primary Health Care. WHO, 1992.
4) WHO/AUDIT（問題飲酒指標/日本語版）：千葉テストセンター, 2000.
5) ABCDE プログラム作成ワーキンググループ・編：軽症依存症向け短時間外来治療の手引き.
https://www.ncasa-japan.jp/pdf/document27.pdf　（最終アクセス：2024年7月31日）
6) BMC Med 21, 2023.【PMID：37784187】

（竹之内盛志）

| 慢性期 | 慢性臓器障害

# 06 ─ ALS（筋萎縮性側索硬化症）

## ＼"ALS"の心得・禁忌 5 箇条／

| 1 | 最初から最後まで，ACP/人生会議の連続であると知る |
|---|---|
| 2 | まだ食べられる時期に胃瘻造設が必要となる |
| 3 | ALS患者との出会いはチャンス！　地域資源を発掘し，作り，育てるきっかけにできる |
| 4 | 制度を活用してすべての時間で支援できるように設計する |
| 5 | 隠れた認知障害の合併にも注意する |

### 症　例

**患者：69歳男性。3年前に筋萎縮性側索硬化症を発症**

　病院から当院に紹介となり自宅に帰ってきた。退院時カンファレンスでは主治医が「本人は病状が受け止めきれていません。少しお話しをすると泣き出してしまいます。今後，胃瘻や人工呼吸器について話をすることが必要だと思います」と話した。在宅療養中に呼吸機能検査のために病院に定期的に通ったが，病院主治医が転勤になり，新しい主治医の診察で胃瘻の話が出た。本人はこの時点で胃瘻造設を希望したが，％FVCが50％以下で胃瘻造設ができないと判断された。在宅医は最終的に胃瘻を希望するのであれば，もう少し自分が主導で意思決定支援ができたらよかったのかもしれない，と振り返った。

113

## 老年医学 5Ms / 症例の振り返り

**1 Matters most**：ここでは病期の進行と対応に終始し，本人の希望やあり方を考えるまでに至っていない。本人や家族のこれまでの人生を振り返る

**2 Mind / Mental**：気持ちの混乱が多い状態であった。うつ病などのスクリーニングが必要である

**3 Mobility**：現在は多少動けていても継続的なADLの低下にタイムリーに対応していく必要がある

**4 Medication**：ALSそのものへの進行抑制の薬，睡眠がとれるか，抗うつ薬，疼痛緩和などの対応が必要になってくる

**5 Multi-complexity**：病院の主治医の転勤・変化が本人の混乱を引き起こしている。在宅医療チームが継続的にかかわっていく必要がある

### 在宅医の視点

ALSは，在宅医療での対応がもっとも難しい病気の1つである。本人の意識は清明でありつつ，できないことが刻々と増えていく。次々と症状が進むなか，すべてのプロセスにおいて「十分な支援ができたのか？」と自問しながら，多職種と共に迷いつつ進んでいくことになる。本人や家族の苦しみをどこまで減らし，喜びをどこまで増やせるのか？　在宅医療チーム，地域の総合力が問われる疾患である。

### カンファレンス（在宅医療開始前）

☐ 進行が早いことが予測されるのか
  ◆ 今後の予測（胃瘻，人工呼吸器が必要となるタイミング）を聞く

**積極的に専門医に聞こう**
  ・ALSの類型として，今後の進行スピードを知る
  ・これまでの症状の進行スピードを理解する
  ・嚥下が悪くなる形（球麻痺型）からの発症は進行が早い

一般に球麻痺型は進行が早く，四肢からの発症はゆっくりな進行が多い。多くは3〜5年の生存期間だが，30％は診断後5年以上生存し，10〜20％は10年以上生存する。予後良好に関係する因子は，若年，男性，四肢からの発症である[1)2)]

□ 治療の適応はあるか

□ 疼痛や症状の緩和[3]について知る

□ ALSに関する理解と精神的な受け入れはどうか

- ◆ うつ症状がないか
- ◆ 人工呼吸器/胃瘻などの対応をどのように考えているか
- ◆ 急変時の対応をどうするのか

□ ケアマネジャーの神経難病に関する経験が乏しければ，地域包括支援センターの援助を受ける（主任ケアマネジャーへ相談する）

□ ケアマネジャーに自宅への事前訪問を行ってもらい，自宅の間取りや介護上の課題について検討してもらう

□ 事前訪問には，病院のリハビリテーション職や自宅での訪問リハビリテーション職の同行が望ましい場合がある（ADLが低下しつつあるが，自宅での環境整備で日常生活や活動が可能になる場合など）

□ 人工呼吸器，酸素，カフアシスト®（mechanically assisted coughing；MAC）などの電気機器について，個別の災害時準備を病院で相談する（病院から電力会社へあらかじめ通知してもらう，災害時優先電源をもらえるように段取りする）

□ 病院から消防署に，人工呼吸器を使用する要介護者がいることを伝えてもらう

□ ADL，トイレや入浴などの活動にどれだけ介護が必要か

- ◆ 家族による介護がどの程度可能か
- ◆ 介護度が高く，家族の疲労がありそうであれば，ショートステイなどをあらかじめ準備する

□ 必要な福祉用具があるか（吸引器，入浴補助具，手すりなどの自宅改修）

□ 各種の申請について確認する

- ◆ 特定疾患，介護保険の申請はできているか。身体障害者手帳申請が可能か

□ 都道府県の難病団体連絡協議会など，患者に紹介できる社会的資源・チームがあるか

- ◆ 障害者総合支援法で移動支援を使うことができるか
- ◆ 福祉車両の購入の際に税金の減免，タクシー・鉄道料金の割引がある[4]

## 初診（在宅医療開始時）

- ☐ 薬の内服がきちんとなされるように誰がどのタイミングで内服する／させるか確認する
- ☐ 1日3食×7日間を，誰がどのように管理しているのか
- ☐ 生活動線を確認して，転倒などのリスクがあるかを確認する
- ☐ 緊急対応につき確認する
  - ◆ 自分で助けを求められるような通信手段が確保されているか
  - ◆ 気管切開チューブが外れる，人工呼吸器アラームが鳴る，などの際の対応手順の確認
  - ◆ 停電時の対応についての検討
- ☐ 痰があれば，吸引器を介護者が使えるかどうかの手技を確認する

## 1カ月まで

- ☐ ケアマネジャーと連絡して，1週間のサービスのなかで何か問題になることがあったかの確認を行う
- ☐ 退院時・初診時に決めたことが予定どおりに進んでいるのかを確認する
- ☐ サービスが始まって困ったことを見つけて，追加が必要なサービスがあれば検討する
- ☐ 生活が安定してくれば本人のやりたいことが可能になるような次の段取りを考える
- ☐ 不安・うつ症状には多職種連携での対応とともに，抗不安薬，抗うつ薬（SSRI/SNRI）を少量から開始することを検討[5]する
- ☐ 情動が制御できない，突発的に泣く（あるいは笑う）症状の有無を問う（情動調節障害）。苦痛な場合には抗うつ薬（SSRI/SNRI）（保険適用外）を少量から開始[6]する

## 慢性期・ACP/人生会議

- ☐ まずは信頼関係の構築（これまでの人生を聞いてみる），次に意思決定プロセスの順序で考える
- ☐ 最重要にみえる意思決定プロセスは，すでに病院で話されている場合があるので，まずそれを尋ねる
  - ◆ これまでの話の流れを汲み，まずは本人の葛藤に共感できるようになることが重要

□ 患者の考え方の方向性が，「自然死」or「延命死」のどちらなのか理解する

◆ その人の生き方・考え方を知り，「なるべく1分1秒でも長生きする延命方向」なのか，「なるべく介入を少なくする自然死方向」なのかを把握する

□ %FVCの数値によって，意思決定プロセスにかけられる時間の猶予を見積もる（低下してきているスピードを考慮する）

□ 胃瘻造設の検討を行う

**私はこうする！**

呼吸状態が不安定なために胃瘻を作ることができなかった場合，人工呼吸器をつけるつもりがあれば，胃瘻造設の再検討も可能になる。CVポートからの中心静脈栄養で一時的に栄養を確保し，人工呼吸器をつけた後に胃瘻を作るようにすることがある（市橋）

□ ALS患者279名のうちの32％で軽度，13％で中等度，6％で重度の認知障害（ALSに合併する認知症）が認められた。15％（41名）では，前頭側頭型認知症（FTD：人格変化，常同行動）の基準を満たした[7]。認知能力の低下の有無を加味して，意思決定支援が必要となる

□ %FVCが50％未満の27例に対しNPPVを併用しての胃瘻造設例が報告されている[8]

□ 病前体重から10％以上の体重減少，むせ・食事量の減少など摂食嚥下障害の初期徴候が認められる場合には，胃瘻造設を検討する。BMI18.5kg/m$^2$は生命予後不良因子となる[9]

□ 構音障害がある場合の対処を知る

◆ 鼻咽腔閉鎖不全（鼻声に聞こえる）による構音障害がある場合，軟口蓋挙上装置（palatal lift prosthesis；PLP）が一時的に有効な場合がある。PLPを口腔内に装着して軟口蓋を挙上させることにより鼻咽腔閉鎖機能を補助し，発声時の口腔内圧を上昇させる効果がある[10]

□ コミュニケーションツールの検討を行う

◆ スマートフォンなどの入力支援ツール，視線入力，文字盤，口文字などの方法がある

◆ ツールの選び方：コミュニケーションツールを必要とする患者を多く受け持っているヘルパーステーション，相談支援専門員，都道府県の難病に関する社会資源，大病院の難病担当者など地域で担当しているところに選択の援助を依頼する

## 呼吸状態と，胃瘻を含む栄養戦略について

　病初期には呼吸負荷の上昇などにより基礎代謝の亢進が指摘されており[11]，不十分な栄養により筋量の減少が指摘される。食事時間が長くなってくると，栄養を摂るために無理に頑張って食べなくてはならないことも出てくる。しかし，胃瘻があればそこから必要な栄養を補充することで，食べたいものだけ食べるのみでよいという有利さがある。また薬などの投与も可能になる。図を示しながらの説明が望ましい（図1）。

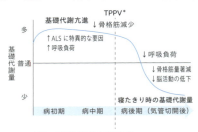

**図1　基礎代謝量の変化と病期（イメージ図）**
栄養必要量は，病初期から中期にかけて高まり，病後期にはむしろ減少する
（清水俊夫：ALSの栄養管理．田辺三菱製薬，ALSステーション；筋萎縮性側索硬化症（ALS）の情報サイト．https://als-station.jp/recent_situation_03.htmlより引用）

　%FVC50%までが安全に胃瘻造設が可能になるライン[12]で，それを下回ると肺炎や，時に呼吸停止となるリスクが増える。そしてそもそも%FVCが低いと胃瘻を作ってもらえない（図2）。胃瘻により「食事が摂れなくなる」と思っている人もいる。補助として胃瘻を作るという選択肢が最初にくる判断点になるのでそこからまず考える。また，最終的に気管切開をしなくても胃瘻があることの有利さを伝える。

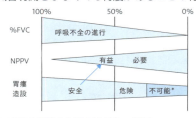

**図2　ALSにおける呼吸障害と胃瘻造設との関連**
呼吸障害が進めば進むほど，胃瘻造設のリスクは高くなる
%FVC；努力肺活量，NPPV；非侵襲的陽圧換気療法
（中島孝（主任研究者）：筋萎縮性側索硬化症の包括的呼吸ケア指針；呼吸理学療法と非侵襲陽圧換気療法（NPPV）第一部．平成19（2007）年度研究報告書分冊，2007．http://www.nanbyou.or.jp/pdf/2008als.pdfより引用・改変）
*：NPPVを使用下で胃瘻造設の症例報告もある[13]

◆ iPadなどの「入力補助ツール」も十分有用。Bluetooth®と連動させると，大きなボタンでの入力が可能になる

**私はこうする！**

　入院するときにコミュニケーションのための人材を同行させることができるようになっている[14)15]。これでALSのレスパイトは飛躍的に改善しているのでぜひ利用してほしい（市橋）

☐ 入院時の対応があることを知っておく

◆ 障害福祉サービスの1つ「重度訪問介護」を利用している最重度の障害者は，医療機関に入院している間も，引きつづき重度訪問介護を利用して，本人の状態を熟知した支援者（ヘルパー）から，医療機関の職員と意思疎通を図るうえで必要な支援を受けることが可能である。「特別なコミュニケーション支援が必要な障害者の入院における支援について」（平成28年6月28日付け保医発0628第2号厚生労働省保険局医療課長通知）[16]

※重度訪問介護は，障害者本人の居宅や外出時に，支援者（ヘルパー）が生活全般にわたる援助を行う障害福祉サービス

◆ 新型コロナウイルス感染症の医療機関における対応は以下のとおりである。「特別なコミュニケーション支援が必要な障害児者の入院時における支援者の付添いの受入れについて」（令和4年11月9日付け厚生労働省医政局地域医療計画課ほか連名事務連絡）[17]

☐ 介護時間744時間を確保する

◆ ALSでは介護保険に追加して，障害者総合支援法での給付時間を追加することができる。人によっては744時間（24時間×31日）まで介護時間の給付を受けられることがある（自験例・岐阜県岐阜市）

◆ 介護時間を増やすことで，ALSで人工呼吸器を使用しながら，独居している人がいる

**私はこうする！**

　行政に対しては「介護の必要性があるか」「それを提供してくれる人がいるのか」の2点が問題となるので，それぞれを書面で準備したほうがよい。全身の状態，これまでの前例と介護が必要な理由を記載して，行政窓口の担当者に依頼し支援を確保した経験がある。また県の独自事業で「人工呼吸器を使用している患者への訪問看護事業」など，予算がほかから出るものがあるのでそれを併用する（市橋）

> **心得！**　患者を介護するときの「持ち上げる」動作によって腰を痛めることがある。労働災害でもあるので，予防の観点から「リフト」「クレーン」のように安全に吊り上げることができる仕組みを導入すべきである（「ノーリフト運動」）。
>
> 　排便などの際，「坐位のほうが力が入りやすいから」と坐位になる時間をつくる人もいるが，そのときにも介護者負担軽減のためにリフトが重要（リフトは介護保険で使用可能である）

## NPPV

- ☐ 導入時はIPAP 6〜10cmH$_2$O，EPAP 2〜4cmH$_2$O，呼吸回数14回，導入時間15分〜2時間で開始。目標は生存期間延長に必要な4時間とする[18]
- ☐ カフアシスト®を使用した排痰補助（MAC）[19]を行うが，嘔吐や痰づまりに注意が必要である
- ☐ NPPVでの腹部膨満感に胃瘻からの排ガスを行うこともある

---

### カルテ記載例

【在宅人工呼吸指導管理料】
人工呼吸器が必要な理由：ALSに伴う呼吸筋力低下。自発呼吸で十分な換気ができないため
緊急時の対応の仕方：
1. 訪問看護，クリニック，酸素業者に連絡
2. バッグ・バルブ・マスクで1分間に10〜20回程度，患者の呼吸に合わせて空気を送り込む
3. スタッフが来るまで待ってください
緊急時連絡先（24時間）：○△クリニック 090-×××-○△○△（酸素業者の連絡先は○△株式会社 0120-×××-△○△）
［人工呼吸器種類］マスク
［人工呼吸器設定内容］IPAP 12，EPAP 4
［酸素指示］NPPV装着時
［人工呼吸器離脱時間］夜のみ装着，20時〜AM8時使用

---

## お金・仕組み

- ☐ 生命保険では「高度障害の状態」として認定してもらうことで，死亡前に生命保険を受け取ることが可能になる

## 災害時の準備をする

- □ 薬は1週間分以上，ほかにバッテリーなどの電源を準備する
- □ 発電機などは実際に使えるか，1回は使用して確認する

## 【多職種連携】

- □ 日本ALS協会で情報を共有している
- □ 1人の患者に対し多くの職種・人数で支援に入ることとなり，手技が一定しづらいので，その患者用の手順書を作る
- □ 変化が起こりそうなたびにカンファレンスが必要となる
- □ どの地域も「吸引ができる介護人材」が不足する
  - ◆ 吸痰の研修をどの程度までできるかがその地域の「地域力」になっている。行政や医療機関が地域のグランドデザインを考えていく必要がある
  - ◆ 介護人材を育成すること。長期的にはよいケアを届けるために必要な資源をつくるところから始める必要がある

## 緊急対応

- □ 流涎（唾液の処理）への対応
  - ◆ 嚥下が徐々に困難になってくることにより唾液の処理が難しくなってくる
  - ◆ 処方はさまざまである[3]が著効することは少なく，低圧持続吸引器を使うことで対応することが多く，ガイドラインにも医療機器として未承認であるが現場では使用されていると記載あり[20]
- □ 市販の持続吸引器の活用
  - ◆ 安価で長時間使用可能で，複数台購入している人もいる（医療機器ではない）
- □ 喉頭気管分離術・喉頭全摘術などの手術を検討する[21]
  - ◆ 声が出なくなってきてからが適応[21]。問題は匂いを感じなくなることである。また，口からの唾液は継続して出るうえに，食事が必ずしもうまくできるわけではない。ただし，気管への唾液の垂れ込みが減る利点はある
- □ 人工呼吸器の気管切開チューブでの持続低圧吸引を検討する

**私はこうする！**

コーケンダブルサクションカニューレ®（「17 気管切開」p240参照）を用いることで，気管内からの痰を持続的に引いて吸引の回数を減らせるという報告[22]がある。自験例でも喉頭気管分離術後で，24時間での吸引回数を3回程度まで減らせた（市橋）

→『筋萎縮性側索硬化症（ALS）診療ガイドライン2013』[3]では，「人工呼吸器を装着したまま痰が吸引できて安全であり，外からの菌のもち込みがなく，気管内の痰の吸引時に苦痛がないという利点がある」と記載されている

☐ 気管カニューレ上部吸引口からの持続吸引は有用。ただし「気管粘膜吸引の危険性があるので注意が必要」とされている[23]

☐ 疼痛管理を行う
- ALSではさまざまな疼痛が発生する。筋痙攣，痙性，関節拘縮，無動に伴う痛みなどがある[3][24]

☐ 病態に応じた疼痛緩和を行う
- 緩和を試みても疼痛が継続する場合には，プレガバリン，麻薬なども含めた疼痛管理を行う[3]

☐ 末期の呼吸困難への対応を習得する
- NPPV，TPPVを使用しないと決めた場合の呼吸困難に対しては，通常モルヒネ2.5mgから開始し増量していく[25]。呼吸困難が強いときにはモルヒネ/オプソ®/持続皮下注射などが使用可能である。少量で有効なので，なるべく少なめに開始し，ゆっくりと増量していく[26][27]

## 緩和ケア・看取り

☐ オプソ®は算定可能，少量から開始（オプソ®2.5mg〜）
- $PaCO_2$ 60mmHg以上では1.25mgで使用開始[28]

☐ 麻薬の持続皮下注射でも可能

☐ 呼吸困難の対応・麻薬の導入は病院に依頼することも可能。主治医と連携し，本人・家族とコンセンサスを取りながら進める。ALS/MND（motor neuron disease）の58％は突然（呼吸状態の悪化後24時間以内）亡くなるので[25]，そうなっても混乱しないようにする

☐ 疼痛緩和のフェンタニル貼付剤は利用可能だが注意が必要[26][27]で，ガイドライン[3]では推奨されていない

□ 呼吸困難の緩和ケアを知る

◆ 呼吸困難の可逆的原因があればその治療，間欠的呼吸困難の治療，慢性的呼吸困難の治療，低酸素血症に対して酸素のみで治療開始[29]

◆ 酸素を使用する際には$CO_2$ナルコーシスに留意

## 同時に未来の患者もみる

□ 障害者総合支援法で「外出介助」が可能になる

◆ 人工呼吸器を装着しても，サッカーの観戦に行ったり，映画を観に行ったりすることは可能である。ただし，初回外出時は医師や看護師が付き添うことが望ましい

◆ 人工呼吸管理の患者を動かすことで気管切開チューブが抜けることが起こり得る。小児でも同様だが，周囲にいる人がそのときに再挿入できるように練習してもらうことが重要になる

◆ 不潔になるリスクもあるが，抜けたものをそのまま再挿入することも緊急時にはあり得る。理想的には1サイズ小さいものを準備し，外出時には携帯しておくようお願いできるとよい

□ 働くことができるような新しいICT／テクノロジーがどんどん出てくると思われるので，社会参加を進めていくとよい

□ 災害時に人工呼吸器の電源を各自に準備させるのは難しいので，酸素・人工呼吸器会社にバッテリーなどの予備を余分に（少なくとも充電できるバッテリーを複数台）置いてもらえるように働きかけていくことが重要である

## レセプト

□ 県の事業（例：在宅人工呼吸器使用指定難病等患者訪問看護支援事業について[30]）

例：岐阜県と委託契約を結んだ訪問看護ステーション等医療機関に，1日につき4回目以降の訪問看護に対し以下の費用を支払う。訪問看護ステーションが行う保健師，助産師，看護師，理学療法士または言語聴覚士による訪問看護費用（1回につき8,450円）など既存の仕組みのなかでも各自治体が独自で行っているような制度を活用する，もしくは作ってもらうことを進めていくとよい

> **私はこうする！**
>
> 「完全他人介護」
>
> 　ある30代のALS患者から在宅チームへ「完全他人介護を目指したい」と依頼があった。人工呼吸器をつけた生活を選択しようと思うが，家族・子どもを犠牲にしたくない。そこで患者は徹底的にSNSを利用して他の自治体でどのように744時間（24時間×31日）の給付をもらうようにしているか情報を集め，最終的にはこれまでのALSでの前例を集めて提出することで，現在どの程度給付するのが妥当かにつき行政側と議論し，744時間ぶんの給付を岐阜市からもらうこととなった。ヘルパーが3交代で夜間もずっとつく態勢になったので，完全他人介護が可能になっている。これから未来はAIやロボットなどとともに人的な資源がなくてもできる形を目指すのであろうが，現時点ではこれが日本の社会保障の1つの形となっている（市橋）

- □ オプソ®は診療報酬算定可能である

- □ 2011年9月に，ALS患者への症状緩和目的のモルヒネ使用が保険適用となった。日本神経学会「筋萎縮性側索硬化症（ALS）診療ガイドライン2013/2023」においても推奨がされている[3]

- □ フェンタニル貼付剤はALSの痛みには有用であるが，呼吸抑制をきたしやすいと考えられており，ALS患者には保険適用がないため基本的には使用しない

- □ 内服できない状態にあるとき，麻薬は持続皮下注射でも可能[31]で，ポンプ加算は診療報酬算定可能である
  - ◆ 悪性腫瘍のみではなく筋ジストロフィーやALSでも算定可能になった

- □ リハビリテーションを導入する（マッサージとは併用しづらい）
  - ◆ 「医療保険でのリハビリテーションで難しい場合にマッサージを導入する」と指導を受けたことあり（市橋）

## カルテ記載例

**【排痰補助装置加算】 1,829点**

排痰補助装置が必要な理由：ALSに伴う去痰不全があり，排痰補助が必要となっているため適宜使用してください。

緊急時には使用を中止し，以下へご連絡ください。

緊急連絡先（24時間）：○○クリニック090-××××-××××

緊急連絡先（業者）：

使用時間に関する指示：

圧設定内容：

---

□ **在宅麻薬等注射指導管理料**

◆ 筋萎縮性側索硬化症又は筋ジストロフィーの場合　1,500点

筋萎縮性側索硬化症又は筋ジストロフィーの患者であって，入院中の患者以外の患者に対して，在宅における麻薬等の注射に関する指導管理を行った場合に算定する

## カルテ記載例

**【在宅麻薬等注射指導管理料（筋萎縮性側索硬化症等）】**

持続的に皮下注射で呼吸苦緩和を行います。

副作用には眠気，呼吸抑制があるので変化があればご連絡ください。

緊急連絡先（24時間）：○○クリニック090-××××-××××

使用目的：呼吸苦のコントロール

病名：筋萎縮性側索硬化症

使用薬剤：1％塩酸モルヒネ注

持続ポンプ：あり

投与スピード：0.1mL/時　24時間持続使用

---

□ **注入ポンプ加算　1,250点**

□ **携帯型ディスポーザブル注入ポンプ加算　2,500点**

◆ 筋萎縮性側索硬化症又は筋ジストロフィーの患者であって，在宅において麻薬等の注射を行っている末期の患者に注入ポンプを使用した場合に，2カ月に2回に限り加算する

## 文献

1) Duration of amyotrophic lateral sclerosis is age dependent. Muscle Nerve 16(1)：27, 1993.【PMID：8423829】

2) Prognosis for patients with amyotrophic lateral sclerosis；Development and validation of a personalised prediction model. Lancet Neurol 17(5)：423-433, 2018.【PMID：29598923】

3) 日本神経学会・監：筋萎縮性側索硬化症（ALS）診療ガイドライン2023. 南江堂, 東京, 2023.

4) 前掲3)：p223.

5) 前掲3)：p108.

6) 前掲3)：p110.

7) Prevalence and patterns of cognitive impairment in sporadic ALS. Neurology 65(4)：586-590, 2005.【PMID：16116120】

8) Noninvasive respiratory muscle aids during PEG placement in ALS patients with severe ventilatory impairment. J Neurol Sci 297(1-2)：55-59, 2010.【PMID：20659743】

9) 前掲3)：p136.

10) Outcomes of Palatal Lift Prosthesis on Dysarthric Speech. J Craniofac Surg 28(1)：30-35, 2017.【PMID：27831974】

11) Hypermetabolism in ALS patients；An early and persistent phenomenon. J Neurol 256(8)：1236-1242, 2009.【PMID：19306035】

12) Practice parameter update；The care of the patient with amyotrophic lateral sclerosis；Drug, nutritional, and respiratory therapies（an evidence-based review）；Report of the Quality Standards Subcommittee of the American Academy of Neurology. Neurology 73(15)：1218-1226, 2009.【PMID：19822872】

13) 会田泉：ALSと筋ジス患者さんのNPPV導入後のPEGの実際例. 難病と在宅ケア 12(12)：21-24, 2007.

14) 厚生労働省：意思疎通を図ることに支障がある障害者等の入院中における意思疎通支援事業（地域生活支援事業）の取扱いについて. 障企発0628第1号, 2016. https://www.cao.go.jp/bunken-suishin/teianbosyu/doc/tb_h27fu_11_mhlw49.pdf（最終アクセス：2024年9月6日）

15) 厚生労働省：特別なコミュニケーション支援が必要な障害者の入院における支援について. 保医発0628第2号, 2016. https://kouseikyoku.mhlw.go.jp/tokaihokuriku/iryo_hoken/santei/documents/h28075b.pdf（最終アクセス：2024年9月6日）

16) 厚生労働省：特別なコミュニケーション支援が必要な障害者の入院における支援について. 保医発0628第2号, 2016.

17) 厚生労働省：特別なコミュニケーション支援が必要な障害児者の入院時における支援者の付添いの受入れについて. 令和4年11月9日付け事務連絡, 2022.

18) 前掲3)：p157.

19) A comparison of assisted cough techniques in stable patients with severe respiratory insufficiency due to amyotrophic lateral sclerosis. Amyotroph Lateral Scler 12(1)：26-32, 2011.【PMID：21091398】

20) 前掲3)：p120.

21) 日本ALS協会・編：新ALSケアブック；筋萎縮性側索硬化症療養の手引き. 第2版, 川島書店, 東京, 2013.

22) 松田千春：低定量持続吸引可能な「自動吸引システム」の看護支援の手引き；低定

量持続吸引システムの導入から評価まで2015.
https://nambyocare.jp/file/5545（最終アクセス：2024年9月6日）

23）Potential mucosal injury related to continuous aspiration of subglottic secretion device. Anesthesiology 107（4）：666-669, 2007.【PMID：17893465】

24）Drug therapy for pain in amyotrophic lateral sclerosis or motor neuron disease. Cochrane Database Syst Rev 2013（6）：CD005226, 2013.【PMID：23740607】

25）Motor neurone disease；A hospice perspective. BMJ 304（6825）：471-473, 1992.【PMID：1547416】

26）荻野美恵子：緩和ケアにおけるモルヒネの使用は．EBM神経疾患の治療，中外医学社，東京，2009，pp336-340.

27）End of life care. Palliative care in amyotrophic lateral sclerosis；From diagnosis to bereavement,Oliver D, Borasio G, Walsh D eds, 2nd ed, Oxford University Press, Oxford, 2006, pp287-300.

28）前掲3）：p95.

29）中島孝・監，月刊『難病と在宅ケア』編集部・編：ALSマニュアル決定版！日本プランニングセンター，千葉，2009.

30）在宅人工呼吸器使用指定難病等患者訪問看護支援事業について．
https://www.pref.gifu.lg.jp/kodomo/kenko/nanbyo-taisaku/11223/houmonkangoshienjigyou.html（最終アクセス：2019年4月12日）

31）Medication in the last days of life for motor neuron disease/amyotrophic lateral sclerosis. Amyotroph Lateral Scler 11（6）：562-564, 2010.【PMID：20565331】

## "ALS"を得意ワザにしたい人は

▶ 中島孝・監，月刊『難病と在宅ケア』編集部・編：ALSマニュアル決定版！〈Part2〉．日本プランニングセンター，千葉，2016.

▶ 清水俊夫：NPPVと摂食・嚥下および栄養管理．筋萎縮性側索硬化症の包括的呼吸ケア指針；呼吸理学療法と非侵襲陽圧換気療法（NPPV）
http://www.nanbyou.or.jp/pdf/2008als.pdf（最終アクセス：2019年4月12日）

▶ Palliative Care Issues in Amyotrophic Lateral Sclerosis：An Evidenced-Based Review. Am J Hosp Palliat Care 33（1）：84-92, 2016.

# Note

## パーキンソン病の終末期は突然で，対応が難しい

　パーキンソン病は振戦・固縮や動作緩慢・姿勢反射障害・歩行障害・認知機能低下を主症状とする慢性進行性の変性疾患である。パーキンソン症候群は安静時振戦とL-DOPAの有効性を特徴とするパーキンソン病が最多で，ほかにも脳血管障害性パーキンソニズムやレビー小体型認知症，多系統萎縮症，薬剤性などがある。パーキンソン病は日内変動のある運動症状や精神症状に対して，症状日記（表1）をもとに細かな薬剤調整が必要となる疾患であるため，専門家と訪問診療医の2人主治医制が望ましい。

　パーキンソン病は慢性進行性であるため，患者が終末期であると認識をすることが難しい。終末期には薬の効果がすぐに切れるwearing-off 現象が目立ってきて，徐々に薬が効かなくなってくる。薬物治療の限界もあり副作用も目立ってくるため，薬が効かなくなったら徐々に薬剤を減らしていったり，または貼付剤のみにしていく。パーキンソン病の終末期の平均日数は8.7日との報告[1]があるぐらい，患者は突然亡くなる。最期はどのようにしたら幸せなのか，パーキンソン病のACP/人生会議と緩和ケアについて早めに考えていきたいものである[2]。

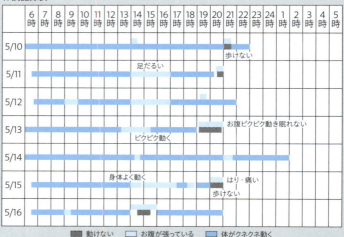

**図1　症状日誌の例**
身体がくねくね動く，動けない，お腹が張るなど本人の自覚症状の日内変動を記録し，実際に内服した薬を記入すると，薬と症状の因果関係が見えるようになる。それに対して一つひとつ介入→評価→変更というプロセスを行っていく

## ◈ 当院で診療したパーキンソン病患者 全46例の検討

2009年8月〜2021年6月までに当院で診療したパーキンソン病患者全46例のうち、診療中の16例を除く30例を後ろ向きに検討した。

当院のパーキンソン病患者において在宅看取りになった症例は11例（36.7%）であり、同年の当院平均在宅看取り率87.7%（229/261例）と比べると極端に低かった。

死因に関しては誤嚥性肺炎・経口摂取困難が6例（54.5%）、突然死が2例、敗血症・悪性腫瘍・意識障害の遷延がそれぞれ1例ずつであった。

## ◈ 自宅看取り率が低い要因と死因についての考察

・慢性進行疾患のため介護期間が長くなり、家族に与える介護負担を苦にして施設入所を選択する患者がいる。

・看取り期と認識してから短期間で死亡する原因は、誤嚥性肺炎などの感染症による状態悪化や、L-DOPA製剤の内服が困難となり食事や水分の摂取が困難となるためと考える[3]。必要時には静注での対応も可能となる。

・当院で病状悪化時から死亡までの日数の中央値は7日（0〜15日）であった。看取り期と認識してから亡くなるまでの時間が短いことが再確認された。非がんであり比較的時間があるように見えて実は最期は急速に亡くなる特殊な疾患であることを認識する必要があると考えている。

---

### 文 献

1) BMJ Support Palliat Care 4, 2014.【PMID：24644768】
2) NICE：Parkinson's disease in adults；1.9 Palliative care. 2017.
   https://www.nice.org.uk/guidance/ng71/chapter/Recommendations
   #palliative-care
3) Clin Med（Lond）10, 2010.【PMID：20726466】

---

（竹之内盛志，市橋亮一）

| 慢性期 | 慢性臓器障害

# 07 — 認知症

## \ "認知症" の心得・禁忌 5 箇条 /

| 1 | 認知機能に影響する薬剤をチェックする |
| 2 | 優しさを伝えるケアを行う |
| 3 | 認知症は進行性の疾患である。進行しつづけ，最終的には死に至る疾患であることを認識する |
| 4 | いつまでも，主語は本人で話をする |
| 5 | 周辺症状はできるだけ非薬物療法で勝負する |

### 症　例

患者：85歳女性。アルツハイマー型認知症（発症5年目），独居

　自主的に外出することがなくなり，買い物や食事の準備はできなくなりつつあるが，それ以外の生活は何とか自分自身でできている。週3回デイサービスと週4回の訪問介護，週に1回長女が様子を見に来るという状況で，落ち着いて暮らせている。

　年に1回の担当者会議では，本人からも「今のようにずっと家で暮らしたい」と発言があり，ケアマネジャーは「とても安定しているのでこのままのサービスで継続しましょう」とまとめた。

　会議の半年後より夜中屋内をウロウロするようになり，失禁を繰り返すようになった。困った長女はグループホームへの入居を決めてしまった。

## 老年医学 5Ms / 症例の振り返り

**1** **Matters most**：家で安定した状態で過ごしたいという希望があった。グループホームへ入居する前にできることはなかったか

**2** **Mind / Mental**：訪問看護を導入しておいてもよかった。本人にとっての「ウロウロすること」の意味や目的を理解し，可能な解決策を模索していきたかった

**3** **Mobility**：転倒リスクの評価はしていたか。リハビリテーションは行っていたか

**4** **Medication**：認知機能に影響する薬は入っていなかったか（表1）

**5** **Multi-complexity**：病気の進行を踏まえ，次のステージに進行したときに，社会的なサポートとして対応可能な部分があるのかどうかの検討が必要であった

### 在宅医の視点

　生活のなかで病状が進行し，それに伴い生きづらさも拡大していく認知症は，症状が多彩で変化し，家族や多職種と繰り返し話し合うことも大切である。時間の流れと地域性を広く見渡す必要がある，在宅医の視野の広さを発揮できるやりがいのある疾患である。

**私はこうする！**

　デイサービスと訪問介護による支援だけで，現在の患者の状態・生活が安定していても，次は身体症状やBPSD（behavioral and psychological symptoms of dementia；認知症の行動・心理症状，いわゆる周辺症状）が出現する可能性がある。次のステージを予測して，訪問看護をあらかじめ導入したり，小規模多機能型居宅介護の利用の検討を進める（介護系のスタッフは「今」に執着しがち，しっかり見込み・予測を伝えておくことが大切！）。前ページの症例では，次のステージへの予測と構えが不足していた（紅谷）

## カンファレンス（在宅医療開始前）

- [ ] 認知症の在宅医療は退院時ではなく，ケアマネジャーとのカンファレンスで始まることが多い
- [ ] 認知症のタイプの診断を行う
- [ ] 進行の程度（"今"の状態だけでなく，進行のスピード感の確認）
- [ ] 認知機能に影響がある薬[1]を確認する
  - ◆ 抗コリン薬，向精神薬，パーキンソン病治療薬，抗ヒスタミン薬，$H_2$受容体拮抗薬，鎮痛薬，ステロイド，甲状腺ホルモン製剤，抗不整脈薬，喘息治療薬（テオフィリン）など（表1）

表1 認知機能に影響する薬剤

| 影響度 | 一般名（商品名） |
|---|---|
| 最強 | アミトリプチリン（トリプタノール）<br>クロルフェニラミンマレイン（ポララミン）<br>クロルプロマジン（コントミン）<br>シプロヘプタジン（ペリアクチン）<br>ジフェンヒドラミン（レスタミン；第一世代抗ヒスタミン薬）<br>ヒドロキシジン（アタラックス）<br>ヒヨスチアミン（ロートエキス）<br>イミプラミン（トフラニール）<br>メグリジン（トラベルミン）<br>プロメタジン（PL/ピーエイ，ピレチア，ヒベルナ） |
| 強 | アマンタジン（シンメトレル）<br>バクロフェン（ギャバロン）<br>セチリジン（ジルテック）<br>シメチジン（タガメット）<br>ロペラミド（ロペミン）<br>ロラタジン（クラリチン）<br>オランザピン（ジプレキサ）<br>プロクロルペラジン（ノバミン）<br>トルテロジン（デトルシトール） |
| 中程度 | レボドパ-カルビドパ（ネオドパストン/メネシット）<br>エンタカポン（コムタン）<br>ハロペリドール（セレネース）<br>メトクロプラミド（プリンペラン）<br>ミルタザピン（リフレックス）<br>パロキセチン（パキシル）<br>プラミペキソール（ビ・シフロール）<br>クエチアピン（セロクエル）<br>リスペリドン（リスパダール）<br>セレギリン（エフピー）<br>トラゾドン（レスリン） |

ポリファーマシーは認知症の大敵。減薬を進める。とくにベンゾジアゼピンは早めの減量・中止を検討

- ☐ 鑑別診断を行う
  - ◆ がんの脳転移，脳腫瘍，慢性硬膜下血腫，正常圧水頭症，電解質異常，甲状腺機能低下症，うつ病，ビタミン$B_1$欠乏，ビタミン$B_{12}$欠乏，神経梅毒などの他疾患の可能性
- ☐ 本人にとって頼れる人（近所の人など，血縁者でない人の場合もある）
- ☐ 精神障害者保健福祉手帳は取得可能か
- ☐ 徘徊の有無（徘徊の有無で対応が変わる）を確認する
- ☐ 優しさを伝えるケア「ユマニチュード®」をすべてのスタッフ，家族に説明し理解してもらう
- ☐ 優しさを伝えるケア「ユマニチュード®」を知る
  - ・ユマニチュード®は，高齢者や認知症患者などのケアを行うためのコミュニケーション技法である
    （https://jhuma.org/humanitude/）
  - ◆ ユマニチュード®の「4つの柱」を意識的に使う
    ① 「見る」：同じ目の高さで相手を見つめ，相手に親しく正直であることを伝える
    ② 「話す」：優しい言葉で話しかけ，安心感を与える
    ③ 「触れる」：広い面積で優しく触れ，相手に安心感を伝える
    ④ 「立つ」：立つことを促し，身体機能と人間の尊厳を保つ
  - ◆ さらに，「5つのステップ」でケアを1つの物語のように完結させる
    ① 出会いの準備：相手の領域に入ってよいか許可を得る
    ② ケアの準備：ケアの同意を得る
    ③ 知覚の連結：ケアの実施（4つの柱をしっかり使う）
    ④ 感情の固定：ケア後のよい時間を振り返る
    ⑤ 再会の約束：次回のケアに向けた準備をする
- ☐ 難聴，視力低下などはないか確認する
  - ◆ 判断力の低下が，情報のインプットが減っていることによって起こっていないか
  - ◆ 補聴器，メガネなどで補うことで改善できないか
  - ◆ 耳垢が難聴の原因の場合もある

## 初診（在宅医療開始時）

☐ 「いやなことをする」以外の方法で患者と信頼関係を築けるようにアプローチする（ユマニチュード®）

☐ 生活環境の確認を行う
- ◆ 居室の陽当たり，よく動く場所（屋内，屋外とも），近所との距離感，台所（ガスかIHか），カレンダー・時計（時刻は合っているか），同居家族の部屋との位置関係，テレビの位置，趣味，ペットなど

☐ 転倒の有無を確認する
- ◆ 進行の段階によって身体症状として生じる

☐ 本人の思い，どのようなことを言っていたか（ACP/人生会議的な面も含めて）などを聞く

☐ 好きなこと，やりたいことは何かを聞く
- ◆ 疾患への対処，最期のことだけではなく，「この人がどう生きたいか」

## 1週間後

☐ 生活の視点をもってかかわる
- ◆ 生活リズムがみえてきて，顕在化してくる家族の負担や困り事に対処する

☐ 退院時の薬の見直しを積極的に進める
- ◆ 日中の活動で睡眠の質が改善すれば睡眠薬などを減らせる

☐ 筋力トレーニングや有酸素運動などを含む複合的な運動プログラムは有効であると，ガイドライン上で強く推奨されている[2]

☐ 本人のやりたいことを知る
- ◆ 生活のなかで出てきたやりたいことを，家族やケアスタッフとかなえることを考える

## 慢性期

☐ 初期と末期ではもはや別の疾患である！
- ◆ 認知症はステージ（症状の進行度）によって心身の状態が大きく変化する[3]（図1）

☐ 非薬物療法を模索する。例えば，音楽療法には不安に対して中等度，抑うつや行動障害に対してはわずかな改善効果がある[2][4]

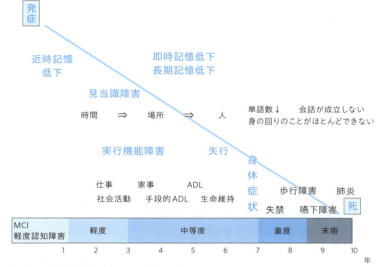

図 1 アルツハイマー型認知症の経過
(平原佐斗司:アルツハイマー型認知症(AD)自然経過.平原佐斗司,内田直樹,遠矢純一郎・編・著,医師・看護師のための認知症プライマリケアまるごとガイド;最新知識に基づくステージアプローチ.中央法規,東京,2024,p23,より引用)

- □ 症状・状態の変化=ニーズの変化に対応する
  - ◆ ケアニーズが変われば,それに合わせてケアチームの再構成が必要
- □ 摂食嚥下の評価とケアを行う
  - ◆ 誤嚥性肺炎予防や栄養状態の評価を意識する
  - ◆ 管理栄養士,歯科医師,歯科衛生士,言語聴覚士らと連携して予防的に動く
  - ◆ 義歯紛失予防に,義歯への名前入れが推奨されている[2]
  - ◆ 「ペースト食を出しても食事として認識されない」問題がある
  - ◆ 視野が狭くなる。介助者は患者の気持ちを理解するために「目をつぶって食べさせられる経験をする」ことも1つのアイデア
  - ◆ 安全なものを食べさせてもらえるという信頼関係がないなかでは,患者は口を開かない
- □ 次のステージを理解・予測することで先手をうつ
- □ BPSDへの対応を行う〔緊急対応(p137)参照〕

| ACP/人生会議 |
|:---:|

- □ **必ず意思表示できなくなる。話せる間にたくさん話をする**
  - ◆ 性格や人生観，思いをたくさん聞いていればいるほど，いざというときに迷わない＝これこそACP/人生会議
- □ **安易に「では，家族に決めてもらいましょう」とはしない**
  - ◆ 本人が意思表示することは困難なようにみえても，本人に聞くことを安易にやめない。丁寧に繰り返し尋ねること，日を改めて何度も確認することで，本心にたどり着ける場合も多い
- □ **家族で決めなければならなくなったとしても，主語は"本人"で話をする。できるだけ本人を囲んで話をする**

| 緩和ケア・看取り |
|:---:|

- □ **身体症状から衰弱が進行し嚥下障害が出現し始めると，看取りが近い**
- □ **進行した認知症患者に経管栄養は推奨できない**
  - ◆ 重度の認知症患者では経管栄養を行っても生存率は改善しない[5)6)]
  - ◆ 進行した認知症患者の栄養補給に対する好ましいアプローチとして，経管栄養ではなく介助による経口摂取栄養補給を米国老年医学会[7)]，カナダ老年医学会[8)]は推奨している。PEG，CVは実施してはならない，としている
- □ **本当に必要なのは丁寧な病状説明である**
- □ **肺炎を繰り返すようになるので，事前に対応（療養の場所など。ACP/人生会議！）を検討しておく**
- □ **繰り返す誤嚥性肺炎は認知症の終末期の病態と考えて，どこまで積極的に治療するか（ACP/人生会議）を検討する。在宅で（入院せず）継続的にみていくのも大事な選択肢にする**
- □ **しだいに衰弱が進み亡くなる場合が多い（「12 老衰」p189～参照）**
- □ **丁寧な意思決定のプロセスそのものが，家族のグリーフケアにつながる（事前グリーフケア）**

**私はこうする！**

薬の増減で傾眠になったり認知症状の悪化がみられることがある。そうした場合に備え，短期入院での薬剤調整をしてもらえる病院とつながっておくととても助けられる（市橋）

## 緊急対応

□ BPSDが出現すると家族や介護スタッフが動揺する。早めの対処を行う

> **私はこうする！**
>
> BPSDと思われる症状出現の連絡があった際はできるだけ早めに往診を行い，家族や介護スタッフと顔を合わせ状況を共有する（紅谷）

□ BPSDの出現・悪化には薬剤・身体症状など，医療と関連する要因が多い

□ BPSDの出現要因となる身体症状（便秘, 歯痛, かゆみなど）を知る

### BPSDへの対応

□ まずは非薬物療法で対応する

- ◆ 認知症の周辺症状に対して第一選択で抗精神病薬は使わない
- ◆ 家族介護者に早期から，対応について説明・アドバイスする
- ◆ サービス調整（デイサービスの利用，訪問看護・訪問介護の回数を増やすなど）
- ◆ 環境改善〔夜は部屋を暗くする（昼夜逆転予防），整理整頓（転倒予防，暴れたときに物を投げつけることがある），など〕
- ◆ 浣腸されることが興奮をひき起こすケースもある。現在実施しているさまざまな行為が本人にとって不快になっていないかを再度検討する

□ まずは減薬を行う

- ◆ とにかく薬を中止する
  - ・第一世代抗ヒスタミン薬，三環系抗うつ薬，パロキセチン，抗コリン作用のある薬（パーキンソン病の治療薬の一部，過活動膀胱治療薬），$H_2$受容体拮抗薬，ベンゾジアゼピン
  - ・抗認知症薬も中止を検討

□ 抗認知症薬を使う際の注意点を意識する

- ◆ コリンエステラーゼ阻害薬（アリセプト®），NMDA受容体アンタゴニスト（メマリー®）などによる興奮が起こることがある
- ◆ 認知症が中等症以下では臨床的効果はあるとされるが，効果は緩やかであり，利益と副作用のリスクとのバランスを考慮する必要がある。すでに認知症が非常に進行している患者（MMSE＜5など）では，個別に判断すべきであり，QOLを考慮し中止することが理にかなっている場合も多い[9]

◆ 中止後, 認知症が悪化した場合は再開したほうがよい可能性もある

□ **できれば断酒 (アルコール性健忘症候群) を試みる**
  ◆ どの精神疾患であっても, 酒をまず控えるというのは治療の原則

□ **薬剤の追加を考慮する**
  ◆ 幻覚・妄想：非定型抗精神病薬 (リスペリドン, オランザピン, クエチアピン), ハロペリドール
  ◆ 不安・焦燥：非定型抗精神病薬, SSRI (パロキセチンなど), SNRI (デュロキセチンなど), バルプロ酸ナトリウム, カルバマゼピン
  ◆ 易怒性, 攻撃性：非定型抗精神病薬, バルプロ酸ナトリウム, カルバマゼピン
    ・軽症の場合は抑肝散を考慮
    ・BPSDに対する薬剤の効果はあってもわずかであり, 有害事象の発生率は高い[10]
    ・ベンゾジアゼピンを第一選択では使わない

---

**処 方 例**

・セロクエル® 25mg, 1錠 分1, 夕食後から (糖尿病には禁忌, 適用外使用)
・リスパダール® OD 0.5mg, 1包 分1, 夕食後 (適用外使用)
・リスパダール®内服液1mg/mL (0.5mL分包品, 錠剤が困難なとき), 1包 分1, 夕食後から (腎機能障害があると残りやすい) (適用外使用)

---

    ・できるだけ少ない量を短期間だけ。常に減量・中止を検討する

□ **抗うつ薬：興奮症状**

---

**処 方 例**

・ジェイゾロフト® 25mg, 1錠 分1, 夕食後から
・ルーラン® 4mg, 1錠 分1, 夕食後から

---

□ **抑肝散：易怒性, 興奮, 暴言。低カリウム血症に注意**

---

**処 方 例**

・ツムラ抑肝散エキス顆粒2.5g 分1, 夕食前から→7.5g 分3, 毎食前までに増量

---

> **私はこうする！**
>
> 　一般的な薬で難しければ，エビデンスは不十分だが，バルプロ酸ナトリウムも有効である，と指摘されている[11)12)]（市橋）

- [ ] 身体症状（失禁，転倒など）出現時に素早く対応することで，在宅チームに対する家族からの信頼が高まる

### 同時に未来の患者もみる

- [ ] 認知症を理解し，受け入れてくれる人が多い地域だと，認知症になっても住み慣れた地域で過ごしつづけられる
  → 住民向けの認知症講座などを開催する

- [ ] 症状の進行や変化を，介護系スタッフともしっかり共有していくことで，時間軸のイメージをもった介護職の育成になり，地域全体の認知症対応の質が上がっていく

> **私はこうする！**
>
> 　毎日銀行にお金を全額おろしに行ってしまう患者に，銀行員が「法律が変わって，1日に1,000円しかおろせなくなったんです」と対応するようにしてくれて，支えてもらえたことがある（紅谷）

- [ ] 徘徊への対応策をどうするか
  - ◆ 合目的な徘徊があるので，その内容を把握する（誰かがいなくて探しに行った，○○を買いに行ったなど）
- [ ] GPSなどを利用する
- [ ] 地域で徘徊する人を探す仕組み
  - ◆ 様子がおかしい人に声をかける

> **私はこうする！**
>
> 　ある認知症の人の娘さんに，タクシー会社勤務の同級生がいたときのこと。そのタクシー運転手さんが「○○のところのお母さんを見かけたよ」と連絡してくれて，いつも乗せて連れて帰ってきてくれる。タクシー会社の認知症ウォッチャーとしてのポテンシャル・社会資源としての可能性を感じた（市橋）

## レセプト

- [ ] ドネペジル（アリセプト®），リバスチグミン（リバスタッチ®，イクセロン®パッチ）など，処方後増量する必要がある薬を，副作用などのために増量しないで処方を継続する場合，詳記が必要

> **レセプト記載例**
>
> リバスタッチ®は，本来は18mgまで増量することが必要ですが，13.5mgへの増量時に食欲減退が副作用としてみられたため，9mgのまま継続することと判断しました

- ◆ 市町村独自の福祉給付金がある場合があるので，それぞれ検討が必要（名古屋市の例）[13]

  「寝たきりまたは重度・中度の認知症が3カ月以上継続している方で，本人の所得が一定の範囲の方」

---

### 文　献

1) The anticholinergic risk scale and anticholinergic adverse effects in older persons. Arch Intern Med 168(5)：508-513, 2008.【PMID：18332297】

2) 「認知症と軽度認知障害の人および家族介護者への支援・非薬物的介入ガイドライン2022」作成委員会：認知症と軽度認知障害の人および家族介護者への支援・非薬物的介入ガイドライン2022．新興医学出版社，東京，2022，p21，p24．

3) 平原佐斗司：アルツハイマー型認知症（AD）自然経過．平原佐斗司，内田直樹，遠矢純一郎・編・著，医師・看護師のための認知症プライマリケアまるごとガイド；最新知識に基づくステージアプローチ．中央法規，東京，2024，p23．

4) Effects of music therapy on behavioral and psychological symptoms of dementia：A systematic review and meta-analysis. Ageing Res Rev 12(2)：628-641, 2013.【PMID；23511664】

5) Enteral tube feeding for people with severe dementia. Cochrane Database Syst Rev 8(8)：CD013503, 2021.【PMID：34387363】

6) The efficacy and safety of tube feeding in advanced dementia patients：A systemic review and meta-analysis study. J Am Med Dir Assoc 22(2)：357-363, 2021.【PMID：32736992】

7) American Geriatrics Society Ethics Committee and Clinical Practice and Models of Care Committee：American Geriatrics Society feeding tubes in advanced dementia position statement. J Am Geriatr Soc 62(8)：1590-1593, 2014.【PMID：25039796】

8) Nutrition in dementia. CMAJ 186(17)：1319, 2014.【PMID：25332369】

9) Efficacy and safety of pharmacotherapy for Alzheimer's disease and for behavioural and psychological symptoms of dementia in older patients with moderate and severe functional impairments：A systematic review of controlled trials. Alzheimers Res Ther 13(1)：131, 2021.【PMID：34271969】

10) Efficacy and safety of pharmacotherapy for Alzheimer's disease and for behavioural and psychological symptoms of dementia in older patients with moderate and severe functional impairments : A systematic review of controlled trials. Alzheimers Res Ther 13(1): 131, 2021.【PMID：34271969】

11) 日本神経学会・監，「認知症疾患診療ガイドライン」作成委員会・編：第3章「治療」．認知症疾患診療ガイドライン2017，2017，p94．https://www.neurology-jp.org/guidelinem/degl/degl_2017_03.pdf（最終アクセス：2019年4月12日）

12) 服部英幸・編，精神症状・行動異常（BPSD）を示す認知症患者の初期対応の指針作成研究班・著：改訂版 BPSD初期対応ガイドライン．ライフ・サイエンス，東京，2018．

13) 名古屋市：福祉給付金支給制度．https://www.city.nagoya.jp/kurashi/category/10-14-3-0-0-0-0-0-0-0.html

---

## "認知症"を得意ワザにしたい人は

▶ 日本老年医学会：高齢者ケアの意思決定プロセスに関するガイドライン；人工的水分・栄養補給の導入を中心として．2012．https://jpn-geriat-soc.or.jp/proposal/pdf/jgs_ahn_gl_2012.pdf（最終アクセス：2019年4月12日）

▶ 平成27年度厚生労働科学研究費補助金（厚生労働科学特別研究事業）認知症に対するかかりつけ医の向精神薬使用の適正化に関する調査研究班：かかりつけ医のためのBPSDに対応する向精神薬使用ガイドライン（第2版）．https://www.mhlw.go.jp/file/06-Seisakujouhou-12300000-Roukenkyoku/0000140619.pdf（最終アクセス：2019年4月12日）

▶ 近藤敬太：多職種のための認知症の診断と治療．https://slide.antaa.jp/article/view/c52dc00c0a084d4a（最終アクセス：2019年4月12日）

▶ 小田陽彦：科学的認知症診療 5Lessons．シーニュ，東京，2018．

▶ 認知症未来共創ハブ〔堀田聰子 https://designing-for-dementia.jp（最終アクセス：2019年4月12日）〕

▶ ユマニチュード®（フランス発のケアメソッド）

▶ テレノイド（アンドロイドを用いた取り組み）〔https://telenoid.co.jp/（最終アクセス：2019年4月12日）〕

▶ 日本老年医学会，日本医療研究開発機構研究費・高齢者の薬物治療の安全性に関する研究研究班・編：高齢者の安全な薬物療法ガイドライン 2015．メジカルビュー社，東京，2015，p40．

▶ By the 2023 American Geriatrics Society Beers Criteria® Update Expert Panel : American Geriatrics Society 2023 updated AGS Beers Criteria® for potentially inappropriate medication use in older adults. J Am Geriatr Soc 71(7): 2052-2081, 2023.【PMID：37139824】

# Note

## せん妄をアセスメントする

せん妄は家族にとっては厄介な症状で,「認知症になった」「人格が変化した」と感じて,関係性を壊すおそれがある.予防に有効な薬剤はないため,リスク因子を評価して予防に努めることが重要である.

### ◆ せん妄のリスク

せん妄のリスクにつき大きく前提条件と,誘発因子に分けて考える.前提条件を満たす患者に,誘発因子が加わることでせん妄になりやすくなる.

**前提条件**:認知障害や多疾患併存(multimorbidity),ADL低下や,難聴・視覚障害
**誘発因子**:全身状態の不良・脱水,電解質異常,感染症,低酸素や痛みなどの身体的問題,薬物(オピオイド,ステロイド,向精神薬,抗コリン薬)がある.身体的問題としては,カテーテルや身体拘束,痛み,環境の変化,尿閉・便秘が含まれる

- 高齢者やがん患者は,原因が複数あり要因が治療不可能な場合が多い
- 30%では原因が特定できない[1]

### ◆ せん妄の予防

せん妄予防は患者・家族を巻き込もう

可能であればリスクとなる薬剤を中止する.ただしベンゾジアゼピン中止による離脱症状・せん妄リスクがあるため徐々に減量・中止する.睡眠薬としてのベンゾジアゼピンを新規睡眠薬(デエビゴ®,ロゼレム®)に変更する.予防で抗精神病薬は投与しない

### ◆ せん妄に気づく

軽度のせん妄を見逃さずに対応する.
**軽度のせん妄の徴候**:単語の取り違え,話のまとまりが悪い,連続引き算テストができない,感情・意欲面の変化

**表1 せん妄予防のキーステップ**

- 束縛を減らす:カテーテル,点滴,心電図,パルスオキシメータを最小限に
- 物理的制約を排除する:食事のときは患者をベッドから出す.可能であれば少なくとも1日2回歩行させる
- 適切な排尿・排便:尿が出ていても残尿確認
- 適切な感覚:メガネや補聴器,時計やカレンダー,部屋を明るくする
- 対人接触,楽しい会話:コミュニケーションを通じて,認知の「再調整」を促進する
- 健康的な睡眠・覚醒サイクル:夜間の刺激(音・光)を減らして睡眠を促進させる

〔文献2〕より引用〕

## ◈ せん妄の鑑別診断

- 基本はAIUEOTIPS（Alcohol, Insulin, Uremia, Electrolytes, Encephalopathy, Overdose, Oxygen, Trauma/Temperature, Infection, Psychogenic, Stroke/Shock）
- アルコール離脱，ベンゾジアゼピン離脱に注意

## ◈ せん妄の治療

**禁忌！** せん妄の原因の評価なしにリスパダール®などの抗精神病薬を投与しない！ 薬剤や疼痛などの苦痛，排尿・排便は大丈夫か確認する

せん妄の原因の検索と緩和・除去：全身状態の不良・脱水（→補正または対応困難），電解質異常（→とくに高カルシウム血症），感染症（→診断と治療），低酸素や痛みなどの身体的問題（→診断と治療，対症療法），オピオイドやステロイドの薬物（→必要な場合は安易に減量・中止しない）
せん妄の予防策の見直し（**表1**）[2]
薬物治療：せん妄には抗精神病薬の効果はない[3)4)]ばかりか，誤嚥は4倍になる[5]などデータがあり抗精神病薬の投与に批判的な意見がある

ただし終末期はエビデンスが出しにくいという背景もあり，原因除去と環境調整だけではうまくいかない場合があることも事実である。錐体外路症状や鎮静作用などの副作用に注意しながら，リスクとベネフィットをよく考えて対応する必要がある。

せん妄に対して保険適用外使用が厚生労働省に認められている薬剤を以下に示す。

- 経口投与ではリスペリドン，クエチアピン，ペロスピロン
- 経口投与不能時はセレネース
- 興奮が強い場合は，ベンゾジアゼピン。ただし呼吸抑制に注意する

| 文 献 |
|---|

1) Prim Care 44, 2017.【PMID：28797379】
2) Ann Intern Med 154, 2011.【PMID：21646553】
3) Ann Intern Med 171, 2019.【PMID：31476770】
4) JAMA Intern Med 177, 2017.【PMID：27918778】
5) J Am Geriatr Soc 65, 2017.【PMID：29095482】

（竹之内盛志）

| 慢性期 | 老年症候群

# 08 食べられない

## \\"食べられない"の心得・禁忌 **4** 箇条/

| 1 | 食を制するものは"在宅"を制する |
|---|---|
| 2 | 食は単なる栄養補給ではなく人生の物語，人間関係の絆の根源である |
| 3 | 食べたいものを大きな声で言えれば食べられる |
| 4 | 食支援は究極の多職種連携であり，配慮すべき項目は94ある |

---

### 症 例

#### 患者：98歳女性。胃瘻を拒否している

　胃瘻を拒否して，「点滴しているが，自宅看取り希望」として退院してきた。入院中1,500mL/日の点滴が入っていたが，退院して，栄養剤を少量飲むこともできるので点滴量を減らしていった。退院直後の味覚障害，精神の不安定さが減って，徐々に食事が摂れるようになった。

　年始の挨拶に食支援チームが「喉に詰まらないおもち」（酵素を使った粘着性の少ない米の餅）を持っていったところ，とても気に入って3食それを食べるようになった。104歳になった今でも食事することができている。担当医は「奇跡的によくなる人は"食が太い"人なんだなぁ」とあらためて思った。

## 老年医学 5Ms / 症例の振り返り

**① Matters most**：口から食べたい

**② Mind / Mental**：年齢相応の認知機能低下はあるが，意思は表現できる。食べられないことへの不満があった

**③ Mobility**：つかまり歩きが可能，転倒リスクは高い

**④ Medication**：できるだけ服薬はシンプルにすることが望ましい。食欲不振になり得る薬を確認する

**⑤ Multi-complexity**：病院での食事が合わず食欲不振（表1）となっている。それに対し，周囲の環境を含めどのように介入するかが一番の課題であった

## 在宅医の視点

「食べる」というプロセスは複雑である。日々われわれが何気なく行っている「食べる」ことも，機能が失われている患者では医学（Bio），心理（Psycho），社会（Social）の3要素がすべて揃わないと実行できない。その複雑性に気がつくことが第一歩であり，「究極の多職種連携」である食支援ができる地域こそ，充実した在宅医療ができているエリアだといえる。

表 1　在宅でみる食欲不振の原因と鑑別診断

| 食欲不振の原因 | 鑑別診断 |
| --- | --- |
| 口腔内トラブル | 入れ歯が合わない，口内炎，口腔内カンジダ，口腔ケア不足 |
| 薬剤性 | オピオイド，抗がん剤，鉄剤，向精神病薬（とくに抗うつ薬），ジギタリス，NSAIDs，ビスホスホネート，血糖降下薬（メトホルミン，GLP1-RA，SGLT2阻害薬）など |
| 悪性腫瘍 | がん悪液質，がんによる高カルシウム血症，脳転移，がんによる食欲不振を疑った場合で予後が短い場合，ステロイド考慮（ベタメタゾン2〜4mg朝1回で開始） |
| 精神疾患 | 抑うつ，認知症 |
| 消化管 | GERD（gastroesophageal reflux disease；胃食道逆流症），PPI中止後のGERD再発，便秘 |
| 呼吸器 | COPD（chronic obstructive pulmonary disease；慢性閉塞性肺疾患） |
| 循環器 | 心不全，利尿薬による脱水 |
| 腎　臓 | 腎不全による尿毒症・うっ血性心不全 |
| 内分泌 | 甲状腺機能低下症，副腎不全（ステロイド中止による） |
| その他 | 味が合わない（塩分制限，蛋白制限，とろみ） |

- なぜ食べられないのか病態を突き詰める
  - ①食べたくないのか（がんなどの身体疾患や精神的要因や薬剤），②食べたいけどすぐに食べられなくなるのか（消化器疾患），③おいしくないのか（味覚障害，口腔内の問題，食事形態／内容），④気持ちが悪いのかなど。鑑別は表1
- 最低限の検査を実施する
  - 血算，生化学（Na，K，Ca，肝酵素，腎機能，TP，アルブミン，血糖，CRP），BNP，TSH，fT4，薬剤血中濃度（ジギタリス，リチウムなど）
- 食欲不振をきたす薬剤を中止する
  - オピオイドの場合は制吐薬や便秘薬／スインプロイク®による対応，抗がん剤に対する制吐薬など（表1の薬剤性）

## カンファレンス（在宅医療開始前）

- 食事の制限が病態的に必要かどうかを確かめる
  - 入院時の状態に対する指示として「食事制限」などがかけられている場合が多い。退院時の状態で必要かどうかを見直す
  - 抗がん剤を使っている人が「生もの制限」となっている場合，退院後もそれを継続する必要があるか
  - 「味が薄くてまずい，食べられない」という人であれば，減塩食や腎臓病食などをやめて普通食とするだけで食事量が増える場合がある
  - とろみは解除できないか

**心得！**

**過剰な生もの制限は早めに解除する**

化学療法を行っているというだけで生もの制限が慣例的になされるが，本人の好きな刺し身や寿司が食べられないことによる栄養のロスは大きい。とくに終末期に食べることができない状況での食事は，残りの人生においても重要な意味がある

- 義歯が使えるかどうかを検討する
- 現在の食形態の確認と，そのなかにむせやすいものがあるかどうかを確認する
  - それを自宅で1日3食の食事としてどう対応するか
- ポリファーマシーを徹底的に見直す（「09 ポリファーマシー」p159〜参照）
- 口腔ケアは行えているか確認する

嚥下造影・嚥下内視鏡検査は，「急性期」「本人の緊張」「環境の変化」「食べものがおいしくない」など本人にとってはあまりよい条件下での検査とならない場合がある。これらの理由から，自宅での食事が可能かどうかを最終検討するには不利な条件での検査であることを知る（＝検査で誤嚥しても，日常生活で誤嚥するかどうか100％はわからないという，患者によっては"再現性に限界のある検査"だと認識する）

☐ 嚥下造影・嚥下内視鏡検査をするのであれば，食事中止の根拠にするためではなく，食べるとしたらどのように食べることが患者にとって有利な条件かを知る検査として使う

### 初診（在宅医療開始時）

## カンジダ症などの感染

初診時に口腔内，舌の状態を観察することは必須。とくにがん患者におけるカンジダ症の発生率が高い

☐ **カンジダ症は治療可能な疾患であり見落とせない**

### 処方例

・オラビ®錠口腔用50mg，1錠 分1，上顎歯肉に付着
・ジフルカン®カプセル100mg，1カプセル 分1，朝食後7〜14日間（内服期間は症状に合わせて検討）[1]

◆ 口角の発赤，びらん，亀裂を認める口角炎もカンジダ症が原因になっていることがある（カンジダ性口角炎）
◆ 病変が慢性に経過した肥厚性カンジダ症では，白苔は剥離しにくく，上皮の肥厚を伴う
◆ カンジダ菌が異常に増殖し，病原性を発揮する原因（ステロイド投与，糖尿病，全身衰弱，免疫力低下，唾液量の減少，長期間にわたる抗菌薬の服用）
◆ カンジダ症に特徴的な偽粘膜・白苔を伴わず，赤みと舌乳頭の萎縮を主体とする紅斑性カンジダ症がある

## 栄養，摂食嚥下

- □ 3食×7日間（＋間食）がどのようになるのか（誰が，どこで，どのように連携して提供するのか）を，ケアマネジャーが差配できているかどうかをチェックする
- □ 3食にこだわりすぎず，5回・6回の分割食もよい
- □ 口腔ケアが難しければ歯科コンサルテーションを行い，口腔ケアを歯科医・歯科衛生士を含む多職種で展開する

**私はこうする！**

食事している場面を観察することは重要である。食チーム（いなければ訪問看護師）が，それぞれの場所（自宅やデイサービスなど）の摂食風景を見にいくことが望ましい（市橋）

- □ 格言「食べたいものを大きな声で言えれば食べられる」
  - ◆ これは，永井康徳医師（医療法人ゆうの森理事長）の格言である。「大きな声で言える」とは，意識が清明で，意欲があり，肺活量があるということなので，誤嚥時にも喀出できる可能性が高い
  - ◆ 実際には，話すことができても嚥下障害が生じることはあるが，食事が可能かどうかの検討を始めるきっかけにはなる

**私はこうする！**

1日1L近く出る唾液が飲み込めている場合，形態を選んだうえでお楽しみ程度のごく少量の液体状摂食を試みる（市橋）

- □ 誤嚥しても対応できるような態勢の構築はいつも必要である
- □ 食に関与する視点は最低でも94項目あり，それぞれの評価・介入をさまざまな職種で行うべきである（表2）
- □ すべての職種が口の中を見ることから始める

表2 食のBio-Psycho-Social model「食べられないを評価する94の視点」（市橋作成）

| 合計<br>94項目 | 準備<br>（食事準備のために必要なこと） | 介助<br>（介助者と本人の協同活動） | 嚥下に<br>必要なこと |
|---|---|---|---|
| Bio<br>医学的　48項目 | 13 | 24 | 11 |
| Psycho<br>心理的　22項目 | 7 | 7 | 8 |
| Social<br>社会的　24項目 | 9 | 10 | 5 |

「食べる」ということは，医学的・心理的・社会的にとても複雑なプロセス

## Bio（医学的）　48項目

### 準備（食事準備のために必要なこと）13項目

- □塩分・水分の制限があるか？
- □カロリーが十分か？
- □特別食への対応（蛋白など）
- □LESのための食事かどうか？
- □傾眠の改善のために不要な薬を減らせないか？　もしくは時間を変更できないか？
- □香りを感じるように鼻腔清掃できたか？
- □認知されやすいように味のメリハリ（甘みの強い食品，冷たい食品など）を意識的に準備しているか？
- □誤嚥時に必要な吸引をすることが可能か，もしくは対応が決まっているか？
- □義歯の調整はよいか？
- □口腔内環境は適切か？
- □さきいかテストで，舌の横の動きがよいかを見る
- □アレルギー食物や調理の適切さ
- □空腹になるために適度な運動を行っているか？

### 介助（介助者と本人の協同活動）24項目

- □食事時間の全体が30 〜 40分以内に入るよう段取りしているか？
- □形状が適切・食材が乾燥していないか？
- □嚥下が1回で済んでいるかを評価する（複数回嚥下が必要か？）
- □摂取の1回量が適切に設定されているか？
- □交互嚥下が必要かどうか？
- □適切な嚥下までの時間が把握されているか？
- □介助時の姿勢が正しいか？
- □認識できる方向から介助できているか？（利き手の方向からスプーンを持っていくこと）
- □麻痺側でない側を利用しているか？
- □同じ高さで介助しているか？（立ったままの介助・歯磨きは不可）
- □嚥下が難しそうなときには咳払いを促すことができるか？
- □食べることが滞ったときに空のスプーンを舐めさせることを知っているか？
- □すすって食べないことを指導できるか？
- □摂食前の体操
- □喉頭隆起（喉仏）が動くことを指で確認することで，飲み込みのサインを知ることができるか？
- □食べ物の種類を伝えることを行っているか？
- □食べ物を見えるように眼鏡などを調整しているか？
- □介助のタイミングがわかるよう聴力が保たれているか？
- □食具，コップの選択が適切か？
- □食後の歯磨きが適切になされているか？
- □食べ残しへの対応が適切か？
- □息を止めてから飲み込むことを意識させているか？
- □誤嚥したときの対応が決まっているか？窒息時の蘇生ができるか？
- □口唇閉鎖ができないときに促すことができるか？

| 嚥下に必要なこと11項目 |
| --- |

□認識：食べ物として認識できるか？
□食べるタイミングや飲み込む速度を予測できるか？
□咀嚼と舌の送り込み：形状を感じ，必要な咀嚼を行えているか？
□食塊形成が可能か？
□口唇閉鎖が可能か？
□嚥下することができるか？
□残留の有無，複数回嚥下が必要か？
□誤嚥時の喀出ができるか？→呼吸リハビリテーションへの依頼
□摂食時の酸素飽和度の低下がないか？
□すすって食べないことを実践できるか？
□摂食による疲れがどの程度あるのか？

## Psycho（心理的）　22項目

### 準備（食事準備のために必要なこと）7項目

□好きなもの，嫌いなものがあるか？
□同じものばかりになっていないか？
□本人の希望を反映するような方法は検討されているか？
□見た目がきれいで食欲をそそるものか？
□器や，飲み物の準備があるか？
□温度（温かさ，冷たさ）が適切か？
□記念日や旬のものが意識されているか？（文化としての食）

### 介助（介助者と本人の協同活動）7項目

□介助者との信頼関係があるか？
□一人で食べる寂しさを感じさせていないか？（家族と一緒に食べることはできないか？＝絆や文化としての食）
□食べやすいものから食べさせているか？（食べる順番の検討）
□介助者が心理的に急いでいる状態になっていないか？
□介助者がほかのことを考えている心理状態になっていないか？
□声かけよりも見守りが大切ということを知っているか？
□うまく介助を受けてもらえるように，本人とコミュニケーションできる方法があるか？

### 嚥下に必要なこと8項目

□味わう喜びをもって食べているか？
□食べ慣れた味つけになっているか？
□食事以外のことに気をとられていないか？
□満足感が感じられているか？（量，質，味つけ，温かさ）
□胃瘻などを利用することで無理にすべてを食べなくてもよいという安心感があったほうがよいのではないか？
□食べたくないときに無理に食べさせられていないか？
□食欲低下の原因はうつや心配事，睡眠不足なのではないか？
□自分でできる部分も，介助されてしまっていないか？

| Social（社会的）　24項目 |
| --- |

**準備（食事準備のために必要なこと）9項目**

- □ 1週間の食事は誰がどのように準備するか決まっているのか？
- □ 配食サービスで適切なものが入手可能か？
- □ コスト面で問題になる食材はないか？
- □ 患者が移動するすべての場所で同一の適切なメニューを提供できるか？
- □ 本人が食べたいときに食べることができる状況になっているか？
- □ 食材の購入方法が理にかなったものになっているか？
- □ 外出，旅行時にも適切な食事が提供されているか？
- □ そもそも胃瘻を造設したほうがよいのではないか，チームで検討する
- □ 宗教や信条，文化的な配慮が適切か？

**介助（介助者と本人の協同活動）10項目**

- □ 適切な介助時間を確保できているか？
- □ ケアの前後の処置などが適切か？（排便後の食事，匂いなど）
- □ 調理者の技術を向上させるような教育プログラムが提供されているのか？
- □ 介助者の技術向上教育プログラムがあるか？
- □ 一緒に食べる人がいる状態にできるか？
- □ 飽きがこないような献立は誰が，どう決めているのか？
- □ 廃棄が出てしまうような献立になってしまっていないか？
- □ 介助者の疲労はないか？
- □ 介助者の手間を省くことのできる技術や食材はないか？
- □ 誤嚥したときの対応が決まっているか？窒息時の蘇生ができるか？必要か？

**嚥下に必要なこと5項目**

- □ 空腹時に食事になるように時間が調整されているか？
- □ 身体的に食事を摂ることは難しいのに，介助者の思いにより無理に食べさせられていることはないか？
- □ 食事中の会話ややりとりが適切か？
- □ 食事するときの風景が適切かどうか？
- □ 食べる環境として屋内だけではなく，屋外や旅行先などを検討したことがあるか？

## 1週間後

- □ 本人に「現在食に関して困っていること」があるか尋ねる
- □ 体重の減少の有無をチェックする（体重を測定する場所とタイミングの確認）
- □ ACP/人生会議：食についての考え方や，胃瘻など人工栄養に関してどう思うのかについても，チャンスがあれば尋ねてみる
- □ 胃瘻にすると口から摂食できないと考えている人がいる
- □ 胃瘻や経鼻経管栄養をしていても食事が可能であることを伝える
- □ 介助者の食べさせるタイミングが合っているのか確認する
- □ 新しい嚥下食の形態である「まとまりマッシュ」[2]を試す

## 慢性期

- □ 口腔内のトラブル, 薬剤性, 便秘などよくある原因を評価する（表1）
- □ 自験例では, 胃瘻がある患者も, 栄養チームの介入により57%で経口摂取と併用, 5%で胃瘻閉鎖につながった

  （総合在宅医療クリニックデータ；2018年6月時点）
- □ わが国の胃瘻に関する転帰調査では, 462名中16人（3.5%）がおおむね, もしくは完全に口から食べていると報告されている[3]
- □ 体重の増加があるのか確認する
  - ◆ 適正体重に届いていなければ, 食のどのプロセスに問題があるのかを検討する（表1）
- □ COPD（chronic obstructive pulmonary disease；慢性閉塞性肺疾患）など必要エネルギー量が増加する疾患, 肝疾患でLES（late evening snack）を行う必要があるような場合, 目標エネルギー量が守られているかどうかをチェックする

溢水でも脱水でも食欲はなくなる。身体診察と体重の評価は役に立つ

- □ 食事介助はアート。食事介助者にはさまざまな注意事項が存在する（表2）
- □ 食事介助の最初は, まず「安定した姿勢で食べることができる」ことである

嚥下しているときには吸気はできない。呼吸回数が増えると嚥下と呼吸のタイミングがとりづらくなる。呼吸回数が少なくなるような安定した呼吸のしやすさが必要となる。そのために車椅子など姿勢を検討することが重要である

- □ 姿勢の検討にはリハビリテーション職, 福祉用具業者, 整形外科医, 看護師, 介護職, 家族などさまざまな職種・人との連携が重要である
- □ がん患者の場合にはステロイド（内服または点滴）を検討する
  - ◆ 予後1〜2カ月と判断した場合, ステロイドの適応になる

    処方例：漸減法（リンデロン®またはデカドロン®2〜4mg朝1回で開始, その後効果がある最低量まで漸減する）, 漸増法（リ

ンデロン®またはデカドロン®0.5mgから開始し，有効な量まで2〜3日おきに0.5〜1mgずつ最大4mgまで増量する）

- ◆ 3〜5日入れても効果がなかったり，せん妄や高血糖など副作用が強く出てきた場合は中止する

## ACP/人生会議

- □ 絶食にすることは簡単。それで本当によいのかを本人に問う
- □ 本人の価値観・家族の考え方などを含めて多職種×複数回×本人の意思優先で，今後の対応を継続して考える

## 緊急対応

- □ 食事が急に摂れなくなったときには治療可能な疾患がないか全身検索を行う

**心得！** 家族・介護スタッフも窒息に対処できるよう情報提供する。目の前で起こる窒息は患者や家族のみでなく，スタッフにも心の傷になることがあり，注意が必要。ハイリスクの人の介助をするときには窒息対応の個別マニュアルを作成することが望ましい。「5分以内に助けよう！ 誤嚥・窒息時のアプローチ」（井上登太・著）がわかりやすい

### 多職種連携

- □ 食支援はその地域の多職種連携のレベルがわかりやすく判断できるポイントとなる
  - ◆ 地域の資源を探して使い，なければ作り，育てていくことがまち作りにつながる
- □ 正しく連携するために，一度それぞれの職種と同行訪問してみることが有効な連携につながる
- □ 食支援チームがどうして必要なのか，患者・家族に理解してもらえない場合
  - ◆ とくに病院で管理栄養指導を受け，その印象がよくなかった場合には拒否されることがある
  - ◆ 介入の秘訣としては，退院カンファレンスや初診時に食支援チームが同行することで顔見知りになっておき，「困っていること」に役立てる方法を見つけて「役に立つこと」を理解してもらうことである

□ 地域に開いた地域NST（nutrition support team）を開催し，症例を振り返る

- 地域の専門職と共に行うことで，より効率的な連携が可能になる
- 懇親会でより深く知り合うことができる
- 顔の見える関係の次は，"腕の見える関係""腹の見える関係"と深まっていく

## 緩和ケア・看取り

□ ヒトはすべて，突然死以外は最後には食べることができなくなって亡くなっている

- 食べられなくなっていくことは治療の不完全さではなく，自然なプロセスといえる

□ かかわる医療チームも，自分自身が亡くなるときに食事をどのようにしてもらいたいのか，考える機会をもつ必要がある

- 他人ならすぐに絶食，おいしくないものでリスクを管理しようとするが，自分のときにはそれらをすべて無視しようとする矛盾を知る

## 同時に未来の患者もみる

□ 地域の料亭や配食サービス，和菓子店，ホテル，旅館などと共にバリアフリー食を進めていくことで，障がい児・者や高齢者の外出支援になる

### 文 献

1) Clinical Practice Guideline for the Management of Candidiasis；2016 Update by the Infectious Diseases Society of America. Clin Infect Dis 62 (4)：e1-50，2016.【PMID：26679628】

2) 日本摂食嚥下リハビリテーション学会医療検討委員会：発達期摂食嚥下障害児（者）のための嚥下調整食分類 2018. 日本摂食嚥下リハビリテーション学会雑誌 22（1）：59-73，2018.

3) 奥山秀樹，三上隆浩，木村年秀，他：胃瘻の造設および転帰に関する実態調査. 老年歯学 28（4）：352-360，2014.

# Note

## 便秘の治療

### 在宅医の視点

高齢でさまざまな疾病をもち，ポリファーマシーでサルコペニアな在宅患者の便秘の有病率は非常に高い。患者の認知機能やADL，予後，介護力に合わせて適切な薬剤選択と排便管理を行うことが望ましい。

非薬物療法では，一般的には運動，水分摂取，食物繊維の多い食事（野菜，果物，ナッツ），食後に時間を決めてトイレに誘導する（朝一番か食後），などが推奨されているが，いずれもエビデンスレベルは低いため，便秘の治療は薬物療法が主体になる。

自然排便は介護の負担になるため，計画排便が望ましいケースもある。

**禁忌！**　下痢で患者・家族をパニックにさせるな！ "定期的に出るバナナ状の便（ブリストルスケール4型）" を目指して，薬剤調整を行う。

### ◇ Step1 便秘の原因になる器質的疾患と薬剤のチェック

大腸がん，急性便秘なら腸閉塞，便秘の原因になる薬剤を確認する。

大腸がんを疑う症状は，体重減少，直腸出血，細い便。一度は直腸診を行い，痔瘻や裂肛，肛門狭窄を評価するのが望ましい。

痔があって出血している場合でも，実はその奥に大腸がんが併発している場合があるので，安易に「出血の原因はがんではない」とは伝えないほうがよい。

便秘の原因になる薬剤：①オピオイド，②カルシウム拮抗薬（ニフェジピン，ベラパミル），③抗コリン薬（パーキンソン病治療薬，頻尿・過活動性膀胱治療薬，ドパミン作動薬，三環系抗うつ薬），④利尿薬（脱水による），⑤陽イオン含有剤（鉄剤，カルシウム，アルミニウム）

**心得！**　**下剤を出す前にポリファーマシーを解決せよ**

・抗コリン作用をもつ薬剤も，とくに向精神薬は突然の中止で離脱症状が生じるため，薬剤は中止するにしてもゆっくり減量し中止していく

---

慢性期

老年症候群

08 食べられない

# Note 便秘の治療

### ◆ Step2 硬便貯留があれば摘便と浣腸を行う

「便が出せない」とき，つまり強い便意はあるがいきんでも出ないときは糞便塞栓の有無をみる必要がある。摘便してから浣腸し，直腸に嵌頓している便を出す必要がある。便意を訴えられない患者の場合は，何日も便が出ていないときは，直腸エコーまたは直腸診で便を確認するのが安全である。その後，定期的な便秘薬を開始する。

「便が出ない」とき，便意を訴えられる患者で，便意がなく便が出ない場合はまず便秘薬を開始する。便意がなくてもトイレに行くと出ることもあるため，動ける患者の場合は定期的に食後「トイレに行く指導」を行う。

摘便なしの浣腸は直腸穿孔のリスクになる。浣腸前は必ず直腸に硬便がないか摘便を行う

### ◆ Step3 浸透圧性下剤の投与

**酸化Mg，ラクツロース，ポリエチレングリコールが第一選択。ただし便が軟らかいのに出ない場合は刺激性下剤の頓用で対応する**

圧倒的に安いという理由から，酸化Mgを第一選択にするのが妥当である。ただし，高マグネシウム血症のリスクに加えて併用注意が多いことに注意する

**酸化マグネシウムの使い方：**

通常1日1～2gを食直前後の3回に分割，または就寝前に1回内服する。腎機能が悪いと高Mgになるため，Mg値を見ながら投与を行う。高度腎機能障害の場合は投与しないことが望ましい。筆者は330mg3錠 分3または2錠 分2から開始し，自己調整してもらっている。分1の場合は，就寝前に1～2錠処方する

**高マグネシウム血症：**

基準値は1.8～2.4mg/dL，3.0mg/dL以上を高マグネシウム血症と定義される。軽度であれば無症状だが，4～6mg/dLを超えると低血圧，嘔気，嘔吐，顔面紅潮，尿閉，イレウスが出現し，8～12mg/dLを超えると，弛緩性骨格筋麻痺および反射低下/消失が引き起こされる

**酸化Mgの併用注意薬：**

ビタミンDで高マグネシウム血症，カルシウム製剤で高カルシウム血症のリスク上昇。$H_2$受容体拮抗薬やPPIの併用で酸化Mgの効果は減弱する。併用により，ニューキノロン，ビスホスホネート，テトラサイクリン系，リオシグアトの効果が減弱する

腎機能が悪ければラクツロースまたはポリエチレングリコールまたはStep5（後述）の薬剤を使用する。浸透圧性下剤のなかではポリエチレングリコールは唯一の純粋な浸透圧性下剤であり効果がもっとも優れているというデータがある[1]。

マグネシウムはじつは併用注意薬が多い薬剤！PPIやニューキノロンなどに注意

### ▶ Step4 刺激性下剤

アントラキノン系（センノシドやアローゼン），ジフェニール系（ピコスルファートNa，ビサコジル）などの刺激性下剤はほかの薬剤の補助的に使用する。薬剤耐性や依存性のリスクがあり，長期内服による大腸への悪影響から常用は避けるべきであり，あくまでも頓用または短期間の使用に制限するのが望ましい。

浸透圧性下剤＋刺激性下剤の頓用が基本スタイル

### ▶ Step5 その他の薬剤：リンゼス®，アミティーザ®，グーフィス®

酸化マグネシウムやセンノシドなど（Step3, 4）でうまくいかない場合は新たな薬剤を処方する。下痢が心配な場合は直前まで処方していた便秘薬を減量または中止する。

実臨床においては薬価の問題がなければ，利便性，有用性と安全性の高いStep5の薬剤を最初に使うこともある。使い慣れたものを使用すればよい。薬剤効果は比較的強いため，「最小量の単剤から開始し適宜漸増し，その後他剤を追加する」という戦略を筆者はとっている。他剤にアドオンするという戦略もあるが，効きすぎを避けるため多剤は中止または減量しておいたほうがよい。

リナクロチド（リンゼス®）：小腸上皮のグアニル酸シクラーゼC受容体アゴニストであり，これにより腸管内の水分分泌を促進する。食事30分前までに内服することで下痢の副作用が減る。エビデンスレベルは3剤でもっとも高い。

> 処方例：0.5mg1日1回食前，0.25mgに減量可。下痢が心配な場合は，0.25mg1日1回食前から開始する

ルビプロストン（アミティーザ®）：小腸上皮のクロライドチャネルを活性化し，腸管内の水分分泌を促進させる。嘔気は用量依存性で食事や水と一緒に服用すると低くなる。食後が基本。

> 処方例：1回12〜24μgを1日1回夕食後から開始し，24μg1日2回まで増量可（朝夕食後）。下痢が心配な場合は，12μgを1日1回食後から開始し，可能であれば数日ごとに適時増減してもらうとよい

# Note 便秘の治療

エロビキシバット（グーフィス®）：腸内で胆汁酸の再吸収を阻害することにより，大腸の水分分泌を増加させ，大腸運動を促進させる。前述の2剤よりは少しマイルドな印象がある。

> 処方例：10mg1日1回食前で開始，効果に応じて適宜5mg，15mgへ変更を行う

## オピオイド誘発性便秘への対応を知っておく

各オピオイドの便秘の程度はモルヒネ＝オキシコドン>ヒドロモルフォン>>フェンタニル，タペンタドール，トラマドールであり，量が多いほど便秘になりやすい。オピオイド開始時には酸化Mg＋ピコスルファート頓用などの予防を行う。

さらに便秘時には，フェンタニルに変更したり，末梢µオピオイド受容体拮抗薬であるナルデメジン（スインプロイク®：0.2mg 277円/錠）が有効である。今のところスインプロイク®の予防投与は推奨されていない[2]が，今後予防投与がスタンダードになる可能性もある（保険適応外）。

> 処方例：従来の緩下薬が無効であった場合，スインプロイク®1回0.2mgを1日1回経口投与

### 文献

1）Cochrane Database Syst Rev 7.【PMID：20614462】
2）Trials 21, 2020.【PMID：32487150】

（竹之内盛志）

| 慢性期 | 老年症候群

# 09 ポリファーマシー

## ＼"ポリファーマシー"の心得・禁忌 6 箇条／

| 1 | 投薬は足し算ではなく，引き算で考える |
|---|---|
| 2 | 退院カンファレンスが薬を整理できる最大のチャンスである |
| 3 | 信頼関係ができるまでは，薬を変更しない |
| 4 | 中止してはならない薬，少しずつ減量していくべき薬もある |
| 5 | 対症療法の薬を出す前に，非薬物的介入も考える |
| 6 | 「効果を評価するタイミング」を決めて投薬を開始する |

---

### 症　例

患者：75歳男性。ADL自立，認知症なし。長期間内服の薬剤が複数ある

　近くの開業医から紹介されてきた新規在宅患者の75歳男性。内服薬が12種類もあり，いくつかは20年来飲んできたとのこと。ポリファーマシーと考え，「やめられる薬をやめましょう」と伝えて，そのときは患者も同意し内服を減らした。その後，訪問看護師から「20年間飲んでいた薬を内服する意味がないと言われ，これまで飲んできた私は何だったんだ」と不信に思っている様子だと伝え聞いた。

## 老年医学 5Ms / 症例の振り返り

**1** **Matters most**：よい治療を受けたい

**2** **Mind / Mental**：認知症はない。患者の思いを丁寧に聞くべきだった

**3** **Mobility**：ADLは自立している

**4** **Medication**：ポリファーマシーに対応すべき症例である

**5** **Multi-complexity**：近医から紹介されたばかりで信頼関係が不十分だったが，これまでの医師や家族などとの関係性，各薬剤に対する理解や思いを把握する必要があった

---

### 在宅医の視点

多くの高齢者は5剤以上のポリファーマシーの状態であり，在宅移行はポリファーマシーを解決するチャンスとなる。入院という集団生活から，住み慣れた自宅環境へ戻ってくれば，さまざまな薬を安全に減らすことが可能となる。継続的な薬剤の最適化を進めていこう。

---

### カンファレンス（在宅医療開始前）

**心得！**

**カンファレンスが薬を減らす最大のチャンス**
病院主治医も過去の薬剤をなんとなく継続していたり，薬を減量することによるトラブルを嫌って，念のため継続しているだけの場合がある。可能であればカンファレンスで減らせるか確認しよう

#### 退院カンファレンスでのポリファーマシー解決5つのステップ

①治療の目標をもう一度見直す：予後見込みが短ければ，高血圧（p73），脂質異常症（p88），糖尿病（p99）の治療目標は下げてもよい（それぞれNote参照）

②とくに慎重な投与が必要とされる薬剤のリストを確認する（p161，表1参照）

③病院主治医に「薬を減らすとすればどれが望ましいのか」を相談し，専門的な意見を得ることも考慮する

④継続する根拠がないものは入院中に中止して，中止後の状態を観察してもらってから退院したほうがよい

⑤中止できなくても，せめて減量できるかどうかを検討する

心得！ 高齢者の安全な薬物療法ガイドライン2015[1]や2023 updated AGS Beers Criteria[2]（米国老年医学会の推奨）などを目安にして中止する（表1）。相手に配慮しつつ，内服している根拠を考えよう（「症例」p159参照）

☐ 表1はホスピスや終末期医療の患者には適用されないため，在宅では可能な範囲で対応する

☐ 薬剤師に薬の減量を相談して，在宅対応に変更できるような知恵をもらう

◆ その際，介護保険などの制約から，訪問しての内服管理が難しい場合があることを説明する。訪問回数，剤形などを工夫してもらう

◆ 薬剤師間での情報共有（トレーシングレポート：服薬情報提供書）がある場合には，薬の変更の根拠などを知ることができるので取り寄せる

◆ 「UpToDate」（有料），Drugs.com，日本語だとKEGG MEDICUSの「薬物相互作用」機能を使うと，多剤で同時に相互作用を検討できる

表1 2023 updated AGS Beers Criteria[2]に出てくる薬剤（抜粋）

注意すべき薬剤
- 第一世代抗ヒスタミン薬：レスタミン，ポララミン®，アタラックス®-P
- 高齢者の心房細動と深部静脈血栓へのワーファリン：代わりに，アピキサバンやダビガトラン
- 降圧薬としての$\alpha_1$受容体遮断薬（$\alpha_1$遮断薬）
- ジゴキシン(代用がない場合を除く)：血中濃度を管理する
- 抗コリン作用の強い抗うつ薬：アミトリプチリン塩酸塩，クロミプラミン塩酸塩など
- 抗精神病薬：オランザピン，クエチアピン，リスペリドン
- ベンゾジアゼピン
- 8週間以上のPPI (NSAIDsやステロイドありなどやむを得ない場合を除く)
- 12週以上のメトクロプラミド/プリンペラン
- NSAIDs
- 血糖降下薬：SU剤は低血糖，SGLT2阻害薬はサルコペニアやDKAや尿路感染に注意
- リチウム：リチウム中毒 (血中濃度を管理する)

組み合わせに注意
- 中枢神経系に作用する薬を3種類以上：抗てんかん薬，抗うつ薬，抗精神病薬，オピオイド，ベンゾジアゼピンなど
- 抗コリン作用の強い薬剤を2種類以上：抗うつ薬，第一世代抗ヒスタミン薬，抗ムスカリン薬(尿失禁)，抗精神病薬

特定の状況での注意すべき薬剤
1. せん妄患者：抗コリン作用のある薬，抗精神病薬，ベンゾジアゼピン，ステロイド，$H_2$受容体拮抗薬，非ベンゾジアゼピン系睡眠薬，オピオイド
2. 認知症：抗コリン作用のある薬剤，抗精神病薬，ベンゾジアゼピン
3. 転倒/骨折歴あり：抗コリン作用のある薬剤，抗うつ薬(SNRIs，SSRIs，抗てんかん薬，抗精神病薬，ベンゾジアゼピン)

腎障害のある場合の薬剤調整/中止
キノロン系抗菌薬，バクタ，DOAC，スピロノラクトン，ガバペンチン，NSAIDs，トラマドール塩酸塩，$H_2$受容体拮抗薬，コルヒチン

- □ 急変時にどのような薬で対応するのかについて主治医に尋ね，再来院・入院になる状況について取り決めを行う

### 初診（在宅医療開始時）

- □ 薬の変更は信頼関係ができてからにする
- □ 初診（初回訪問）は退院日に行うようにして，病院からの紹介状に基づいて薬剤師，看護師と共に「お薬カレンダー」に薬をセットするようにする

> 「お薬カレンダー」を使って退院時に意図されたとおりに内服できるよう，残薬などの整理を行う

- □ 初回訪問で薬の管理ができていないことに対応する。対応が十分でないと訪問看護師・薬剤師からの問い合わせが発生する
    - ◆ 退院後は，内服すべき薬，中止すべき薬が何か混乱していることが多い
    - ◆ 薬の情報提供が不十分な病院に対してはそのことをフィードバックして伝えることで，情報提供態勢の改善を目指してもらう
    - ◆ 「お薬カレンダー」がないときには，100円程度のものなので無料でサービスとして配布する
    - ◆ 薬をセットしながら余っている薬を特定し，なぜ飲めていないのかを聞く。また飲めていない薬が必須のものでなければ中止することを提案する
- □ ポリファーマシーの患者は，必要な薬が入っていないこと（アンダートリートメント）が多い。薬が多すぎるなかで，実は必要な薬が抜けていないかを確認する

### 1週間後

- □ 中止し問題になっている薬があるか（中止・減量による変化）を検討する
    - ◆ 中止することで起こり得る変化の内容や，変化が起こり得るタイミングについて，患者本人・家族，訪問看護師らと共有しておくことで変化をキャッチしやすい
- □ さらにもう一段階減らすことができないかどうかを検討する
    - ◆ 自宅に帰ると睡眠の質が改善しやすいので，薬の見直しが可能

- 睡眠薬（ベンゾジアゼピン）や抗精神病薬〔リスペリドン（リスパダール®），クエチアピン（セロクエル®）〕などの薬の見直しができる
- 離脱症状が出ないように少しずつ減量する

> **中止するときに注意を要する薬剤**
> ・循環作動薬（β遮断薬，ACE阻害薬/ARB，硝酸薬）
> ・抗血栓薬（抗凝固薬，抗血小板薬）
> ・抗パーキンソン薬，抗うつ薬，ベンゾジアゼピン，抗精神病薬，ステロイド

**私はこう伝える！**

**過去と未来を同時に肯定しながら薬剤の中止を提案する**
例：この薬は以前は有効と認められていましたが，最新の研究では徐々に中止したほうがよいといわれ始めています。年齢が上がってくると，薬の副作用も出やすくなり，そろそろ中止したほうがよいころだと思います。この薬をやめてみてもよいかなと思いますが，どう思いますか？（竹之内）

## 慢性期

複雑な病態になったときには，足し算（薬などを追加していくこと）ではなく，なるべく引き算（簡素化）することで，むしろどの薬が効いているか，何が"正しい道"かわかりやすくなる

慢性臓器障害の6つ（心・肺・肝・腎・脳・筋）を確認し，とくに脳（神経/精神）・筋に注目して薬全体を最適化せよ！（総論「高齢者診療のエッセンス」p4参照）

- □ 薬を増やすときには，薬以外での対応が難しいのか検討する。とくに対象療法の薬には注意する。傾聴が安心につながることも多い
- □ 薬を追加するときには必ず，①何の症状を評価判定の指標とするかを決定し，②継続するための基準と評価のタイミングも決め，③できれば十分量を投与する
  - 明らかな効果を認めなければ薬は中止する

> **私はこうする！**
>
> 　薬の減量・追加の効果判定には，患者・家族に参加してもらう
> 　薬のピーク，半減期から効果発現・消失時間を考える
> 　半減期の４〜５倍の時間で体内から薬は消失する
> 　例：セロクエル® のピークは2.9時間，半減期3.6時間。追加投与
> は内服３時間後以降で，およそ14〜18時間後には薬は残っていな
> い（高齢者はさらに延長する場合あり）
> 　薬の最高血中濃度までの到達時間，半減期を伝え，薬の効果につい
> て自分たちで評価ができるように役割を与えること。患者本人と家族
> が薬の効果を判断してくれる（市橋）

## 多職種連携

☐ 内服などが難しいときに，剤形を変えて対応が可能になるかどう
　かを薬剤師に尋ねるとよい

☐ 実際に内服させるヘルパーや家族に，内服しづらい薬や，胃瘻に
　ひっかかりやすいものがあるかを尋ねるとよい

☐ 独居患者で週に１回しか訪問できないときに，薬のセットが難しく
　なることがある。そのときにはお薬カレンダーを２枚にして２週間
　分をセットするとよい

> **私はこうする！**
>
> 　非薬物的な介入
> 　昼夜逆転なら，南側の陽の当たる部屋に替わることも重要。
> 　下肢の循環障害は，「床暖房に変える」「足を温める方法を工夫する」
> などで改善することを経験している（市橋）

## ACP/人生会議

☐ 価値観の理解
　◆ 薬を飲んでいることの意味を理解し，内服するかどうか迷ってい
　　る薬についての本人の考え方を知る

☐ 本人が考える価値観と，内服することのメリット・デメリットが一
　致しているかを考え直す

☐ 脳梗塞や心筋梗塞などの重篤なイベントが起こり得るリスクのある
　薬を減量するときには，本人や家族に対してのより深い説明が必
　要である

- ◆ 重篤なイベントが起こったときの後悔になり得る
- ◆ 多種類の循環器の薬を飲みつづけるのも苦痛が伴う（「19 ACP/人生会議」p255～参照）

**私はこうする！**

　循環作動薬と抗凝固薬・抗血小板薬を調整するときは病院主治医に確認を行う。重篤なイベントは内服してもしなくても，いずれにせよ発生し得る。起こったときに後悔しないようなコンセンサス作りが重要（市橋）

## 緊急対応

- ☐ 急変時への対応の薬を検討しておく
- ☐ ポリファーマシー対策が成功し内服量全体が減ると，緊急時に追加薬を処方しても内服しやすくなる

## 緩和ケア・看取り

- ☐ 終末期には内服が難しくなるので，どうしても継続したい薬は，内服以外の投与経路（貼付剤，坐薬）へ移行する準備をしておく
- ☐ 内服するよりも，食事・水分摂取を優先することが大事な場合もある

### 文　献

1）日本老年医学会，日本医療研究開発機構研究費・高齢者の薬物治療の安全性に関する研究研究班・編：高齢者の安全な薬物療法ガイドライン2015．
https://www.jpn-geriat-soc.or.jp/info/topics/pdf/20170808_01.pdf（最終アクセス：2019年4月17日）

2）Comment on：2023 updated AGS Beers Criteria for potentially inappropriate medication use in older adults. J Am Geriatr Soc 71（12）：3951-3953．【PMID：37702478】

# Note

## 不眠症をアセスメントする

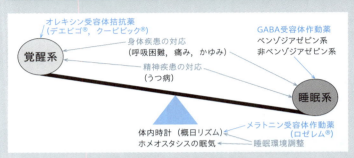

図1　睡眠のメカニズムと治療薬

### ◇ 睡眠の機序と治療内容の全体像

睡眠のメカニズムの4因子である①体内時計，②ホメオスタシスの眠気，③覚醒系，④睡眠系を図1に示す。

①体内時計：人間には体内時計がありメラトニンにより制御されている。ロゼレム®はメラトニン受容体に作用することで睡眠を調整する
②ホメオスタシスの眠気：長く起きていたり，疲労が蓄積すると眠くなる。これにより生理学的な安定性を人間は保持している。高齢者は一般的に生理的に必要な睡眠時間が短縮するが，それに反比例して床上時間は長くなるため，不眠を訴えることが多くなる。①②の時間帯が合っていると入眠しやすくなる
③覚醒系：オレキシン，ノルアドレナリン，セロトニン，アセチルコリンなどが覚醒系の物質である。痛みなどの身体的刺激や精神的ストレスは脳を覚醒させる。覚醒系のオレキシンを抑制するのがデエビゴ®である
④睡眠系：中枢神経の抑制性神経伝達物質がGABAである。ベンゾジアゼピン/非ベンゾジアゼピンは，GABA受容体に作用することで神経活動が抑制され，不安や興奮が軽減する

### ◇ 不眠症のアプローチ

まず不眠の原因は①～④のいずれかを考える。もっとも重要なのは「要因のアセスメント」であり，不眠の治療は必ずアセスメントから始めることを肝に銘じたい。そして特定した要因に対して非薬物療法を中心に闘うのが慢性不眠症の基本戦略である。
①体内時計が乱れているのであれば，日光に当たったり，日中ギャッジアップしたり話しかけたりして昼寝を避けたりするとよい。投薬するのであればロゼレム®
②ホメオスタシスの眠気が問題，つまり生理的に寝すぎの状態であれば，患者教育が非常に重要である。年をとると必要な睡眠時間は減っていることを理解

してもらい，眠くなったらベッドに行く，15分眠れなかったら起きる，などの対応をしてもらう

③④覚醒系/睡眠系：身体的疾患・精神的疾患により覚醒系は上がり睡眠系の刺激は下がる。**痛み，呼吸困難や，かゆみ，モニター・点滴・酸素・バルーンにより眠れなくなるため，できるだけ苦痛・刺激を取り除く。これも緩和ケアの1つである。**覚醒系に作用するのがオレキシン受容体拮抗薬であるデエビゴ®で，従来のベンゾジアゼピン/非ベンゾジアゼピンと比べるとまだ安全性は高い。非ベンゾジアゼピンはいわれているほど安全な薬ではなく[1]，ベンゾジアゼピン同様に予後が短い場合を除いて避けるべきである。

　不眠症についての説明は時間がかかるため，さまざまな情報共有サイトを紹介したり，印刷して渡すと効果的である[2]。

睡眠衛生管理：カフェイン，ニコチンを避ける，寝る前の4時間は運動×で日中の運動○，夕飯は食べすぎない，昼寝をやめる，寝るときだけにベッドに行く，ベッド周辺は温度を心地よく，暗く，ベッドに行く前にはリラックスタイムなど

処方例：ロゼレム® 8 mg 1錠　分1 就寝前
処方例：デエビゴ® 5 mg 1錠　分1 就寝前

### ◆ 睡眠薬依存について

　安易で善意のベンゾジアゼピン/非ベンゾジアゼピンの処方により患者は身体的・精神的な依存をきたし，耐性を形成するとまた不眠が生じてしまう。ベンゾジアゼピンの処方の原則は，精神疾患のない不眠のみでは処方はしない，である。しばしば医療者は睡眠薬常用患者に陰性感情を抱いてしまうが，悪いのは患者ではない。依存症になっている患者に理解を示し，信頼関係を築き，少しずつ休薬するメリットを伝えていく。1種類内服の場合は漸減法が基本で，6～10週間かけて，1～2週間ごとに減量していく[3]。2種類以上内服している場合は，1種類までの減量をまずは目標にする。

| 文　献 |
| --- |

1) Sleep 39, 2016.【PMID：26943470】
2) 厚生労働省：不眠症．e-ヘルスネット［情報提供］，生活習慣病予防のための健康情報サイト．
　 https://www.e-healthnet.mhlw.go.jp/information/heart/k-02-001.html
　（最終アクセス：2024年9月1日）
3) N Engl J Med 376, 2017.【PMID：28328330】

（竹之内盛志）

| 慢性期 | 老年症候群

# 10 排尿障害

## \ "排尿障害" の心得・禁忌 4 箇条 /

| 1 | 薬剤性の排尿障害を否定する |
| 2 | 器質的な疾患を除外する |
| 3 | 排尿日誌でパターンを把握する |
| 4 | 尿道留置カテーテルを見たら常に抜去できるかを考える |

症 例

患者：52歳男性。頸髄損傷で尿道留置カテーテルが入っている

　高所転落による頸髄損傷（$C_5$）。うつ病があり，母親（83歳）と二人暮らし。尿道留置カテーテル留置状態で退院するも尿混濁が強く，閉塞やバルーンの破損がつづく。頻回の交換でも改善せず，エコーを行うと多量の膀胱結石を認めた。尿道下裂の徴候もあり，病院にて結石除去術，膀胱瘻造設術を施行した。以降，尿トラブルなく推移し精神状態も少し落ち着いた。

## 老年医学 5Ms / 症例の振り返り

**1** **Matters most**：患者は尿道留置カテーテルのトラブルを減らしたかったが，膀胱瘻造設には不安があって踏み切れなかった

**2** **Mind / Mental**：抑うつ状態が続いていて易怒性もありトラブルが多い。精神的ケアはかなり必要であり治療介入もしづらかった

**3** **Mobility**：頸髄損傷で手の細かな運動や，体幹コントロールと下肢の動作はできない。電動車椅子で移動は可能である

**4** **Medication**：うつ病があるため向精神薬や対症療法の薬が多くなりがちである。リハビリテーションや傾聴など地道な非薬物的な対応が必要である

**5** **Multi-complexity**：社会参加できていない。家族や医療チームによる継続的サポートが必要。リハビリテーション，環境調整，テクノロジーの活用などを用いて，できれば社会参加までつなげる

### 在宅医の視点

　尿路の問題はQOL低下の大きな要因であり，一大感染源として在宅医療で常に問題となる。ほかの項目と同様に，多職種連携が課題解決の鍵になる。薬剤調整，尿道留置カテーテル抜去を試みるとき，間欠導尿の指導など，チームで課題を共有しながら取り組むことで，QOLの大幅な改善が得られる分野である。

### カンファレンス（在宅医療開始前）

☐ 排尿障害が主病名になることはほぼない。積極的な情報収集を行う

☐ 排尿に影響のある薬がないか

- ◆ 抗コリン薬，抗ヒスタミン薬，向精神薬，テオフィリン，パーキンソン病治療薬（トリヘキシフェニジル），PL配合顆粒，麻薬

☐ 神経因性膀胱（＝「神経」に原因がある「膀胱」の機能障害）について確認する

- ◆ 原因を知る
  - ①中枢神経（脳卒中，パーキンソン病など）
  - ②脊髄（外傷，多発性硬化症，頸髄症，脊柱管狭窄症など）
  - ③末梢神経（糖尿病，骨盤内腫瘍術後など）
- ◆ 失禁があるか，排尿後の残尿があるか，導尿が必要か

- ◆ 神経因性膀胱自体を治療する薬物はない

□ **前立腺肥大症（benign prostatic hyperplasia；BPH）について確認する**
- ◆ 手術適応はないか。内科的治療に抵抗性の重度の排尿症状は手術を考慮する
- ◆ 頻尿の訴えはしばしば溢流性尿失禁。尿が出ていても尿閉の場合がある

□ **過活動膀胱について確認する**
- ◆ 膀胱がん，膀胱炎，膀胱結石，前立腺がんなど器質的な疾患は除外できているか

□ **尿道留置カテーテル（以下，カテーテル）留置症例の場合，以下を検討する**
- ◆ なぜカテーテルが留置されているか，抜去できないか
- ◆ 間欠自己導尿は可能か
- ◆ 予後が長い場合は，尿道下裂になるため膀胱瘻を検討する

□ **膀胱瘻の適応があるか確認する**
- ◆ ①カテーテルの留置が難しい場合：尿道狭窄や尿道断裂，カテーテル交換困難，膀胱タンポナーデ
- ◆ ②長期間にわたりカテーテルの留置が必要となる場合（頸髄損傷など）は，尿道下裂のリスクがあり膀胱瘻造設についての相談の場（患者本人・家族・泌尿器科医）を設ける

### 初診（訪問診療開始時）

□ **排尿障害（排尿困難，多尿，失禁）の有無を聞く**

□ **過活動膀胱の症状を確認する**
- ◆ 尿切迫感（急に起こる強い尿意），昼間頻尿，夜間頻尿，切迫性尿失禁

□ **下腹部の視診，触診を行う**

□ **症状の評価（国際前立腺症状スコア（International Prostate Symptom Score；IPSS）など）を行う**
- ◆ 残尿感，頻尿（排尿間隔が2時間以内），排尿時の尿のとぎれ，尿の我慢が難しい，尿の勢いが弱い，排尿時に腹圧をかける，夜間の排尿回数，QOL

### 1週間後

□ **内服薬の処方と整理，アドヒアランスの確認を行う**

□ カテーテル留置症例は抜去希望の有無を確認（本人，家族へ）する

□ 生活の見直しを提案する

  ◆ 肥満の解消・便秘の解消はともに排尿障害を改善する

  ◆ アルコール・カフェイン摂取は適度に。夕食後は水分を控える。足の浮腫が夜間多尿の原因になる

### 慢性期

□ 治療目標は，腎機能保持，排尿障害のコントロール，尿路感染症のコントロールである

□ 前立腺肥大症や女性の腹圧性尿失禁など，手術による治療が可能な疾患の手術適応をもう一度検討する

□ 夜間頻尿と考えられる状態の多くは夜間多尿であるため，排尿日誌で排尿パターンを確認する

  ◆ ①1回尿量（膀胱容量），②尿切迫感，③尿漏れの量，④回数

  ◆ 心不全，睡眠時無呼吸症候群，糖尿病（とくにSGLT2阻害薬）などの夜間多尿をきたす疾患を治療する

□ 過活動膀胱治療薬（抗コリン薬）を使用している際は残尿を適宜測定する。残尿が50〜100mL以上ある場合には尿閉に注意する

### 前立腺肥大症の治療薬

①$\alpha_1$受容体遮断薬（$\alpha_1$遮断薬）が第一選択：前立腺と膀胱頸部の平滑筋緊張を緩和させる。効果は数日以内に現れるが，少なくとも4〜6週間は継続すること。2/3に症状緩和あり。副作用は起立性低血圧，鼻づまりなど。頻用される薬剤は，タムスロシン，ナフトピジル，シロドシンであり，有効性はほぼ同等で用量依存性あり

### 処方例

シロドシン4mg，2錠 分2，朝夕食後（腎機能低下例で減量）

②PDE5阻害薬：尿路の血管拡張による血流改善と平滑筋弛緩作用により$\alpha_1$遮断薬と同等の効果を示す。心機能が低下している患者には使用しづらく，硝酸薬などとの併用は禁忌である。勃起障害治療薬と同成分であり，処方には検査（尿流測定検査，残尿検査，前立腺超音波検査など）が必要であり，検査名と実施した年月日を摘要欄に記載することが求められる

| 処　方　例 |

ザルティア® 5mg，1日1回

③5α還元酵素阻害薬：ジヒドロテストステロンを完全に抑制し前立
腺縮小効果があるが，効果発現は6カ月～1年ときわめて遅い。投
与前にPSA測定など前立腺がんの除外をしておく

| 処　方　例 |

アボルブ® 0.5mg，1日1回

④前立腺肥大症に過活動膀胱を伴う場合，$\alpha_1$遮断薬と過活動性膀
胱の薬の併用は推奨される[1]

| 処　方　例 |

抗コリン薬：ベシケア® 5mg，1錠 分1
β3作動薬：ベタニス® 50mg，1錠 分1（ベオーバ® の推奨はなし）

- ☐ **カテーテルトラブルの原因の多くは膀胱結石もしくはデブリドマン
である**
  - ◆ バルーン破損の出現や，混濁が強い場合にはエコーで評価する
- ☐ **いわゆる脇漏れ，カテーテル脇の尿道から尿が出てくる場合は，
閉塞を疑う**
  - ◆ 閉塞がない場合は，膀胱の不随意収縮であることも多い。過活
動膀胱治療薬で改善することがある
  - ◆ 括約筋機能不全である場合は治療困難。カテーテルを抜去し，
おむつなどでの対応を検討する
  - ◆ カテーテルのサイズを大きくすることは一時的には有効である
が，数カ月で再燃することも多い
  - ◆ 長期間（年単位）で留置が見込まれる場合は，膀胱瘻を早めに
検討する。長期カテーテル留置で萎縮膀胱になると造設が困難
になる場合がある
- ☐ **カテーテル抜去につき検討する**
  - ◆ いずれのタイミングでも抜去を検討する

- ◆ カテーテルを抜去することにより尿路感染リスクの軽減，ADLの向上，QOLの改善が見込まれる
- ◆ カテーテル抜去直後にはトラブルも多く，ケアマネジャーや訪問看護師と事前にプロトコールを相談する。導尿やトイレ誘導などが必要になることもあるため，家族への指導やリハビリテーションの導入なども検討する[2]

---

### カルテ記載例

**【在宅自己導尿指導管理料】**
導尿方法：キシロカイン®，お渡ししたネラトンカテーテルを使用してください。
緊急時：出血，違和感などがあればご連絡ください。
緊急時連絡先（24時間）：○△クリニック 090-××××-○△○△

．．．．．．．．．．．．．．．．．．．．．．．．．．．．．．．．．．．．．．．．．．．．．．．．．．．．．．．．．．．．．．．．．．．．．．

［自己導尿病名］神経障害性膀胱
［頻度］1日4回
［サイズ］12Fr
［開始日］20××年○月△日
［自己導尿が必要な理由］多系統萎縮症で神経因性膀胱となり，排尿ができないため導尿が必要となっている。

---

- ☐ 発熱，悪寒戦慄など感染症の症状があった場合は，尿路感染症を疑う。尿閉がないかを確認する

## 多職種連携

- ☐ **カテーテル抜去の地域連携パスを使用していくのがよい**[3]

入院に伴ってカテーテルが留置された場合，まずは抜去を試みるべきである。その際は以下の多職種連携が重要になる

- ☐ **病院に排尿ケアチームが設置されている場合（排尿自立指導料）**
  - ◆ 排尿ケアチームに相談しながら，在宅療養でどのように多職種連携のうえで包括的排尿ケアを継続するかを検討する
- ☐ **医師のみならず，看護師，理学療法士と共に地域のチームを形成する**
  - ◆ 実際にカテーテル抜去を行うときには，ケアマネジャーや本人・家族，ヘルパーと共に抜去がスムーズにいくようにケアプランを変更して対応する

- ☐ 訪問看護特別指示書を出す
  - ◆ 訪問看護が介護保険ではなく医療保険で，週に４回以上・１日に複数回介入できるような態勢にしておき，必要時には間欠導尿を行う
- ☐ 地域の看護師，ケアマネジャーにカテーテル抜去のための手順の普及啓発活動を行う

**私はこうする！**

【尿道留置カテーテル抜去（自験例）】
　総合在宅医療クリニックおよびいろは在宅ケアクリニックで2016〜2023年の期間にカテーテル抜去を試みたのは30例（年齢47〜99歳，男性17名，女性13名）である

　３カ月後の状態
　・自排尿（自然に出るようになった）……18名
　・自排尿＋間欠導尿………………………5名
　・カテーテル再留置………………………7名
　以下の手順で，上記のように77％（30例中23例）で抜去できた

在宅尿道留置カテーテル抜去手順
1）本人・家族がカテーテル抜去を希望する患者を対象者とし，主治医が抜去不可能と判断した患者を除きエントリー
2）個々に排尿の自立目標を設定。"多職種でカンファレンス"
3）緊急対応を含めた１日複数回の間欠導尿が可能な訪問看護ステーションとの連携や，おむつ・下着交換のためのヘルパーを確保
4）医師もしくは訪問看護師が自宅でカテーテルを抜去し，当日から間欠導尿の実践と指導
5）訪問看護師により残尿量および排尿量の測定を行い，適宜導尿
6）２週間〜１カ月で状態が安定したときに医師が評価を行う。以降の方針を決定し主治医と訪問看護師でフォローアップ　　　（土屋）

## ACP/人生会議

- ☐ 本人が膀胱瘻を造設したいと考えているかどうか確認する
- ☐ 間欠導尿のほうがよいのか，カテーテル留置のほうがよいのか，相談する

## 緩和ケア・看取り

- ☐ 自分でトイレに行けるか否かは，その人の尊厳にかかわる

□ 医療職もおむつでの排泄を体験してみよう

## 緊急対応

□ 尿閉の訴えに対して，まずは間欠導尿を行う
   ◆ 安易なカテーテル留置は避ける
   ◆ しばしば高齢者は「尿が出ない」とは言わず，下腹部痛，原因不明の頻脈，不穏など非特異的な症状を呈する
□ 新規薬剤に尿閉の原因になるものがないか確認する
□ 導尿後，尿閉解除後，利尿により血圧が下がらないか注意する
□ 導尿で尿が出ない場合は，無尿を考える

## レセプト

□ 尿道留置カテーテル（在宅寝たきり患者処置用膀胱留置用ディスポーザブルカテーテル）は特定保険医療材料のため処方箋に基づいて薬局からも給付できる
□ 腎瘻・膀胱瘻用のカテーテルは特定保険医療材料ではないため処置で算定する
□ 残尿測定用の超音波装置（ブラッダースキャン，ゆりりんなど）でも残尿測定（超音波検査によるもの）55点が算定できる

※執筆協力：土屋邦洋（総合在宅医療クリニック泌尿器科/いろは在宅ケアクリニック）

| 文 献 |

1) 本間之夫：男性下部尿路症状・前立腺肥大症診療ガイドラインの修正・追加にあたって．男性下部尿路症状・前立腺肥大症診療ガイドライン（修正・追加 2020），2020.
https://www.urol.or.jp/lib/files/other/guideline/27_lower-urinary_prostatic-hyperplasia_rev2020_info.pdf（最終アクセス：2024年7月10日）
2) 堤内真実，土屋邦洋，北廣和江，他：排尿自立指導と地域連携；排尿自立指導の現状．泌尿器 Care&Cure Uro-Lo 23（6）：673-677，2018.
3) 木村病院，福井大学医学部附属病院：事例2；尿道カテーテル抜去パスの意義．パス最前線；医療連携とパス 2015（春）：9-12，2015.

---

#### "排尿障害"を得意ワザにしたい人は

▶ 土屋邦洋：尿道留置カテーテル．在宅新療0-100 4（8）：758-765, 2019.
▶ 土屋邦洋：在宅療養患者に対する排尿自立支援のチームアプローチ．WOC Nursing 11（6）：39-46, 2023

| 慢性期 | 老年症候群

# 11 褥瘡

## \ "褥瘡"の心得・禁忌 7 箇条 /

| | |
|---|---|
| 1 | 褥瘡は治る |
| 2 | 褥瘡をみたら，なぜできたかのストーリーを考える |
| 3 | デイサービスやショートステイまで除圧を追いかける |
| 4 | 褥瘡感染を見逃すな，診るだけでなく触って確認する |
| 5 | ハイリスク患者の血行障害は見落とさない |
| 6 | 褥瘡治療よりも褥瘡予防が重要と理解する。除圧9割・薬1割，除圧なくして治癒なし |
| 7 | 医療者自ら車椅子に座ってみる，ベッドに寝てみる |

### 症　例

**患者：70代男性。多系統萎縮症。関節拘縮が進んでいる**

　尾骨部の褥瘡ができているために訪問診療を行った。車椅子に高機能なクッション〔ROHO®（ロホ）・クッション〕を入れている。在宅医は患者をベッドに移して病変を確認しながら，家族に了承を得て患者の車椅子に座ってみた。すると，ロホ・クッションの空気の入りが弱いことを発見した。クッションの空気が抜けていて，さらには前後が逆になっていた。

　連日のデイサービスとショートステイでは，クッションの使い方を知るスタッフがいなかった。空気を入れ直して適切に使えるようになると褥瘡は治癒した。

## 老年医学 **5Ms** / 症例の振り返り

**①** **Matters most**：「褥瘡を治す」が一番ではない。それ以外で患者が求めていることはないか。誰にどこでケアを受けたいか

**②** **Mind / Mental**：拘縮が進んでいるなかで心のケアも必要ではないか

**③** **Mobility**：ADLは低下し，拘縮が進行してきている。リハビリテーションはできているか

**④** **Medication**：ADLや意識レベルが下がるような薬剤はないか

**⑤** **Multi-complexity**：さまざまな人が関与するため，最初に褥瘡ケアの説明をしてもらった家族が，ほかのデイサービスやショートステイのスタッフに説明内容を伝えることができなかった

---

### 在宅医の視点

　褥瘡の本質は，持続的な圧迫とずれ応力を起因とする「虚血」である。傷が多少治りにくいとはいえ，虚血さえなければ自然に治癒するし，虚血状態であれば年単位で治癒しないこともある。

　そのため在宅医療の現場では「何を塗るか（貼るか）」に加えて，「どのように除圧するか」のほうが重要である。生活の場で，また本人の希望や考え方に沿うという前提条件のなかで，いかにして除圧し，創傷治癒のプロセスを邪魔しないかがテーマである。

---

### カンファレンス（在宅医療開始前）

☐ 褥瘡になった原因を特定する〔例：栄養状態，ADL（麻痺・拘縮），除圧対策の失敗〕

☐ 栄養改善のため，口腔内環境改善，義歯の調整などが可能かどうか

☐ 現在患者にかかわっている家族や施設のスタッフは，褥瘡予防についての知識はあるか

### 初診（在宅医療開始時）

☐ 初診時に褥瘡のサイズ計測を行う。その際，写真（スケールが一緒に写っているもの）を撮る。DESIGN-R2020[1)]に準じて評価・記載を行う

---

慢性期

老年症候群

**11**
褥瘡

☐ **DESIGN-R2020[1)]を理解する**

◆ D（Depth/褥瘡の深さ：一番深い部分），E（Exudate/滲出液），S（Size/長径×短径），I（Inflammation・Infection/炎症・感染），G（Granulation tissue/肉芽組織），N（Necrotic tissue/壊死組織），P（Pocket/ポケット全周から褥瘡の大きさを差し引く）

◆ Rは評点（Rating）の意味。DESIGN各項目の点数に重みづけ，つまりRatingがされる

◆ DepthのカテゴリーにDTI〔(suspected) deep tissue injury〕が追加になった。定義は「急性期褥瘡で皮下組織より深部の組織の損傷（が疑われる状態）」で視診上の所見は「発赤，紫斑，浮腫，水疱，びらん，浅い潰瘍」とされているが，今後エビデンスの蓄積を目指している

◆ Inflammation/Infectionの項目に臨界的定着3C（創面にぬめりがあり，滲出液が多い。肉芽があれば，浮腫性で脆弱など）が追加になった。創傷治癒に影響を及ぼさない汚染・定着と，明らかな感染徴候を示し，創の悪化・治癒停滞を引き起こす感染との間に位置する状態を指す。宿主の免疫力の低下による反応の低下も考えられているため，治癒には感染への対応が望ましいと考えられる状態である

☐ **除圧ができているか**

◆ 生活動線を確認して，すべての生活の場所で除圧できていることを確認する

◆ 悪化があるうちは連日でも訪問し悪化が止まることを確認する。看護師と連携して観察し間隔を開けてもよいが，短期間で相当に悪化する場合がある

☐ **毎日の処置を誰がどのようにするかを，訪問看護師に確認依頼する**

---

### 1週間後

☐ 褥瘡が改善傾向にあるのか，増悪しているのかの評価を行う

☐ 使用する薬剤や創傷被覆材が十分処方されているか

☐ 改善がなければ，どこで障害が起こっているのかを確定する（例：ショートステイ・デイサービス・移動中・自宅・食事のときなど）

## 慢性期

褥瘡をみるだけではなく，なぜ褥瘡ができたのかを把握する。原因を改善できる見込みがあるのか

- ☐ 栄養状態：痩せることが，褥瘡の大きなリスク。栄養経路の確立を行う（「08 食べられない」p144 ～参照）
- ☐ ポリファーマシー。向精神薬などによりADLの低下をきたしていないか（「09 ポリファーマシー」p159 ～参照）
- ☐ スキンケアを意識する：ドライスキンの対応，尿・便失禁による皮膚障害の予防
  - ◆ ワセリン　1日1回
  - ◆ 尿・便失禁による皮膚障害の予防は亜鉛華軟膏外用

### 除圧分散のためのケア

- ☐ 1.体位変換の間隔
  - ◆ 原則2時間ごとが望ましいが，在宅では現実的な間隔を話し合う
- ☐ 2.減圧寝具の選択：適切なエアマットレス
  - ◆ 自動体位変換機能付きエアマットレス（角度が変わるもの）
  - ◆ 圧切替型エアマットレス〔角度を変えずに，圧がかかる部分（＝エアにより膨らむエリア）が交互に膨らむもの〕
  - ◆ 上記2つの機能を同時にもっている機種がある

> **私はこうする！**
> 殿部の下に40Lの市町村のゴミ袋を2枚つなげて敷くことで，ずれ応力を劇的に減らすことが可能になる（市橋）

- ☐ 周囲が低反発マットになっているものは，中央部のエアマットのエリアの部分の機能が不十分な場合がある。端坐位になれない場合は，全面がエアマットのものを選択したほうがよい
- ☐ おむつを何重にもはかせるとエアマットの効果が減ってしまう。おむつは1枚とし，さらにゴミ袋を敷くと，汚染減少・褥瘡予防になる

患者の立場になって1回ベッドに寝てみよ！　車椅子に座ってみよ！　空気の抜けなどに気づける場合がある

## 3モーター（スリーモーター）ベッドの正しい使い方を知る！（ずれの防止）

介護用ベッドで3モーターを使用することでずれを減らすことができる。ベッドの使い方が間違っていると身体が下方にずり落ちていて，それを上方に引き上げるときに褥瘡が悪化している

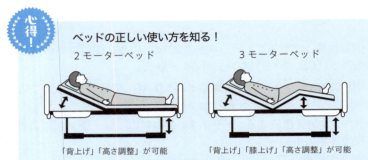

ベッドの正しい使い方を知る！
2モーターベッド　　　　3モーターベッド
「背上げ」「高さ調整」が可能　　「背上げ」「膝上げ」「高さ調整」が可能

- 3モーターベッドの正しい使い方：①下肢を上げる（膝が上がる），②頭を上げる，③背抜きを行う
- 大転子部がベッドの腰の屈曲部にくるようにすると，ちょうどそこで屈曲するので，背上げ，足上げによるベッドの角度の変化による身体の移動を減らすことができる

□ **ずれの防止：ずれによって褥瘡は悪化する。もっともずれが生じるのはヘッドアップとヘッドダウンのときである。そのために背抜きを行う**
  - ◆ 背抜きの方法：滑りやすい手袋をして，圧がかかる部位（ベッドに密着した背中や両大腿部など）に手を挿入し，圧とずれを抜く
  - ◆ 殿部の下に摩擦が減るような「移動用のマット」（例：移座えもんシート）を使える
  - ◆ その他：アルケアのリモイス®パッド（常備している施設が少ないため別途購入が必要となるケースが多い）

□ **すべての場所で標準化された治療を行う**
  - ◆ 施設など患者が移動する場所のすべてのスタッフが除圧分散のケアを理解できるようにする。可能であればデイサービスでエアマットを準備してもらう，ショートステイなどの長期の入所のときには自宅のエアマットを搬送してもらう（市橋）
  - ◆ 医師が自ら行かなくても，看護師（院内・院外）に行ってもらえるとよい。褥瘡対応に造詣の深い看護師に講習会などを定期的に開催してもらうことも有効である

**私はこうする！**

下腿とかかとの褥瘡に必須のアイテム，「ポジショニングクッション」を使いこなそう

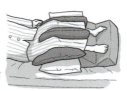

- 脚のがに股・内股予防
- 膝関節・股関節拘縮の支え
- 殿部徐圧の補助
- かかと部・仙骨部の除圧にも使用可

（画像提供：株式会社タイカ）

とくに有用なものとしてポジショニングクッションがある。かかとの荷重を減らしながら褥瘡を予防することが可能になる。「面で支えること」を実践しながら，下肢の拘縮予防にもなる。足の裏にもクッションを入れ，かかとにかかる荷重を半分程度に減らすことで治りにくいかかとの褥瘡を治癒させることができる〔画像は一例：ポジショニングクッション ウェルピー（株式会社タイカ）〕。あらかじめポジショニングの写真を渡しておき，使い方に迷わないようにフォローする（市橋）

**私はこうする！**

【坐位における90°ルールを理解する】

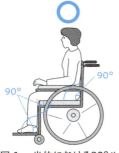
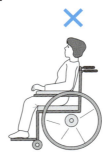

図1　坐位における90°ルール

車椅子の座り方として，深く座る（90°ルール：腰，膝，かかとがいずれも90°に曲がる）ことで尾骨部の圧を減らすことができる。これをデイサービス・ショートステイなど，患者が移動する場所（施設など）のスタッフすべてに理解できるように伝達する（市橋）

## 褥瘡の治療

※褥瘡の一般的な投薬は成書参照

- □ デブリドマンを行う
  - ◆ 看護師でもできるガーゼを使用したデブリドマンなど（以下のもので壊死物質を取り除けるようにこすり取る：ガーゼ，スポンジ，綿棒，やわらかい歯ブラシなどが使いやすい）
    - グンゼメディカル株式会社のウンドクロス（高密度繊維で創面を拭き取ることでガーゼでは除去しきれない壊死組織を絡め取る）
    - メディカルユーアンドエイのウルトラキュレット®（超音波洗浄器）
- □ 褥瘡の状態に応じて薬剤の使い分けを行う（表1）

表 1　褥瘡の状態に応じた薬剤使用の考え方

|  | 黒色期 | 黄色期 | 赤色期 | 白色期 | 治癒 |
|---|---|---|---|---|---|
| 病　態 | 壊死組織固着 | 滲出液の増加 | 肉芽増生 | 創収縮と上皮化 |  |
| 薬　剤 | 感染症：抗菌薬<br>滲出液多い：ユーパスタ®<br>滲出液少ない：ゲーベン® | | フィブラスト®スプレー<br>プロスタンディン®軟膏 | アクトシン®<br>ワセリン | |

注　意
※ユーパスタ®：長期使用は創傷治癒を遅らせる可能性がある
※アクトシン®：上皮化作用があるので肉芽形成がしっかりできてから開始する

- □ 病院の皮膚・排泄ケア認定看護師などが地域に来ることが可能である
  - ◆ 悪性腫瘍の患者に対する緩和ケア，褥瘡ケア又は人工肛門ケア及び人工膀胱ケアに係る専門の研修を受けた看護師，特定行為研修（創傷管理関連）修了看護師による場合（在宅患者訪問看護・指導料3：同一日に共同して看護又は療養上必要な指導を行った場合に，当該患者1人について，月1回に限り算定する）

    【令和4年診療報酬改定，https://www.mhlw.go.jp/content/12400000/001079187.pdf】

- □ 褥瘡の洗浄は飲用可能な水（わが国では水道水）で組織損傷させない程度に十分な圧力をかけた洗浄を行う[2]
- □ 膿があれば切開排膿を行う
- □ 固着性の高い創傷被覆材（デュオアクティブ®CGFなど）は，膿・滲出液のドレナージを阻害してしまうので使用しない
- □ 陰圧閉鎖療法（negative pressure wound therapy；NPWT）：創傷を密閉し，陰圧を付加することによって，創傷治癒を促進する治療法

◆ 大きな機械では3Mの3M™ V.A.C.®治療システム，スミス・アンド・ネフューのRENASYS◊ TOUCH（陰圧閉鎖療法システム）

◆ 小さな機械では3Mの3M™ Snap™ 陰圧閉鎖療法システム，スミス・アンド・ネフューのPICO◊7創傷治療システムがある。保険適用は3週間を基準として4週間を限度

◆ 感染や，滲出液の多い急性期の状態の褥瘡への対応として行う

◆ 糖尿病足病変の管理で有用との報告[3)4)]あり

□ 圧のかからない病変（例えば大腿部前面でも治らない場合など）は血行障害や感染症など，治癒を遅延させている原因を探す

**心得！** 3週間を超えても改善傾向になければ専門家コンサルテーションを行う（終末期であっても十分な除圧ができていなければ急速な増悪が起こり得る）（市橋）

**禁忌！** エアマットが入っているのに褥瘡が悪化する3つのシナリオ
①ベッドの辺縁・周囲が低反発になっている「端坐位が可能になっているリハビリテーション主体のエアマット」にすることで，エアマットの除圧機能が弱いため仙骨部褥瘡が悪化する
②設定体重を低くしすぎて，エアの入りが少なく「底づき（深く沈み込みすぎて，殿部が下の金属部に当たっている）」をしている
③エアマットと身体の間に電気毛布やおむつが何重にもなっているために，エアマットの機能を相殺してしまっている

## 多職種連携

□ 栄養の改善を目指す

◆ 歯科医師，歯科衛生士，管理栄養士，言語聴覚士なども含めた食支援改善チームを導入すべきである（「08 食べられない」p144～参照）

## 褥瘡を「予測できる"地域チーム"を作る」

□ 褥瘡予防は誰がするのか

◆ 答えは「全員」である。家族や本人を含めたすべての人に「動きづらくなったら，お尻が痛くなるかもしれない。それが床ずれというもので，日にち単位という短時間で傷ができてしまうから気をつけてみていてくださいね。そしてその対応は…」と伝えておく。すべてのヘルパーも含めた「アラート」がかかる態勢を作ること，

発生源を特定して，予防する態勢をまず作っていくこと，が重要である。それには組織的な教育が必要となる

## ACP/人生会議

□ 「ベッドが嫌い」「エアマットは絶対にいや」という人がいる。なぜ，ベッドやエアマットが嫌いなのか，背景のストーリーを深掘りし共有する

□ 褥瘡感染のコントロールがつかない場合は，しっかり褥瘡の写真を見せて急変リスクについての理解を促す

## 緊急対応／感染が疑われる急性期褥瘡の対応

□ 感染があるときには密閉しない。毎日ドレナージが可能で，外から見える方法を選択する

□ 感染症に対してはドレナージと全身性抗菌薬投与を行う

◆ スワブ培養は定着菌を反映するため行わない。可能であれば褥瘡の深部から出る膿を針を外したシリンジで吸引して，嫌気培養（嫌気ボトル）を提出する。膿がない場合は壊死組織などを除去したのちに深部の膿をスワブで採取する

◆ 抗菌薬は想定する細菌に応じて選択する〔ブドウ球菌(MSSA, MRSA, CNS)，連鎖球菌，腸球菌，腸内細菌，緑膿菌，バクテロイデスなど〕[5]

MSSA：Methicillin-Susceptible *Staphylococcus aureus*

MRSA：Methicillin-Resistant *Staphylococcus aureus*

CNS：Coagulase-Negative *Staphylococci*

◆ 治療期間はおおむね局所所見が治まるまでだが，慢性骨髄炎の場合は4〜6週間が推奨される

**心得！**

・下肢の血流障害を伴う褥瘡は治癒困難なので，必ず一度は専門科（皮膚科，形成外科，血管外科など）のコンサルテーションを行う

・糖尿病足病変，維持透析などのリスク，下肢冷感などの血流障害を疑う場合は，循環障害があるという前提で循環器内科にコンサルテーションを行うことが望ましい。急速に下肢切断へと進行する患者を経験する場合がある

□ **褥瘡治療が難しければ入院もあり**

◆ 「家でも褥瘡は治せる」「本人が家にいたいという強い希望」などの理由から，ついつい在宅療養で頑張ってしまうことがあるが，入院という選択肢で改善することもある。褥瘡治療，栄養の改善，家族の負担などを総合的に考えて，入院という選択肢も考慮する

**私はこうする！**

災害時には，停電になっても，空気のホース部分をしばり空気が抜けないようにすることで，エアマット機能の消失を遅くすることが可能になる（市橋）

※停電時マット内圧を14日間保持できる仕組みのあるもの〔停電と同時に特殊なバルブ（電磁弁）がエアセル内の空気漏れを自動で遮断〕とないものがあるため，個別にベッドの機種を確認する必要がある

### 緩和ケア・看取り

□ 終末期患者では，褥瘡の発生が避けられないこともある。除圧しながら本人の苦痛が増悪しないように注意が必要である

□ がんの痛みにより，ある特定の体位しか取れないことが原因の場合

◆ 疼痛緩和についてのコンサルテーションを受けることも有用

**私はこうする！**

地域の病院の皮膚科外来を見学することで，「顔の見える関係づくり」を構築できる。入院適応となる患者像をあらかじめ聞いておけると，褥瘡での入院も受けてもらいやすい（市橋）

### 同時に未来の患者もみる

□ ショートステイでエアマットがないときに，エアマットをショートステイ先に自宅のベッドを運んでもらえるように働きかける（褥瘡のある期間だけでもお願いできるとうれしい）

□ 「対応できません」「前例がありません」などの反応がみられる地域を変えていけるよう，根気よく働きかける

### レセプト

□ デュオアクティブ®CGF/メピレックスなど使用できるものがある。皮下組織に至るD3以上の褥瘡で使用することが可能である

**カルテ記載例**

ポイント：部位，DESIGN-R2020[1]（深さ，滲出液，大きさ，感染症，肉芽形成，壊死組織，ポケットの有無）を訪問時に記載する必要がある

## □ 材料が算定できる期間

**私はこうする！**

　材料が算定できる期間は3週間が上限であるが，褥瘡の治癒にはより長い期間が必要なことが多い。その際，クリニックで材料費を負担する場合もある。メロリン®ガーゼは，創傷面に非固着性であり滲出液のドレナージも可能で使いやすい（かつ，比較的廉価である）（市橋）

---

| 文 献 |
| --- |

1）日本褥瘡学会・編：改定 DESIGN-R 2020 コンセンサス・ドキュメント．照林社，東京，2020．

2）日本褥瘡学会・編：褥瘡予防・管理ガイドライン 第5版．照林社，東京，2022，p44．

3）Negative pressure wound therapy after partial diabetic foot amputation：a multicentre, randomised controlled trial．Lancet 366（9498）：1704-1710，2005．【PMID：16291063】

4）Comparison of negative pressure wound therapy using vacuum-assisted closure with advanced moist wound therapy in the treatment of diabetic foot ulcers：a multicenter randomized controlled trial．Diabetes Care 31（4）：631-636，2008．【PMID：18162494】

5）Gilbert DN, Chambers HF, Saag MS, et al（菊池賢，橋本正良・日本語版監）：日本語版サンフォード感染症治療ガイド2023．第53版，東京，ライフサイエンス出版，2023，p91．

---

**"褥瘡"を得意ワザにしたい人は**

▶ 日本褥瘡学会・編：在宅褥瘡予防・治療ガイドブック．第3版，照林社，東京，2015．

▶ 大浦武彦：新しい体位変換；不適切なケアが褥瘡を悪くする！ 中山書店，東京，2013．

▶ 鳥谷部俊一：褥創治療最前線！ Dr.鳥谷部の超ラップ療法（ケアネットDVD）．ケアネット，東京，2007．

▶ 鳥谷部俊一：これでわかった！ 褥瘡のラップ療法；部位別処置事例集．三輪書店，東京，2007．

▶ European Pressure Ulcer Advisory Panel, National Pressure Injury Advisory Panel and Pan Pacific Pressure Injury Alliance：Prevention and Treatment of Pressure Ulcers/Injuries；Clinical Practice Guideline；The International Guideline 2019. 2019.

# Note

## 圧迫骨折のアプローチ

### ◇ いつ疑うか

転倒だけでなく，咳やくしゃみ，軽いものを持ち上げたり，寝返りを打っただけでも折れることがある。動作時に痛みを訴え，仰向けに寝たときに改善した場合に積極的に疑う。痛みで寝返りができないことも多い。

### ◇ 好発部位は

胸腰椎に骨折が多く，とくにTh12-L1前後が好発部位である。ヤコビ線（左右の腸骨稜の最高点を結んだ線，図1）より，頭側がL4（肥満だとL3）である。棘突起の叩打痛で疑うことができる。上から下，下から上と慎重に叩いていって部位を特定する。痛すぎると診察させてもらえなくなることもあるため最初は軽く叩く。骨折後おおむね4週間を過ぎると叩打痛は減っていく。

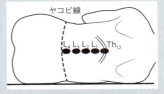

図1　圧迫骨折の好発部位

### ◇ 保存的治療に対応できるのはどの程度か

ほとんどが椎体前方の損傷であり，脊柱管に及ばないため，神経症状が出ることはまれである。おおむね8割で画像上の骨癒合・安定化が得られるが，残る2割は早期に骨癒合・安定化が得られず，その一部で疼痛の残存や脊柱後弯変形，遅発性圧潰/麻痺などが合併する。注意すべき骨折は椎体後壁が損傷された場合の「破裂骨折」であり，骨片が後方（脊柱管方向）に突出すると神経障害が生じる。

**保存的治療**

理想的な保存的治療は不明であり，保存治療成績を検証したエビデンスはほとんど存在しない[1]。安静臥床の期間も不明であり，「2～3週間ベッド上安静」というものから，「痛みに応じて早期からリハビリテーションを行う」などの流派がある。安静により新規の圧迫骨折の予防が期待できる[2]ため，安静を優先する医師はおおむね1～3週間ベッド上安静（ギャッチアップ20～30°程度）を採用している。痛みの経過は，寝返りは2週間，起き上がりは3週間で半減する。軽症で最初から動ける状態の場合もある。寝返りがスムーズになったら起こすことを検討する。

> 治療例：1～2週間は床上安静（ギャッジアップ20～30°程度），2～3週間でコルセットをつけて端坐位から立位。痛みがあれば安静を1週間ずつ延長していく。

# Note 圧迫骨折のアプローチ

**床上安静**

長時間仰臥位ではなく，椎体に負担がかからない体位管理を行う。①ギャッジアップ20〜30°：椎体上縁に重力による圧着力が減って骨癒合の進展や偽関節発生の抑止効果となる。②側臥位では前壁を中心とした刺激が加わりにくいので，圧迫骨折の場合よい。

**コルセット**

コルセットをつけると寝返りの痛みが減るが，適切な装具はよくわかっていない。体幹ギプス，硬性コルセット，軟性コルセットがあり，それぞれ利点，欠点が存在するため，患者に合ったものを選択する。在宅であれば軟性コルセットが使いやすい。コルセットができたら床上安静は解除する。

**リハビリテーション**

早期介入により廃用を予防できる。骨折部への影響の少ない遠位の関節は積極的な自動運動，関節可動域および筋力の維持・向上を図る近位の関節（肩関節・股関節）は，他動運動で評価し，問題がなければ徐々に他動運動から自動介助運動，自動運動へと負荷量を上げていく。

**薬物治療**

アセトアミノフェン，NSAIDs，オピオイドなどを用いる[3]とされているが，実際には時間の経過が症状の改善に大きく寄与する。小規模のRCTでカルシトニンが疼痛を減らすことを示唆している[4]。

> 処方例：1回エルカトニンとして20エルカトニン単位を週1回筋肉内注射，おおむね2〜4週。痛みが落ち着いたらビスホスホネートなど骨粗鬆症の薬に変更する。骨粗鬆症の薬はNote「転倒予防と骨粗鬆症」p225参照。

痛みが長期持続する場合，神経症状がある場合は専門家に相談する。

## 文献

1) EFORT Open Rev 1, 2017.【PMID：28507775】
2) Arch Osteoporos 13, 2018.【PMID：30470939】
3) N Engl J Med 364, 2011.【PMID：21524214】
4) Injury 38, 2007.【PMID：17723791】

| 慢性期 | 老年症候群

# 12 老 衰

## \ "老衰"の心得・禁忌4箇条 /

| 1 | 老衰はよいこと！<br>本人，家族にとっては喜ばしいことである |
|---|---|
| 2 | おいてきぼりを作らない！（かかわる人皆で変化を共有，納得しながら進める） |
| 3 | 家族が戸惑う「せん妄」「死前喘鳴」「下顎呼吸」について事前に説明する |
| 4 | 歳をとっているから＝老衰，ではない！ |

### 症 例

患者：100歳女性。生来健康であったが，徐々に食事量が減ってきた

「自然に自宅で最期を迎えたい」と言って病院から点滴をしながら帰ってきた。「みんなに迷惑かける」といって排便を対応してもらうことが心配で食事量を減らしていることが判明した。下痢状にならないように，排便の調整を行っていった。食事量は戻ってきたが，時に誤嚥し，発熱を起こすことがあった。今後どのように対応していくのかの話し合いをしていくこととなった。

## 老年医学 5Ms / 症例の振り返り

**1** **Matters most**：急変対応の話し合いはできていたか。やりたいことを聞いてサポートできていたか (ACP/人生会議)

**2** **Mind / Mental**：本人の気持ちにどこまで寄り添っていけるか。申し訳ない気持ちにはどうして対応していったらよいか

**3** **Mobility**：足は弱ってきていて，おむつでの排泄になっている

**4** **Medication**：優先順位の低い薬剤は中止できていたか。ポリファーマシーへの対応はどうだったか

**5** **Multi-complexity**：嚥下に対する多職種連携をどのように成立させていくのか

### 在宅医の視点

　苦痛を伴う疾患をもたず老衰を迎えられることは素晴らしいこと。長生きを達成できた人に最終的に訪れる死に対しての医療の役割は，"長い人生の総仕上げ" "すべての人に訪れる最期のときを穏やかに過ごせること" を支えることである。

□ 老衰とは
　◆ 明確な定義は存在しないが，厚生労働省によれば「ほかに記載すべき死因がない自然死の場合にのみ用いる」とされている[1]。病理学的な根拠は乏しいとする報告もあり，老衰死は社会的な診断名という側面がある。そのため，継続的な診療のもと，関係者が納得する形で診断することが望ましい

### カンファレンス (在宅医療開始前)

□ 年齢的にも経過的にも老衰であることを共有する
　◆ 明らかな致死的疾患（がん，循環器・呼吸器疾患）はないが，年齢的にも経過的にも老衰（加齢による全身均等な状態の低下）であること，その先に看取りがあることを，早い段階から医療・介護・かかわる家族，可能なら友人などできるだけ全員で共有する

□ 本人に苦痛が伴わない変化，例えば食事量低下や睡眠量増加，バイタルサイン変動があっても，連絡をとり合いながら経過をみていく

- □ 家族や介護スタッフは変化に不安になるため，変化をあらかじめ伝え，不安があればいつでも診察・説明することを約束する

## 初診（在宅医療開始時）

- □ 家族も老衰と思っているかどうか認識を合わせる
  - ◆ 目の前の家族が老衰を受け入れていないこともあるため，まずは「病気と今後についてどう前医から聞いているか」を確認する
  - ◆ 家族全員の思いをしっかり傾聴する
- □ 家族の病気や体力，心配事を確認する
  - ◆ 超高齢者の家族も高齢であることが多い（100歳の人の子ども世代の多くは70代）

## 1週間後

- □ 使い慣れたデイサービスや入浴サービスに不安を感じていないか確認する
  - ◆ 食事量の低下や，寝ている時間の増加，血圧の変動などがあると，使い慣れたサービスでも不安になることがある
- □ 老衰の状態は苦痛がないこと，慣れた生活は心身の安定につながることを説明し，受け入れてもらう
- □ 家族が戸惑う「せん妄」「死前喘鳴」「下顎呼吸」について事前に説明する
  - ◆ 死前喘鳴（ゼーゼー，ゴロゴロ）や下顎呼吸などを，家族が「つらそう」と受け取ることがある。自然な経過であること，本人はつらくないことを伝える
    - →家族への声かけの例：「眉間にしわを寄せて苦しそうな表情をしていなければ経過をみましょう」
- □ できるだけ薬剤の中止を進める

私はこうする！

「老衰」を家族に説明するときに使うフレーズ集
⇒COPDや心不全などさまざまな加齢に伴う変化で，徐々に低下していく全身状態のとき，本人・家族に「老いて衰えている，すなわち広い意味での老衰のプロセスなんです」と説明する。高齢者でがんで亡くなったときも，「高齢でがんで亡くなったら大往生ですよ」というイメージで話している（市橋）
⇒「身体がゆっくりと省エネモードになってきています。食べる量も飲む量も自分が処理できる量を摂っているので，私たちの基準で栄養

> が足りない，水分が足りない，と無理に（点滴などで）補おうとすると，本人にとっては過剰になると思います。処理できない分の水分は，むくみや痰になって，本人にとってはつらい症状として現れます」（紅谷）

### 心得！ 「歳をとっているから老衰」としない

食べられなくなったから，寝てばかりいるようになったから，老衰？ 認知機能や歯の問題で食べられる量が減っており，食事の形態の工夫や歯科治療で改善することもある。薬剤の影響により，食事量低下や過眠になる場合もある

## 慢性期

- □ **食事の種類や量には個人差がある**
  - ◆ 老衰の段階でもしっかり食べる人もいれば，かなり少ない量で安定している人もいる
- □ **眠りのサイクルが変わってくる人もいる**
  - ◆ 丸一日寝て，丸一日起きている，など。無理に修正しなくてもよい

## ACP/人生会議

- □ **老衰が進んでいる事実を共有する**
  - ◆ 「活動量が減る」「食事量が減る」「睡眠時間が長くなる」など，変化があるごとに，本人・家族・友人，介護スタッフなどと老衰が進んでいる事実を共有する
  - ◆ 友人や介護スタッフにも気を配り，変化に置いていかれる人を作らない
- □ **家族が「老衰」に納得感・肯定感をもてるよう支援する**
- □ **老衰の診断に家族の反応は肯定的である**（図1）

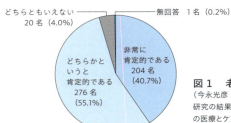

図1 老衰という診断への家族の反応
（今永光彦：老衰と診断した際の家族の反応；量的研究の結果から⑤．老衰を診る；人生100年時代の医療とケア，メディカ出版，大阪，2019，p61．より引用）

□ 「老衰」という診断に違和感・拒否感を感じている家族がいる場合は，相手を尊重し話し合いを繰り返す

□ 点滴は基本的に不要である（むしろ害になる場合が多い）が，水分をほとんど摂らない姿を見て，家族が「ぜひ」と要望する場合がある。むくみや痰など，本人にとっては苦痛となる症状が出現したらすぐにやめることを約束して，少量の点滴を試すこともある

□ 針を刺す痛みは苦痛であることを忘れてはならない

□ 点滴を行うなら，簡単で患者の苦痛の少ない皮下点滴を行う

## 緩和ケア・看取り

□ 家族に，看取りまでの呼吸や全身状態について事前に説明する

□ 家族らの心配・不安への対応を意識する

◆ 心配や不安があればいつでも相談できることを伝えたうえで，看取りの際に医療者がそばにいる必要はないこと，家族だけで看取って，お別れをしてから医療者を呼ぶので構わないことを伝える（看取った時間はメモしておいてもらう）

**禁忌！**

**エイジズム（Agism；年齢差別）**
高齢であるという理由で適切な医療が受けられない過少医療はエイジズムである。単純に年齢だけで線を引くのではなく，フレイルの進行や全身状態を考慮して，どこまで治療をするかの判断を行う必要がある

**私はこうする！**

死亡診断書の「発病から死亡までの期間」に何と書くか
老衰で亡くなる根源的な理由は "生まれてきたこと"。つい死亡時の年齢を年数にして書きたくなったことはありませんか？　私はこれをグッとこらえて，「不詳」と書いています。皆さんはどうされていますか（紅谷）
食べられなくなったころということで，1カ月くらい前に食べられなくなってきた人なら「約1カ月」と書いています（市橋）

---

慢性期

老年症候群

**12**

老衰

## 同時に未来の患者もみる

☐ **家族は未来の患者でもある**
- ◆ みんなが肯定感を抱けるACP/人生会議や看取りは，残された家族が自分たちの将来を考え自分自身のACP/人生会議を行うことにつながる

☐ **学びの機会として活かす**
- ◆ 医療・介護の多職種にとっても，生活の延長上に看取りがあることを実感できることが多い。ほかの疾患も含めた「在宅看取り」について積極的に考えられる学びの機会になる

### 老衰には迷いあり

死亡診断書の直接死因に「老衰」と記載したことのある医師に対する調査[2]で，医師は「老衰と診断することに対しての葛藤や不安」を抱えている，とされている。周囲と相談し，直接死因に「老衰」と書いてもよいし，迷った場合は，例えば（ア）直接死因：誤嚥性肺炎，（イ）（ア）の原因：老衰，と書く選択肢もある[1]

## 緊急対応

☐ **せん妄について説明する**
- ◆ 老衰の経過のなかで，一時的にせん妄が生じ，家族や介護スタッフに動揺が生じる場合がある。看取りまで1日〜1週間以内程度であることが多い
- ◆ 自然経過のなかで誰にでも起こり得ることであると説明する

    →説明の例：「胃腸が機能をゆっくりにしてくると食事量が減り，心臓が機能をゆっくりにしてくると血圧が低めになり，脳が休まろうとすると寝る時間が増える。その起きているような寝ているような時間に，少し"寝ぼけて"しまったようなことを言ったり，動きが出ることがあります」（紅谷）

| 文 献 |

1）厚生労働省：死亡診断書（死体検案書）記入マニュアル令和6年版．2024．
https://www.mhlw.go.jp/content/10800000/manual_r06.pdf（最終アクセス：2024年10月18日）
2）今永光彦：在宅医療において，医師が死因として「老衰」と診断する思考過程に関する探索．勇美記念財団，東京，2014．

---

> **"老衰"を得意ワザにしたい人は**

▶ 今永光彦：老衰を診る；人生100年時代の医療とケア．メディカ出版，大阪，2019

| 急性期 | 感染症／発熱のアプローチ

# 13 誤嚥性肺炎

## \"誤嚥性肺炎"の心得・禁忌 6 箇条/

| 1 | 誤嚥性肺炎は総力戦である |
|---|---|
| 2 | 誤嚥なく過ごしていた人が「なぜ今日，誤嚥になったのか」を考え，誤嚥の真の原因を特定する |
| 3 | 退院直後の再入院は，もう二度と家に帰ってこられなくなる。最初は丁寧に介入する |
| 4 | 誤嚥はゼロにはできない。誤嚥しても問題ないくらいきれいな唾液にする |
| 5 | 誤嚥後の絶食をつづけないため，嚥下評価を早めにして経口摂取を再開する |
| 6 | 繰り返す誤嚥は広い意味での「老衰」であると，ACP/人生会議で理解してもらおう |

### 症　例

#### 患者：80代男性。脳梗塞

　脳梗塞と2年前に誤嚥性肺炎の既往があり，寝たきりだが食事はおおむね自立している。これまでに，一時的な発熱と誤嚥を疑うエピソードは何度かあったが，とくに治療なしで自然寛解していた。1カ月前に主介護者だった長女が入院し，代理で次女が介護をしていた。1週間前に夜間のせん妄に対してリスペリドンが追加された。ある夕方，発熱と酸素化低下を認め，主治医が誤嚥性肺炎と診断した。主治医は在宅で治療可能と考えたが，次女は入院を希望した。

## 老年医学 **5Ms** / 症例の振り返り

**1** Matters most：肺炎になったときに入院するか話し合っていたか。ACP/人生会議についてはどうか

**2** Mind / Mental：せん妄の原因，認知機能はどうだったか。せん妄のときに非薬物的な対応はできなかったか（Note「せん妄をアセスメントする」p142参照）

**3** Mobility：長女の入院に伴い，食後の坐位保持がされていなかったり，家族との会話量が減ったりはしていなかったか

**4** Medication：リスペリドンを処方する以外の対応はできなかったか。中止できる薬はなかったか

**5** Multi-complexity：今日誤嚥したのはなぜか。大きな変化は，介護者の変更と薬剤が追加されたこと。口腔ケアが疎かになった可能性はあるし，食事内容が変わっていた可能性もある

### 在宅医の視点

　脳卒中やがんなどさまざまな困難を生き抜いた結果，人は衰え肺炎になって亡くなる。日常で出会う高齢者の肺炎のほとんどは誤嚥性肺炎である。「誤嚥性肺炎を疑うのでセフトリアキソン」で本当によいのだろうか。高齢者を敬い，でき得るかぎり嚥下障害，肺炎の原因を取り除き，肺炎予防に全力を尽くす。さらには老衰化の過程の側面もある肺炎をそもそも治療すべきか否か，患者・家族と悩みつづけるのが今日的な医師のあるべき姿である。

### カンファレンス（在宅医療開始前）

☐ 現状につき確認する
- ◆ 嚥下障害の原因，原因になり得る薬剤（p198，表1参照）
- ◆ 直近の誤嚥性肺炎の原因
- ◆ 点滴，酸素の有無：訪問診療・看護，家族の協力や手技習得が必要か
- ◆ 食形態，食事介助の状態
- ◆ 痰吸入：家族の手技習得
- ◆ ACP/人生会議の現状

☐ 退院してすぐに誤嚥性肺炎対策の整った態勢を確立することは困難なので，すぐに対応できるように平日，できれば週の前半のうちに自宅に帰ってきてもらう

## 初診（在宅医療開始時）

☐ 前回誤嚥したときの原因検索と，再発予防の準備ができているかを家族も含め多職種で確認する

☐ 自宅での食形態と食事量を確認する

☐ 発熱時の対応についてのシミュレーションを行う

☐ デイサービスやショートステイを導入する

**心得！** 退院直後の再発に注意！ 直後に再入院すると家にはもう帰ってこられなくなる場合が多い。最後のチャンスという覚悟で，準備の完成度を上げておく。家族の介護力が心配な場合には，早期からデイサービスの導入を検討する

## 1カ月まで

☐ **食支援チームの態勢を整える**

◆ 口腔ケア, 姿勢：口腔ケアが非常に大事。義歯もきれいにして，合っていなければ歯科に相談する

◆ 食形態，食べ方・飲み方の工夫。30 〜 40°ギャッジアップで頸部前屈が基本姿勢。1日の食事の1回量が少ないなら，1日3食ではなく1日5食に回数を増やす分割食でもよい

◆ 多職種で相談し工夫をする（「08 食べられない」p144 〜参照）。栄養を摂ることを最重要と考える

☐ **リハビリテーション：呼吸リハビリテーションや運動療法，発声練習，プッシング法**

◆ 生活のなかのリハビリテーション例：あいさつと深呼吸，坐位保持を意識的に行う，おしゃべりの時間をとる。終末期であれば積極的なリハビリテーションは難しいため，緩和ケア主体に切り替える

☐ **ワクチン接種につき確認する**

◆ COVID-19ワクチン, 肺炎球菌ワクチン, インフルエンザワクチン

## 慢性期

- □ 最初の1カ月で行ったことを継続する
- □ リハビリテーションの目標設定を行う
- □ 食事が摂れないときは、食べたいものにチャレンジする食支援を試みる
- □ 嚥下障害の原因（表1）を特定し、最善を尽くす
  - ◆ 嚥下障害の原因は多岐にわたるが、多くは廃用である。廃用を予防することがもっとも重要
  - ◆ 嚥下障害の原因が本当に廃用だけなのか、重大な原因疾患を見逃さない。病歴を確認すると廃用ではない可能性に気づける
  - ◆ 薬剤など医原性の要因はできるだけ取り除く（表1）

表1　嚥下障害の原因

| 神経系 | 認知症、脳卒中、神経変性疾患（パーキンソン病）、せん妄 |
|---|---|
| 頭頸部 | 声帯萎縮、反回神経麻痺、腫瘍 |
| 呼吸器 | COPD、慢性呼吸不全、慢性気道炎症性疾患 |
| 消化器 | 胃食道逆流症、食道裂孔ヘルニア、腸閉塞、腫瘍 |
| 筋骨格系 | サルコペニア、寝たきり状態 |
| 薬剤 | 【鎮静によるもの】<br>　抗精神病薬（リスパダール®）、ベンゾジアゼピン（レンドルミン®など）、抗ヒスタミン薬（ポララミン®）、抗てんかん薬（抑肝散）<br>【口渇によるもの】<br>　利尿薬、抗コリン薬：バップフォー®、ベシケア®<br>【オピオイド】コデイン®を含む<br>【パーキンソニズムによるもの】<br>　抗精神病薬、プリンペラン®/ナウゼリン®、抗てんかん薬（バルプロ酸） |

※青字は頻度の高いものを示す

- ◆ 認知症と誤嚥性肺炎：認知症は飲み込む力があっても、食べ物を認識できないなどにより食事が進まなくなる。食事内容や環境を早期から調整し予防する
- ◆ 誤嚥性肺炎の多くは不顕性誤嚥であり、食事でむせないからといって誤嚥していないとはいえない
- ◆ PPI/H₂受容体拮抗薬は胃内殺菌力が落ちて肺炎リスクが上がる[1]。不要であれば中止する

脳卒中後の嚥下障害の多くは発症後2〜6カ月で改善してくる。その後の嚥下障害の多くは筋力低下・廃用から生じる

- ◆ 嚥下機能評価：言語聴覚士が不在の場合は医師も嚥下評価をできることが望ましい

- 聖隷式嚥下質問票：嚥下に関する症状を15問で評価する。感度，特異度ともに90%前後[2]
- 反復唾液嚥下テスト：唾液を繰り返し飲んでもらう。患者の舌骨と甲状軟骨に指を当てて30秒で何回嚥下できるかテストする。喉頭挙上が3回未満で異常（感度98%，特異度66%）[3]
- 改訂水飲みテスト（mWST）：水1〜5mLを飲んでもらう。問題なく嚥下できれば，つづけて2回唾液嚥下をしてもらう。感度70%，特異度88%[4]
- 嚥下反射があれば食べられる。「嚥下障害を改善して，食べて元気になってもらう」という意思を共有した多職種チームを構成する

## ACP/人生会議

□ 廃用が進んで「誤嚥を繰り返す」病態は，「老衰」の側面がある点を家族と共有する
- でき得るかぎり嚥下障害や誤嚥の原因を取り除きながら，患者・家族と看取りに向けて話し合いつづける
- 患者の人生を一緒に振り返る。治療をすることが幸せかどうか。治療をすることでQOLは下がる場合も多い

□ 搬送するか/しないかの方針を確認する
- 状態が落ち着いていれば自宅でもよい。自宅ではせん妄やADL低下はきたしにくいなどのメリットも多い。状態が悪化したときの対応は話し合っておく
- 再度誤嚥性肺炎を起こした場合はどうするか

□ 栄養の考え方を知る
- 胃瘻は誤嚥性肺炎の予防になるわけではない。重度認知症患者や高度嚥下機能障害患者では経管栄養により予後が延びないという報告[5]も多い（「07 認知症」p136参照）
- 胃瘻や中心静脈栄養による延命は明確なエビデンスがあるわけではないため，shared decision making（SDM）が基本姿勢

□ 検査中止，抗菌薬中止をする場合も優しく前向きな言葉で説明する。メリットを伝え，それでもできること，患者を支えることを伝える

## 緩和ケア

- □ 「治療しない選択」もある
  - ◆ 2017年成人肺炎診療ガイドライン[6]の時点から，繰り返す誤嚥性肺炎は老衰の終末期と考えることができ，苦痛を軽減・除去する緩和ケアの必要性が明記されている
  - ◆ 抗菌薬投与でQOLは低下することもある。高度認知症では抗菌薬投与で生命予後は改善するがQOLは低下するという報告[7]がある
  - ◆ 患者・家族を尊重し，ケアのゴールを確認する。本人の人生における優先順位，希望と安全という，時に矛盾する要望をどのようにするかの葛藤を保持しつつ，共に歩んでいく

**繰り返す誤嚥は広い意味で「老衰」**
　嚥下という生命の維持に欠かすことのできない機能の低下は，生存にとっての重大な危機である。この機能が不可逆的に障害された場合，残りの時間は短い。高齢者の蓄積した組織障害で各臓器が全体的に弱ってくることを老衰と定義するのであれば，繰り返す誤嚥は広い意味では「老衰」の一環ともいえる

## 緊急対応；誤嚥性肺炎の急性期アプローチ

- □ 今回の誤嚥の原因を見つける
- □ 意識障害，発熱，嘔吐などがあれば，その原因を追求する
- □ 誤嚥性肺炎の原因を知る
  - ◆ 誤嚥性肺炎の感染原因の主体は，自身が保有している細菌であり，それを不顕性に誤嚥することで肺炎になる
  - ◆ 健常人でも少量の不顕性誤嚥はよくあるが感染はあまりしない
  - ◆ 口腔内が清潔に保たれていれば誤嚥をしても感染は生じにくい[8]
  - ◆ 細菌：口腔内の細菌については耐性菌はまれである。非定型肺炎の原因菌（レジオネラ，マイコプラズマ，クラミドフィラなど）は誤嚥性肺炎の原因にはならない

　誤嚥の原因を徹底的に追求せよ！　長時間落ち着いていたのになぜ"今日"誤嚥したのか!?

- **よくある誤嚥の原因**
  - 薬剤変更（向精神薬など），意識障害，感染症，新規の脳卒中，嘔吐（尿路感染症，胆嚢炎，腸閉塞），食介護者や生活の変化，口腔ケアのし忘れ

- **症状**
  - 数時間から数日の経過で微熱，食欲低下，傾眠，痰がらみ，頻呼吸，喘鳴が現れる。典型的な症状が出ない場合もある
  - 化学性肺臓炎：誤嚥により化学的な刺激で肺に炎症は生じるが，感染は成立しないため速やかに症状は改善する。肺炎の場合，翌日にほぼ症状が消失していることはあまりないため，改善が早い場合に疑う。化学性肺臓炎の多くは肺炎にならずに自然寛解する

- **身体診察**
  - 発熱，頻呼吸，頻脈，低酸素。口腔内汚染や乾燥を診る！ 背中の音をしっかり聴く！ 好発部位の背側下肺野，とくに右側または麻痺側に注目する。左側臥位だと左に誤嚥する

- **検査**
  - 肺エコーで心不全（前胸部でA-lineがあれば否定的）や胸水，腹部エコーで胆道疾患や腸閉塞などを確認する

- **肺炎の診断基準**
  - 画像で肺胞浸潤＋次の3つのうち2つが当てはまるか（①37.5℃以上の発熱，②CRP上昇，③WBC9,000/$\mu$L以上）

- **鑑別診断**
  - 心不全（膿性痰ではなく泡沫状痰，体重増加，浮腫），結核，COPD（chronic obstructive pulmonary disease；慢性閉塞性肺疾患），肺がん（同じ部位に肺炎を繰り返す場合），ほかの発熱疾患（Note「発熱のアプローチ」p205参照）

- **治療**
  - 痰吸入，酸素投与
  - 抗菌薬
  - 化学性肺臓炎で速やかに改善することもあり，抗菌薬は不要な場合が比較的多い

急性期

感染症／発熱のアプローチ

**13**

誤嚥性肺炎

**私はこうする！**

- 口腔内が清潔に保たれていて，呼吸状態が落ち着いている場合は抗菌薬なしで様子をみる場合も多い
- 抗菌薬を開始しても酸素の改善が早く翌日に解熱した場合は，抗菌薬は数日で中止する[9]（竹之内）

**禁忌！**

誤嚥性肺炎後に絶食をつづけない。嚥下評価後，多くは数日以内に食事が再開できる

- ◆ 嚥下評価と食事再開：誤嚥の原因を考え，嚥下評価の遅くとも3日目には経口摂取を試みる
- ◆ 治療薬：ほとんどセフトリアキソンで治療は可能[10)11]。口腔内汚染がひどいなど嫌気性菌リスクが高い場合は嫌気性菌カバー（アンピシリンスルバクタムナトリウム配合またはセフトリアキソン＋メトロニダゾール），過去の痰培養で緑膿菌がある場合は緑膿菌カバー（例：タゾバクタム・ピペラシリン，レボフロキサシン）が望ましい

---

**処 方 例**

セフトリアキソン1〜2g/日，5〜7日間

---

☐ **改善しない場合**

- ◆ ほかの熱源〔偽痛風，CD（*Clastridioides difficile*）感染，薬剤熱〕，膿胸などドレナージが必要な病態をチェック。呼吸状態がよい場合は肺炎以外を考える
- ◆ 治療をしないという選択肢も考える。抗菌薬投与でQOLは低下することもある[7]
- ◆ 排痰
  - 右誤嚥が疑わしい場合は左側臥位や半腹臥位で，右側臥位は禁止。腹臥位後の吸痰。ポジショニングは半腹臥位を取り入れる
  - 坐位や離床の時間をとる
  - 痰が出にくいときは加湿や去痰薬

◆ 口腔ケア

- 肺炎予防にきわめて効果的。歯科医師/歯科衛生士の介入，ブラッシング，義歯の洗浄。食べなくなると唾液が減り，乾燥した口腔内は細菌が増殖し，さらに嚥下機能は廃絶して肺炎になる

◆ リハビリテーション

- 排痰手技，咳嗽，呼吸法

◆ 去痰薬の使い分け（必要な場合のみ）

①分泌低下：アセチルシステイン（ムコフィリン®）で痰の粘稠度を下げる（粘液溶解薬），カルボシステイン（ムコダイン®）で痰の量を減らす（気道粘液修復薬）

②分泌促進：ブロムヘキシン（ビソルボン®）で分泌を増やし切れの悪い痰を出す（気道分泌促進），アンブロキソール（ムコソルバン®）でサーファクタントを分泌し痰を出しやすくする（気道潤滑薬）

- 輸液過剰で痰は多くなる

◆ COPDと誤嚥

- 嚥下の途中に息を吸ってしまうと誤嚥リスクが高まる。頻呼吸があると息止めができず誤嚥リスクが高まる。とろみをつけると誤嚥が増える場合もある

- 食事の工夫：摂取エネルギーが35kcal/kg/日以上でサルコペニアの改善ができる

- 重症度：
A-DROP/A（Age）：男性70歳以上，女性75歳以上
D（Dehydration；脱水）：BUN 21mg/dL≦または脱水あり
R（Respiration；呼吸）：SpO$_2$ 90%以下
O（Orientation；見当識）：意識障害あり
P（Pressure；血圧）
0：軽症，1〜2：中等症，3：重症，4〜5：超重症。ただしショックの場合は超重症

---

文献

1) Risk of community-acquired pneumonia with outpatient proton-pump inhibitor therapy：A systematic review and meta-analysis. PLoS One 10（6）：e0128004, 2015.【PMID：26042842】

2) 中野雅徳，藤島一郎，大熊るり，他：スコア化による聖隷式嚥下質問紙評価法の検討．日摂食嚥下リハ会誌 24（3）：240-246, 2020.

3) 小口和代，才藤栄一，馬場尊：機能的嚥下障害スクリーニングテスト「反復唾液嚥下テスト」（the Repetitive Saliva Swallowing Test：RSST）の検討；（2）妥当

性の検討. リハビリテーション医学 37（6）：383-388, 2000.

4）Three tests for predicting aspiration without videofluorography. Dysphagia 18（2）：126-134, 2003.【PMID：12825906】

5）Enteral tube feeding for people with severe dementia. Cochrane Database Syst Rev 8（8）：CD013503, 2021.【PMID：34387363】

6）日本呼吸器学会成人肺炎診療ガイドライン2017作成委員会・編：成人肺炎診療ガイドライン2017. 日本呼吸器学会, 東京, 2017.

7）Survival and comfort after treatment of pneumonia in advanced dementia. Arch Intern Med 170（13）：1102-1107, 2010.【PMID：20625013】

8）Oral care and pneumonia. Oral Care Working Group. Lancet 354（9177）：515, 1999.【PMID：10465203】

9）Aspiration Pneumonia. N Engl J Med 380（7）：651-663, 2019.【PMID：30763196】

10）Ceftriaxone versus ampicillin/sulbactam for the treatment of aspiration-associated pneumonia in adults. J Comp Eff Res 8（15）：1275-1284, 2019.【PMID：31736321】

11）Reappraisal of clindamycin IV monotherapy for treatment of mild-to-moderate aspiration pneumonia in elderly patients. Chest 127（4）：1276-1282, 2005.【PMID：15821205】

---

## "誤嚥性肺炎"を得意ワザにしたい人は

▶ Aspiration Pneumonia. N Engl J Med 380（7）：651-663, 2019.【PMID：30763196】

▶ 吉松由貴：誤嚥性肺炎の主治医力. 飛野和則監, 南山堂, 東京, 2021.

▶ 吉松由貴, 長野広之：家で診ていく誤嚥性肺炎；チームでつむぐ在宅医療. 平原佐斗司監, 南山堂, 東京, 2023.

# Note

## 発熱のアプローチ ─熱の原因部位を特定しよう─

### ◆ Step1 在宅で多い感染症

誤嚥性肺炎，尿路感染症，皮膚軟部組織感染症，胆道系感染症

　まず頻度の高い誤嚥性肺炎や流行期のウイルス感染（COVID-19やインフルエンザなど），褥瘡感染症や蜂窩織炎がないか背部・下肢を診察する。

　次に腹部の圧痛や右季肋部叩打痛，CVA（肋骨脊柱角）叩打痛がないかをみていく。明らかな熱源がない場合には尿路感染症を疑う。とくにCVA叩打痛の左右差に加えて，悪寒戦慄を伴うときに尿路感染症を考える。高齢者の尿路感染症は尿閉を合併することがあるため，抗菌薬の反応が悪い場合には腹部エコーを行うか，導尿を試みる。

　胆道系感染症は高齢者に比較的多く，とくに胆石・胆道系感染症の既往があれば再燃を疑う。腹痛やマーフィー徴候，右季肋部叩打痛で評価する。腹部エコーがあれば，胆道系に加え水腎症や膀胱も評価したい。腹部症状がなくてもほかに熱源がなければ胆道系感染症の可能性は残る。

### ◆ Step2 寝たきりの3D

CPPD（偽痛風），Decubitus（褥瘡），DVT（深部静脈血栓症）

　高齢者の偽痛風は驚くほど頻度が高く，蜂窩織炎同様よく見逃される疾患である。筆者は寝たきり高齢者の発熱をみたらまず関節を触る。

　診察方法は，まず関節が腫れていないか左右差を見た後，関節の温度の左右差を，肩，肘，手首，膝，足首と順に触りながら，各関節を動かしていく。

**筆者の診察例**：両膝を触って伸展させる，足首を触って動かす，手首を触って動かす，肘を触って伸展させる，両肩を挙上させる

　肢の関節の診察は，DVTや蜂窩織炎のチェックも兼ねる。首が痛くて回旋できない場合は頸椎偽痛風を疑う。

**偽痛風の治療**：ステロイドの関節注射が第一選択であるが，できなければ腎機能を確認しNSAIDs，内服ステロイドを1週間程度行う。クーリングだけでも自然寛解することが多い

> 処方例：ナイキサン®100mg，4〜6錠 分2，朝夕食後＋PPI
> 　　　　（eGFR30未満では避ける）
> 　　　　プレドニン®20〜30mg，1日1回，を1週間程度
> 　　　　コルヒチン®0.5mg，1日1〜2回（GFR10〜50で，
> 　　　　50%減量or間隔空ける，GFR10未満で避ける）

# Note 発熱のアプローチ ―熱の原因部位を特定しよう―

### ◆ Step3 | 医原性の3D

Device（人工物感染），CDI（Clostridioides difficile 感染症），Drug（薬剤熱）

気管切開，尿道留置カテーテルなど，人工物の存在はその部位の感染率を上げる。点滴刺入部，胃瘻やポート部位などデバイス周囲に発赤や腫脹がないかを診察する。

下痢と抗菌薬曝露歴があればCD感染の検査を提出する。

熱源不明で比較的元気な場合は薬剤熱を疑い，抗菌薬を含めて新規薬剤から中止する。

---

処方例：①誤嚥性肺炎

内服：オーグメンチン®配合錠250RS 3錠 分3毎食後＋サワシリン錠®250 3錠 分3毎食後，またはクラビット®500mg 1日1回1錠（ペニシリンアレルギーや緑膿菌を考慮するとき）

点滴：セフトリアキソン1〜2g，1日1回，5〜7日程度

処方例：②蜂窩織炎

内服：セファレキシンカプセル®，250mg，8錠 分4，毎食後・就寝前，またはダラシン®カプセル150mg，8錠 分4，毎食後・就寝前（セフェムアレルギー）

点滴：セフトリアキソン1〜2g，1日1回，7日程度

処方例：③尿路感染症

内服：シプロフロキサシン®200mg，4錠 分2，朝夕食後，またはクラビット®500mg，1日1回1錠

点滴：セフトリアキソン1〜2g，1日1回，7〜10日程度

＊セフトリアキソンとダラシン®以外は腎機能に応じた用量調節が必要

---

（竹之内盛志）

| 急性期 | 感染症／発熱のアプローチ

# 14 緊急対応

## ＼"緊急対応"の心得・禁忌 6 箇条／

| 1 | 緊急対応は，信頼獲得の大きなチャンス。初回の緊急連絡は遠慮されてもとにかく行く |
| 2 | ファーストコールを地域の訪問看護にすることで，看護師に活躍してもらえる仕組みにする |
| 3 | 緊急電話は，訪問先から看護師がかけてきた場合でも，家族・本人と直接話をすることで，トラブルが減る |
| 4 | 緊急電話の終わりには「心配なら行きましょうか？」と必ず伝える |
| 5 | 迷ったら行く。行ってよかったと思うことが多い。2回目の電話があったら（どのような主訴であったとしても）必ず訪問する |
| 6 | 十分な24時間態勢を維持するためには，人員をあてることが必要となる。そのための仕組を作ることが大切である |

---

### 症 例

#### 患者：70代男性。脳梗塞

初診での訪問後，翌日に「便が出ない」と連絡あり。折り返し電話にて「ラキソベロンという薬を昨日出したので，夜寝る前に5滴飲んでみてください」と伝えた。翌日電話があって「連絡しても来てくれないのならもういいです」と訪問の断りがあった。電話で指示が伝わったかと思っていたが，「訪問開始直後のコールはなるべく訪問」という原則を外すと，一見問題がなさそうにみえても問題化することを改めて実感した。自分で行くか，看護師に行ってもらったほうがよかったのかと考えている。少なくとも電話の最後には「心配なら行きましょうか？」と尋ねておくべきだったか…と反省した。

## 老年医学 **5Ms** / 症例の振り返り

**1** **Matters most**：医療者にはささいな問題にみえても，本人にとっては重大な問題である場合がある

**2** **Mind / Mental**：意識はよいが，医療知識がない。もしくは軽度の理解の障害があった可能性がある

**3** **Mobility**：麻痺はあるがトイレに行けていた。ただ急いで行くことは難しい状態である可能性がある

**4** **Medication**：滴下調整をするような薬は本人に使いやすいものなのか。ほかの薬はどうだったか，便秘の副作用になる薬を内服していないか

**5** **Multi-complexity**：これまでの薬での成功・失敗体験，家族背景などのアナザーストーリー（語られないもう一つの背景の物語，文脈）が不明

### 在宅医の視点

　溺れている人を救えるのは，溺れていない人だけである。
　緊急対応をしようと思うときには，まず無理のない仕組み作りから始まる。開業から間もない時期は，自分一人しかいないような状態では，緊急に対応するまでの時間がどうしても長くなるが，患者数自体が少ないので頻度は低い。そうした時期を経て，徐々に自分でない人でも対応できるように，患者，家族，地域の訪問看護，自分たちのチームスタッフに緊急対応を依頼できるような，長期的視点に立った教育計画を立て，人員を含めた仕組みを作っていく必要がある。

### 【"緊急対応"のFACT SHEET】

　緊急対応は「どの程度」「どのようなこと」で呼ばれるのか？
（※総合在宅医療クリニックデータより）

## 1）　呼ばれる内容（表1）

☐ 発熱，呼吸困難，死亡確認での対応が多い

## 表1　頻度の高い主訴（回数）

| 1 | 発熱 | 48 |
|---|---|---|
| 2 | 呼吸困難 | 44 |
| 3 | 看取り | 27 |
| 4 | 意識障害 | 11 |
| 5 | 腹痛 | 10 |
|  | 薬剤の質問 | 10 |
| 7 | 動けない | 9 |
|  | 痰が多い | 9 |
|  | 嘔気・嘔吐 | 9 |
| 10 | アラームが鳴る | 8 |
| 11 | 誤薬 | 6 |
|  | 転倒 | 6 |
|  | 点滴が抜けた | 6 |
| 14 | がん性疼痛 | 5 |
|  | 処方薬がなくなった | 5 |

| | 胸痛 | 5 |
|---|---|---|
| 17 | 下痢 | 4 |
|  | 腫瘍出血 | 4 |
|  | せん妄 | 4 |
|  | ルートトラブル | 4 |
|  | 便秘 | 4 |
|  | その他 | 4 |
| 23 | 血便 | 3 |
|  | 出血 | 3 |
|  | 全身倦怠感 | 3 |
|  | 鼻出血 | 3 |
|  | 訪問日程の変更依頼 | 3 |
|  | 咳嗽 | 3 |
|  | 家族の不安 | 3 |

【総合在宅医療クリニックデータ】2012年5月11日〜11月10日の6カ月間での解析：月平均患者数117.7人（がん末期19.6人（16.7%），ALS 5人（4.2%），その他93人（79%）），初診時年齢41〜95歳（中央値75歳），訪問回数358回/月（うち緊急往診49回/月），死亡数（在宅死56人（81.2%）/年，病院死13人（18.8%）/年）

## 2)　呼ばれる頻度（表2）

### □ 患者100人あたり換算

昼の時間……月に20.7回

準夜帯………8.9日に1回

深夜帯………11.7日に1回

## 表2　時間帯別の緊急訪問件数

| 時間帯 | 8〜18時 | 18〜22時 | 22〜8時 | 合計 |
|---|---|---|---|---|
| 全数（3年間・緊急往診） | 1,727 | 280 | 215 | 2,222 |
| うち死亡確認のため往診（%） | 144（8.3%） | 63（22.5%） | 118（54.9%） | 325（14.6%） |
| 100人あたり1カ月あたり緊急往診件数 | 20.7回 | 3.4回（8.9日に1回） | 2.6回（11.7日に1回） | 26.7回 |

【総合在宅医療クリニックデータ】2016〜2018年36カ月実績（8,340人月，月平均患者数231名・自宅以外30名程度）

※「1人の患者を1カ月診る」ことを「1人月」と定義した

- 看取りが少ない医院・クリニックであれば，基本的に緊急で呼ばれる件数は少ない
- 患者100人あたり換算で，1カ月平均緊急往診数26.7回（0.88回/日），夜間緊急訪問6回/月（夜間3.4回/月，深夜2.6回/月）

### 3）呼ばれるタイミング

①退院後からの時期別（図1）
- 退院直後の訪問が基本であるため，退院日のコールは少ない
- 時間が経つにつれて生活が安定し，緊急対応が不要になってくる様子がわかる

②曜日別（図2）
- 緊急は金曜日に多い（休みに入る前に心配になる）
  - 金曜日には訪問件数を増やせるようにあらかじめ厚めにスタッフを雇用しておく（非常勤を雇用するときに金曜日を優先的に依頼する）
- 土曜日の朝に電話で確認をする
  - 体調が不安定な人には土曜日の朝の時点で先に電話して病状を尋ね，昼の間に訪問しておくことで，夜間の緊急往診を減らすことができる（そのため当院では，土曜日の昼の緊急往診が多めになる）
  - 必要ならば，日曜日も同様に考えて行動する

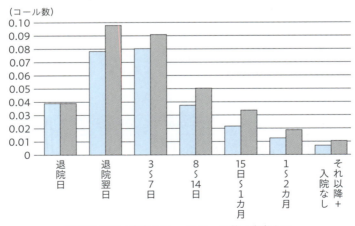

図1　退院からの時期別緊急訪問/コール数（患者人日あたり）
解析のデータは表1に同じ
※p20の表の再掲

## 【緊急対応のヒント】

①初診の数で決まる
②深夜帯にはそれほど呼ばれない(呼ばれる場合の54.9%は死亡確認)
③週末に多くなるので,金曜日に厚めに訪問しておく
④土曜日の朝に,訪問することになりそうな人には先手をうって電話で安否確認をしておく
⑤患者の年齢によっても緊急対応の頻度が異なる(表3)

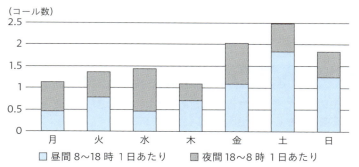

図2 曜日別緊急コール数(1日あたり)
解析のデータは表1に同じ

表3 定期訪問と緊急対応の比較・分析

|  | 成人 | トランジション | 小児 | 合計 |
|---|---|---|---|---|
| 期間(人月) | 21,117 | 612 | 255 | 21,984 |
| 定期訪問・初診 | 55,269 | 1,060 | 323 | 56,652 |
| 定期／緊急比 | 8.57 | 12.2 | 5.98 | 1緊急あたり定期訪問回数 |
| 緊急往診 | 中程度 | 少ない | 多い | ー |
| 緊急往診(合計) | 6,450 | 87 | 54 | 6,591 |
| 8〜18 | 4,992 (77%) | 66 (76%) | 45 (83.5%) | 5,103 (77%) |
| 18〜22 | 821 (13%) | 17 (19.5%) | 5 (9%) | 843 (13%) |
| 22〜8 | 637 (10%) | 4 (4.5%) | 4 (7.5%) | 645 (10%) |
| 定期／人月 | 2.62回 | 1.73回 | 1.27回 | 1人月あたり回数 |
| 緊急／人月 | 0.31回 | 0.14回 | 0.21回 | 1人月あたり回数 |
| 特徴 | 夜間緊急は看取りがあり多い | 対応など安定しており緊急往診は最も少ない | 定期訪問が少なく,緊急往診が多い | ー |

総合在宅医療クリニックの9年4カ月(2011年3月〜2020年7月)の緊急対応件数につき,小児,トランジション,成人の3カテゴリーで解析し直したもの
n=63,243(訪問件数 n=56,652 緊急往診 n=6,591)
小児在宅医療は成人に対して夜間緊急は少ない(成人0.31回／人月 VS 0.21回／人月)
これは夜間の訪問は看取りが多いこと,重篤度が高い場合には家族で病院へ連れて行くことが反映していると思われる。

## 【大事なこと】

　緊急対応の取り扱いがうまくできず訪問が終了・他院へ紹介となるケースがある。支援者には気づきづらい小さな事柄が大きな問題に発展する場合がある。この症例では，これまでの薬での成功・失敗体験，家族背景などのアナザーストーリーがわからないなかでの安易な対応により診療終了に至ってしまった。ほかの患者の緊急対応で忙しいときなど，通常は訪問することにしている状況でも「行けない」と判断してしまう場合がある。その場合でもあとからフォローアップの電話を入れ，問題が解決していることを再確認することが重要。訪問に行けなくても電話はいつでもできるので，よいタイミングと予測で電話をフル活用すると患者満足度が高い患者対応となる。

### カンファレンス（在宅医療開始前）

☐ 疾患に関して考えられる緊急対応について，起こり得ることとその対応をあらかじめ主治医に問い合わせておく

☐ 独居の場合，どうやって家に入るかを取り決めておく（「20 独居」p269参照）

☐ 退院直後に，緊急対応のための薬を薬局に取りに行くのが難しい場合があるので，退院時処方として病院から少しだけ処方してもらっておく

☐ 退院日に訪問できるように段取りをしておく

**私はこうする！**

　地域の病院の退院調整室に，図1「退院からの時期別緊急訪問」（p210）のデータを見せて，休日（土曜日・日曜日）に退院させるという文化を変えてもらうようにする。土日に退院させると，患者は不安が強まり，緊急往診が必要となる状況を土日に体験し，そこへの対応が不十分であると再入院・施設を希望するようになってしまう。地域スタッフの休日出勤が増えて疲弊することにもつながる。データに基づいての対話が効果的（市橋）

### 初診（在宅医療開始時）

☐ 24時間対応であることは，あらかじめ明確に伝えておく

☐ 電話番号，連絡先を整理する

> **心得！ 緊急コール記載**
> A3縦サイズの用紙の上半分（A4サイズ分）に訪問看護の連絡先，下半分に医師の連絡先を記載するようにする。「上から順に電話してくださいね」と伝えると，電話する優先順位がわかりやすい

- ☐ 地域の訪問看護をファーストコールにすることで，訪問看護に役割を果たしてもらいやすくなる
  - ◆ 訪問看護の出番が少ないと，患者が訪問看護の必要性を実感しにくくなり，結果として「もう来てもらわなくてもよい」と患者から訪問看護を断られてしまう事態が起こり得る。看護師によるファーストコール対応は，こうした事態の回避に役立つ
- ☐ 現時点で予測できる症状・変化に対応するための薬はどこにあるのか。対応の方法を含めてわかりやすく伝える

> **私はこうする！**
>
>
>
> 紙コップの中にスティック状痛み止め（例：オプソ®）を入れて，簡単に自分で取りやすいようにする。内服するタイミング（例：痛みががまんできないときに飲む）と，次に内服するまでの間隔（例：○時間空けたらもう1本飲む）をマジックペンでコップの側面に書いておく（市橋）

## 緊急対応

### 一般的な注意事項

- ☐ **電話をするということ**
  - ◆ 家族の立場で考えてみると，"電話をする"ことはとてもプレッシャーのかかる行為である。気軽に電話できない状況になると，のちのち"こんなになるまで電話しなかったなんて…"という事態が生じたり，在宅生活全体での満足感・安心感が著しく低下する可能性が考えられる。ゆえに，"医療者からみると緊急性の高くない"ことで電話がかかってきた場合にも，叱責しないことを基本とする

- ☐ **在宅医療は予測する医療である**
  - ◆ 究極の目標は，"電話をかけなくても家族が困らない状況を，あらかじめ整えておくこと"である。ゆえに，電話がかかってきそう

な場合には，あらかじめ患者宅へ電話しておくと，医療者・患者双方にとってよい。これらを"読み切れるか"は医療者の力量といえる

☐ 患者・家族が自分たちで対応できることも負担にならない範囲で増やしておく

☐ それでも電話はかかってくる

◆ "A friend in need is a friend indeed"（いざというときの友達が本当の友達＝まさかの友は真の友）という言葉もあるように，いざというときに助けてくれる人が一番重要に感じる。1年間定期訪問に通っている患者よりも，初めて会って緊急対応をした患者のほうが，より深い人間関係ができることがある。緊急対応をすることが（それがどんなに小さなことであったとしても），その後の患者-医師関係をよいものにしてくれる

☐ 電話を受けて現場に行くだけで，半分の問題は解決する

◆ 発熱との訴えで呼ばれていっても，再検したら実は熱はなかったということはよくある。未来の「安心感」のための避難訓練のように，「緊急訪問訓練」としての訪問になることもあるが，行って損になることはない

☐ 訪問開始後最初のコールは必ず訪問する

◆ 患者・家族が在宅医療のシステムを理解できていない在宅開始早期の段階では，ちょっとしたことでもなるべく訪問するほうがよい。訪問することで絶対の信頼を獲得することができるし，今後の指示への同意率も高まる。在宅での療養をうまく進める最初のきっかけこそ"1回目のコール"である。また，「迷ったら訪問」「2回目の電話があったら必ず訪問」も鉄則とする

☐ 「心配なら行きましょうか？」と電話の最後に必ず言う

◆ 遠慮がちな高齢者が多いために，最初は電話では来なくてもよいと言ったとしても，あとから「電話したけど来なかった」と言われてしまうことがある。おそらく「察してほしい」と思っているのかもしれないが，そこまで察することが難しい場合がある。患者の意思を確定・言語化するために，はっきりと「心配なら行きましょうか？」と尋ね，本人から「来なくてもよい」と言われた状態で電話を切りたい

☐ 1回のコールだけで判断せず，フォローにも力を入れる

◆ 診断は常に一点を検討するのみでなく，時間的な経過も考えながら検討する必要がある。最初は小さな異変でも，その後徐々に大きな問題に発展することもある。判断に迷うことがあれば「1時間後にもう一度連絡してみる」「翌日に電話でフォローする」

ということが必要になってくると思われる。電話フォローのみで対応することでむしろ後手に回ってしまうこともある。基本的には翌日に必ず誰かが訪問することを基本とする

□ **こちらからフォローの連絡を入れることは，信頼につながる**

◆ ケアの中心的な要素として"注意を払っている"と伝わることがある。それをもっともよく伝えてくれるのが，調子が悪くなりかかったときに，医療者がかけてきてくれる電話である。また医療面からも，一歩早めに電話しておくことで，状態悪化の予防が可能になる場合が多い。結果として，のちに緊急訪問となる回数を減らすことが可能になる

## 1週間後

□ 退院から1週間以内の電話が多いので，退院日の翌日，もしくは2日後に，定期訪問を予定しておく（緊急コールの予防）

□ 退院直後がもっともコール・訪問ともに多くなるため，早期に手厚く訪問し，様子をみて回数を減らしていく

□ 実際に問題が起こったときにどのように対応するのかを，本人・家族に再度確認して，自分たちで対応できるようにする

□ 介入する頻度が高いと，患者や家族の負担感が出てくるため，適当に訪問間隔を空けていく

## 慢性期

□ **緊急になる前に，小さな手がかりを発見・集められるようにする**

例：体重測定が毎日できるようにする
　　心不全・腎不全の増悪を早期発見できる態勢
　　夏季に入っての突然の脱水を事前に発見できる態勢

□ 冬季に向けて予防接種をしておく

□ **季節ごとの注意喚起・取り組みを実施する**

◆ 正月に向けて，「誤嚥しづらいもちの作り方講習会」の開催など

□ 患者が「時間があるときに，やりたいこと」を阻害している壁を取り除けるような活動を進める

### 多職種連携

□ 看護師をファーストコールの受け手にすべきである。病院でもナースコールがファーストコンタクトであるように，自宅でも看護師を

最初にする

- ◆ 接する回数が多い人が，最初の対応をするほうが有利
- ◆ 看護を経由しないと看護師が蚊帳の外になってしまって，訪問看護が活躍できず，訪問看護そのものが断られてしまう（プランから削られてしまう）

☐ 訪問看護ステーションのスタッフを集めて，自院の緊急対応のアルゴリズムを書面で渡したり，講義を行う。そうすると，いざというときの連携がスムーズになる

☐ 同じ看護師が一晩で2回電話してきたら，なるべく訪問するほうがよい。言葉で言わずとも，「来てもらいたい」という気持ちの表れでもある。訪問の必要性をうまく伝えられない「訪問看護師としての初心者」である可能性も汲みとることが重要である

☐ よく連携する訪問看護ステーションにあらかじめ物品BOXを渡しておき，現場での導尿や尿道カテーテル留置など指示で対応できるものを準備する

☐ 適宜指示は明文化し，必要なら患者宅に見えるように置いておく。見える化が重要である

☐ 窒息に対応するための講義・医療者啓発を行う

## 社会的処方

☐ 寂しさに対してはつながりを増やすことが大事

- ◆ 「社会的処方」とは，医師に薬物処方のみでない対応を伝えるための逆説的表現。医師へのいましめでもある
- ◆ 薬物をいかに使わずに，幸せをいかに社会全体で醸成していくのか，知恵が必要となる
- ◆ 何らかの社会的支援・ボランティア・友人などのつながりを作っていく。ここはかかわる側の「知恵と工夫」が問われるところであり，ペット，趣味や過去の友人など，ケアマネジャー・地域包括支援センターなどとともに考えていく

> **私はこうする！**
>
> **不安で電話をかけてきてしまう認知症，精神疾患の患者への対応**
> この対応をどうするのかは大きな問題である。夕方に寂しくなると電話してきてしまう患者に対し，夕方に訪問看護が行えるようにスケジュールを調整して，コールを減らすことができた経験がある（市橋）

## ACP/人生会議

- □ **入院するかの大まかな方向性を決めておく**
  - ◆ 急変時は動揺して十分な話し合いができないため，日頃から患者がどのように今後の人生を生き抜きたいか，患者の価値観を患者・家族などと医療・介護従事者とで共有しておく

- □ **病院に行ってできること，自宅療養を継続してできることを共有する**
  - ◆ 残りの予後見込みが長いのであれば，治療による効果と「自宅にいたい」という希望を勘案する。在宅では発見できない疾患が見つかる場合もあり，よい面がある
  - ◆ 感染症の治療に関しては病院環境のほうが有利である。患者・家族には「100点満点の感染症治療を目指すなら病院がよい。70点，ひょっとしたら60点かもしれないけれど家にいることを希望するのであれば，家にいることもできる」と見積もりを伝えて意思決定をしてもらう

**私はこうする！**

> 「帰ってこられる（自宅退院となる）見込みが著しく低く，病院に行くことが本当によいのか？」と迷うことがある。本人は家にいたく，家族は病院に連れていきたいというとき，本人に「帰ってくることができないかもしれない」と伝えることを家族が希望しない場合がある。そこはその場の判断になるが，基本は本人が真実を知り，そのうえで判断したいと思っているのであれば伝えるしかないと思う。本人の自己決定が重要というスタンスであるならば，キーになる情報も得る権利があると考える（市橋）

- □ **「保留」も有効である**
  - ◆ 今日のところは決めず，決定を保留できる場合には「また明日考えましょう」と保留することもよいオプション。入院を1日遅らせることで，改善方向になって入院が回避されることもある

## 緩和ケア・看取り

- □ **予測しない死亡の場合**
  - ◆ そもそも予測しない死亡であっても後悔しないような対応を最初から心がける
  - ◆ がん患者の15%は予測されていないタイミングで亡くなる[1]（「01 がん/疼痛管理」p49参照）。この事実をあらかじめ伝えておく必要がある

◆ ALSなどのMND（motor neruron disease）の58％が，呼吸状態の急激な悪化から24時間以内に亡くなる[2]（「06 ALS」p122参照）

□ 対応が難しくなりそうな場合

◆ 患者宅で面談を行うのではなく，関係者を診療所の一室に呼んで時間をかけて方向性を考える場を設ける

◆ 原則として対面で話を進める

◆ 遺された家族にとって納得の行かない突然の亡くなり方の場合，グリーフケアにより注力する必要がある

◆ プロセスとしてベストを尽くせるように，多職種とも連携しながら情報収集，グリーフケアを行う

---

### カルテ記載例

【緊急訪問時にカルテに記載すべきこと】
- ●主訴（緊急である理由）
- ●呼んだ人
- ●緊急の必要を考えた根拠
を記載する

---

### 文献

1）淀川キリスト教病院ホスピス・編，柏木哲夫，恒藤暁・監：緩和ケアマニュアル．第5版，最新医学社，東京，2007.

2）Motor neurone disease；A hospice perspective. BMJ 304（6825）：471-473, 1992.【PMID：1547416】

---

### "緊急対応"を得意ワザにしたい人は

▶ Thompson DA：Adult Telephone Protocols. Office Version, 3rd ed, American Academy of Pediatrics, Chicago, 2012.
訪問看護への教育資料を作るための基本骨格にできる

▶ 寺沢秀一，島田耕文，林寛之：研修医当直御法度；ピットフォールとエッセンシャルズ．第6版，三輪書店，東京，2016.
一般内科・外科救急対応の手引き・救急対応を復習したい人へ

| 在宅医療に特徴的な介入 |

# 15 リハビリテーション

## \ "リハビリテーション"の心得・禁忌 4 箇条 /

| 1 | 在宅医療におけるリハビリテーションは，身体に触れている時間だけではない。自分でも他人でも身体を動かしている合計時間がリハビリテーションの時間である |
|---|---|
| 2 | 生活そのものがリハビリテーションになるよう，仕掛けを作るためのアセスメントとプランニングこそ，在宅リハビリテーションである |
| 3 | 機能，活動の改善よりも参加，体験を優先し，向上させる |
| 4 | ADL が下がっても QOL を上げる。時には QOL を上げるために ADL を切り捨てることもあってもよい |

### 症　例

#### 患者：83歳女性

　大腸がん終末期。ADLが低下し，伝い歩きでなんとか屋内歩行ができる。何度か転倒しそうになっている。何より楽しみにしているのは週末に東京から会いに来る孫と話をすること。万が一転倒し痛みがあっては笑顔で会えない，と本人と話し合い，まだなんとかトイレ歩行はできるADLではあったが，あえておむつを導入し，転倒なく孫を迎えることを最優先とした。

## 老年医学 5Ms / 症例の振り返り

**① Matters most**：孫に会えることを楽しみにしている

**② Mind / Mental**：意識はしっかりし，意思決定できる

**③ Mobility**：転倒リスクが高まってきている

**④ Medication**：疼痛管理などでポリファーマシーとなり，転倒リスクが高まりやすい状況である

**⑤ Multi-complexity**：リハビリテーションをするべきだが，転倒なく孫を迎えるという目標もあり自分で意思決定を行ってきた

---

### 在宅医の視点

　在宅でのリハビリテーション（以下，リハビリ）は，病院のリハビリとは異なり，生活のなかに根ざしていくイメージが必要である。リハビリスタッフが，患者の身体に触れている時間だけがリハビリではない。ベッドの位置，手すりの高さ，車椅子やポータブルトイレに移乗するときの距離・方法・向きなど，本人・家族，介護職と共有することで，日々の生活を送りながら，自然と機能改善することを目指す。また，地域生活のなかでの「参加」が，機能改善に至ることを十分理解して，「機能訓練」ではなく，社会的つながりを作り直し，社会参加を促していくことの重要性を心得る必要がある。

---

### 身体機能・ADLの回復モデル

□ 以前よりも早く（回復の途中や改善途上の段階で）在宅移行が必要となる患者が増える（図1）[1]

□ 慢性期リハビリで拘縮，サルコペニアを予防する

- ◆ 寝たきりになると，褥瘡，便秘・食欲不振，誤嚥性肺炎などさまざまな老年症候群を起こすリスクが高まる

□ リハビリ専門職を中心に多職種でリハビリプログラムを周知して，患者自らが実践することをサポートする

- ◆ 専門職によるリハビリは毎日は行えない。毎日行えないぶんの"仕掛け"を患者宅に残してくることが大事

- ◆ トイレに移動するときの動作の手順を決めて，それを看護・介護・家族で相談し共有する

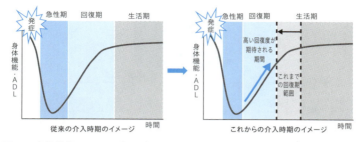

図1　身体機能・ADLの回復モデルとリハビリテーション提供体制の変化のイメージ
〔川田尚吾：在宅・地域リハビリテーションの立場から．在宅新療0-100 3（7）：629，2018．より引用〕

- ◆ ベッドの位置や向き，移乗するときのベッドと車椅子の距離，入浴をサポートするときのポイントなどを看護・介護・家族で相談し伝える
- ◆ 「やりやすい」「楽にできる」ではなく，麻痺側に力が入ったり新しい工夫が生まれたりして，動きそのものがリハビリになる

☐ **高齢者でもできるリハビリを知る**
- ◆ マッサージ：

  筋力トレーニング：手のひらで「グー・パー」を10回1セット。仰向けで両膝を立て，お尻を持ち上げる運動など

  坐位姿勢をキープ：バランス力の向上や褥瘡予防にもつながる。無理のない角度と時間で試みる

☐ **COPD患者の呼吸器リハビリ（p78参照），心不全リハビリ（p62参照），嚥下リハビリもある**

### 機能・活動の改善よりも参加・体験を優先・向上

　国際生活機能分類（International Classification of Functioning, Disability & Health；ICF）には「心身機能・構造」「活動」「参加」が示されている（図2）。

　「筋力がつくことで（機能），歩くことができ（活動），友達と遊びに行ける（参加）」というように，機能→活動→参加の順番に考えがちだが，図2には反対向きの矢印もある。友達と会って楽しく過ごすことでやりたいことが増え，活動が増え，筋力もついていく，という順番もあることを知っておきたい。とくに生活の場では疾患発症前の楽しみや役割など，社会とのかかわり（参加）を先に戻すことで，機能改善につながることが多い。「機能低下があるから，社会参加を諦める」という発想では，その後の機能改善の可能性をも諦めることになることを考えておく。

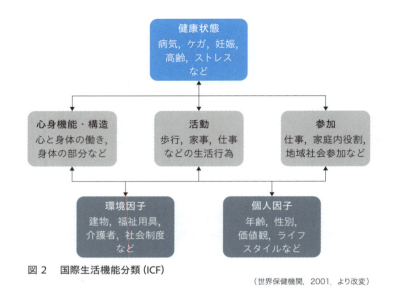

図2　国際生活機能分類（ICF）

(世界保健機関, 2001, より改変)

> 【事例】脳腫瘍術後で右半身麻痺の6歳女児。教育委員会や医療者は特別支援学校への入学を勧めたが「友達と一緒に勉強したい」と地域の学校へ入学。入学前に2年間継続していたリハビリ（機能訓練）ではほとんど改善がみられなかった半身麻痺は，入学後半年で大幅に改善。1年生の秋には友達と一緒にマラソン大会で完走した。機能低下を理由に「参加」を奪っていたら，機能改善の可能性をも奪っていたかもしれない（紅谷）

**心得！** 身体機能が低いからといって活動や参加に制限をかけない。参加することによって改善する心身機能がある

## 機能回復リハビリモデルから緩和リハビリモデルへ

　これまでのリハビリの考え方は「機能回復リハビリモデル」[2]（図3）と呼ばれ，ADLが先でQOLが後という前後関係および，ADLとQOLは並行関係にある，という2つの前提条件が含まれている。ADL低下が不可避となった状況（いわゆる終末期，老衰の変化など）では，この考え方ではQOLも低下せざるを得ない。「緩和リハビリモデル」[2]（図3）では原疾患の治癒を望めない状況においても，その時点において患者の希望することを実現しようというアプローチをとる。必ずしもADLとQOLが並行関係にない，という前提に立つ必要がある。

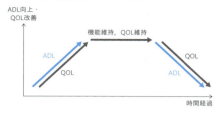

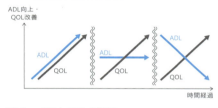

図3 ADLとQOLの関係
〔安部能成:緩和医療におけるリハビリテーションの役割. Pharma Medica 20(6):69-74, 2002, より引用・改変〕

## 介入終了を目指す在宅医療

在宅医療は慢性期や看取り期にかかわることが多いイメージがあるが,退院早期の,比較的急性期に近いタイミングでかかわることで力を発揮できることがある。オレンジホームケアクリニックでは,これをZIC(退院早期在宅集中ケア;zaitaku intensive care)と名づけて,2週間から数カ月の短期間での回復・改善,在宅医療の離脱を図る取り組みをチームで行っている。

よい適応は①治療による侵襲からの回復期,②リハビリが多くできるメリットよりも入院生活そのもののデメリットが大きい人,③自宅療養可能だが外出を控えざるを得ない人などである。

【事例】
①59歳女性。進行胃がんにて胃全摘,膵体尾部切除,胆囊摘出,という大きな手術を受けた。手術自体は成功し,3週間後に退院となったが,ADLが大きく低下。食欲低下,活動性低下で,寝ている時間が多くなり,伝い歩きの生活になってしまった。訪問診療と訪問看護,リハビリ,栄養指導が介入。化学療法用に作ったポートを使用して高カロリー輸液とリハビリを組み合わせるなどして,約2カ月間かかわり,自分で運転して買い物に行き,家族

6人の家事全般がすべて行える状態（術前と同じADL）にまで回復したので介入終了

②97歳女性。転倒し左大腿骨頸部骨折。2日後に手術を行い，術後5日目よりリハビリを開始した。術後16日目に回復期病院への転院を勧められたが，本人・家族が「寝たきりになっても構わないから自宅に帰りたい」と強く希望し，自宅退院，在宅医療開始。2週間の特別訪問看護指示期間中に，毎日リハビリ介入。3週目からは介護保険のみのかかわりとなるため，2週間の介入期間に3週目以降の生活をイメージし，その生活のなかでリハビリ的なかかわりが増えるよう工夫を行った。退院時はなんとか起き上がれる程度で要介護4だったが，退院して40日後（受傷後約2カ月）には歩行器で近所を散歩できるまでに回復。訪問診療，看護，リハビリは介入終了。その後，自分で入浴も可能となり，訪問介護も卒業し，介護保険自体も使用しなくなった。3年後には家族より，総理大臣からの100歳のお祝い状を持った写真と，ひ孫と共に台所に立っている写真が送られてきた

③2歳女児。先天性心奇形，術後の横隔神経麻痺により気管切開を行っている。自宅退院後も感染予防のため極力外出しないよう主治医より指示。病院から遠方に暮らしていることと，母親も自宅での体調管理に不安があったため，在宅医療導入。とくに予防接種は，感染を気にしながらの通院や外出が不要になることから，計画どおりに実施できた。同時に居宅訪問型児童発達支援を利用し，自宅にリハビリや保育士が訪問してサポートすることで，本人も活動が活発になり体力もつき，両親も自信がもて，可能な範囲で外出を試みることができるようになった

（紅谷）

---

| 文 献 |
| --- |

1) 川田尚吾：在宅・地域リハビリテーションの立場から．在宅新療0-100 3(7)：628-631，2018．
2) 安部能成：緩和医療におけるリハビリテーションの役割．Pharma Medica 20(6)：69-74，2002．

---

> **"リハビリテーション"を得意ワザにしたい人は**

▶ 安部能成：癌緩和医療におけるリハビリテーション医学．癌の臨床 51(3)：181-187，2005．

# Note

## 転倒予防と骨粗鬆症

65歳以上の29％は少なくとも年に1回転倒しており，転倒後の約10％は骨折，関節脱臼，捻挫または挫傷，脳震盪などが生じている[1]。転倒して骨折すると寝たきりに直結するため，転倒予防ならびに骨粗鬆症の治療が重要になる。

## 転倒予防

骨折リスクとして，歩行障害や平衡感覚・視力障害などの身体的な問題，薬剤，さらには環境因子が問題になる[2]。また過去1年間に2回以上転倒歴のある転倒のリスクが高い人には，修正可能な危険因子に対応することで転倒を減らすことができる。

**歩行障害の評価方法：**
Timed Up & Go Test で評価する。椅子に座り立ち上がって3m歩いて戻り，また座るまでの時間。12秒以上で障害あり。3mの歩行に5秒以上かかれば歩行スピードの低下とも評価できる。立ち上がってから歩くのが遅くなっていれば，転倒リスクあり，と考えておけばよい

**平衡障害の評価法：**
The 4-stage Balance Test で評価し，できなかった時点で転倒リスクありと考える

**視力障害：**
視力や白内障・緑内障はないか

**薬剤調整：**
向精神薬，利尿薬，$\alpha_1$受容体遮断薬（$\alpha_1$遮断薬）などの起立性低血圧リスクのある薬剤調整を行う

**環境調整：**
バリアフリー化や手すり，適切なベッド，電気コードの片付け，フローリングでの靴下をはいての活動を避ける，照明で家全体を明るくするなど

**リハビリテーションの導入：**
足腰を強くし，バランスをよくする運動

# Note 転倒予防と骨粗鬆症

## 骨粗鬆症

骨粗鬆症の治療よりもまず転倒予防から始めよう

### ◉ 治療戦略1：誰に治療をするのか！

「一般的な治療適応は脆弱骨折あり」「骨密度（DXA －2.5未満）」「FRAXで骨折リスクが高いと判断」の3つの基準で治療を開始する。在宅ではすでに脆弱骨折歴がある患者，または病院で骨粗鬆症と診断されている患者が治療ターゲットになる[3]。

脆弱骨折とは，転倒などの軽微な外力によって生じる骨折で，とくに椎体圧迫骨折，大腿骨頸部骨折の既往がある場合に治療を行う。寝たきりや生命予後が短い人の場合は，薬剤でADLの低下を予防する効果は低く，「治療をしない」「薬剤を中止する」という選択肢は許容される。

### ◉ 治療戦略2：薬物治療

**骨折リスクが非常に高い場合（図1）：**

骨折リスクが非常に高い場合は，少し値段は高いがテリパラチドやロモソズマブなどの骨形成促進薬の使用が推奨されている[4,5]。最近の圧迫骨折歴や，すでに複数椎体が潰れている場合は使用するメリットは大きい。ほかにもTスコア－3.0未満や，非常に転倒リスクが高い場合も考慮してよいとされる[4]。

骨形成促進薬の使用期間は安全性のため上限が決められており，期間を超えたらビスホスホネートやデノスマブにスイッチする。必ずしも期間上限まで使用継続する必要はない。

テリパラチドは毎日または週1回，ロモソズマブは月1回の皮下注射投与。

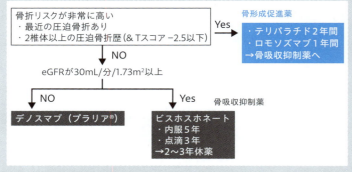

図1 骨粗鬆症の薬物治療アプローチ
〔文献4）5）を参考に筆者作成〕

骨形成促進薬を使わない場合：
●ビスホスホネート（BP）
　腎機能がよければBPが第一選択となる。アレンドロン酸またはリセドロン酸が推奨される。開始前には口腔内の衛生状態を確認し，抜歯が必要な場合は薬剤使用前には済ませておく。

　BPの禁忌は，GFR30未満，30分以上の坐位保持ができない患者である。坐位が保持できなかったりアドヒアランスに心配がある場合は，点滴製剤（ゾレドロン酸；リクラスト®1年に1回）は使用しやすい。

　ビタミンDは併用し，高カルシウム血症にならないように血中のカルシウム濃度はフォローする。とくにエルデカルシトール（エディロール®）はリスクが高い。

　基本的にBPは内服5年，点滴3年使用後，2〜3年休薬する。長期BP使用は非定型骨折のリスクになり，BPは休薬後も効果はつづくため休薬は重要である。2〜3年休薬後，必要であれば再開してよい。
●デノスマブ（プラリア®）
　腎機能が悪い場合はデノスマブを使用する。5〜10年使用し，その後はBPまたはロモソズマブにスイッチする。

　デノスマブの中止後，骨折リスクが非常に高くなるため，最終投与後6カ月で必ず別の薬剤を使用する必要がある。一般的にはBPがよいとされるが，ロモソズマブでもよい。ただし，テリパラチドはデノスマブ中止後の骨密度低下は抑えられないという指摘がある[6]。

　低カルシウム血症の予防のためにデノタス®チュアブル配合錠を処方し，血中カルシウムは継続してチェックする。

治療中止の検討：
　寝たきりになったり生命予後が短いと判断した時点で薬剤中止を検討する

**ビスホスホネートにビタミンDを併用せよ**
　腎機能とカルシウム値を定期的にチェックせよ。ビタミンDによる高カルシウム血症が頻発している！

# Note 転倒予防と骨粗鬆症

**禁己!**

デノスマブ（プラリア®）を次の薬なしに中止してはならない！ eGFR30以下でデノスマブを中止するときはほかの薬剤（BPなど）を開始せよ

治療例1：ロモソズマブ1年間使用後，フォサマック®錠35mg週1回起床時＋ワンアルファ®0.25〜0.5μg 1日1回1錠に変更

治療例2：ベネット®錠75mg 月1回起床時＋ワンアルファ®0.25〜0.5μg 1日1回1錠，5年使用したら2年中止，その後再開

治療例3：デノスマブ6カ月ごとを10年，その後BP点滴製剤（リクラスト®）を3年で2〜3年休薬し，また再開（可能ならDXA再検）

## 文献

1) MMWR Morb Mortal Wkly Rep 65, 2016.【PMID：27656914】
2) N Engl J Med 382, 2020.【PMID：32074420】
3) 骨粗鬆症の予防と治療ガイドライン作成委員会（日本骨粗鬆症学会，日本骨代謝学会，骨粗鬆症財団）委員長折茂肇・編：骨粗鬆症の予防と治療ガイドライン2015年版，日本骨粗鬆症学会，日本骨代謝学会，骨粗鬆症財団，東京，2015.
4) Am Fam Physician 107, 2023.【PMID：36920813】
5) CMAJ 195, 2023.【PMID：37816527】
6) Lancet 386, 2015.【PMID：26144908】

（竹之内盛志）

| 在宅医療に特徴的な介入 |

# 16 小児在宅医療

## "小児在宅医療"の心得・禁忌 5 箇条

| 1 | 世界でもっとも子どもが死なない国は，同時に世界でもっともその子たちが幸せに成長できる国でなければならない |
|---|---|
| 2 | 小児科専門医でなくても，在宅医として小児にかかわることで子どもたちの生活を支えることができる |
| 3 | 小児在宅医療は，小児科医がその専門性を発揮してかかわる方法と，在宅医がその専門性を発揮してかかわる方法がある |
| 4 | 小児在宅医療は，在宅医にとって「小児にまで専門性を拡げる」ことではなく，小児を受けとめられるくらい「在宅医療の専門性を深める」ことである |
| 5 | 小児在宅医療に対する新しいプロブレムリスト形式でのまとめを行ってみよう |

### 症　例

#### 患者：4歳女児

　出生直後に頭蓋内出血，経口摂取が進まず経鼻栄養で帰ってきた。その後，自宅では順調に成長していった。抗けいれん薬を飲むと眠気が増えることがあり，小児科主治医により調整している。経口摂取に少しずつ取り組んで，理学療法士，歯科医，管理栄養士を含む食支援チームによって，小学校入学前に経鼻チューブからの離脱を目指して，スケジュールを予定していった。本人はさまざまな活動が好きで，新しいものにも取り組み，歩行もつかまり立ちで安定してきている。友達と遊ぶのが好きなので，学校に行ってもよい友達ができるとよいなと両親は願っている。

## 5Ms / 症例の振り返り

**1** **Matters most**：成長，新しい体験，楽しいことができることをどれだけ作っていけるか，本人と相談しながら実践する

**2** **Mind / Mental**：活動が好きで前向きな気持ちを尊重する

**3** **Mobility**：歩行の不安定さはあるが改善傾向であり，リハビリテーションを進める

**4** **Medication**：抗けいれん薬が多くなると覚醒レベルの低下があることから，至適レベルを探りつつある状況。年間を通じたコントロールをどう行っていくか

**5** **Multi-complexity**：嚥下という複雑なプロセスには，関連する多職種の連携が必須であり，病院と地域のスタッフの相互協力をどこまで進めていけるか

## 在宅医の視点

　小児在宅医療は，小児科診療の経験が少ない場合，敬遠されがちである。しかし実際には，病院小児科主治医との連携で在宅医療が行えること（2人主治医），家族の介護力が強い場合が多いこと，緊急時は搬送・入院という方針が明確な場合が多いこと，入院時は必ず小児科主治医が受け入れてくれる，など小児在宅医療ならではのやりやすい周辺状況がある。

　医療的ケア児の増加，在宅移行・地域移行の推進などから，多くの医療者が小児在宅医療にかかわる必要の高まっている昨今，在宅医療経験者が，在宅医療ならではの多職種連携や生活を見渡す経験を生かして小児を受け入れ，小児在宅医療の受け皿を増やしていくことは，社会的意義はもちろん，実際の生活を支える医療活動としても有意義である。積極的に小児の受け入れを始めよう。

## 成人在宅医のスキルが活かせる点

□ 暮らしがみえる

◆ 子ども・家族によってそれぞれ異なる「生活」からのアプローチができる

【事例】「庭の見える部屋まで自分で行き，きょうだいとの遊びに参加する」ことをリハビリテーション（以下，リハビリ）の目標にする

□ **家族をみられる**

◆ 家族のライフサイクルも理解しケアを行える

【事例】患児の兄の高校進学により家族の朝の動きが変化。それに合わせて朝に入るサービスを調整する

□ **未来をイメージする**

◆ 数年後に起こるライフイベントとそこまでに準備しなければならないことを多職種で共有する

◆ 今の治療だけでなく，今後の病気・活動・環境の変化を考えながらかかわることができる

◆ 小児科には「トランジション」という用語がある。小児科対象児が成人に「移行」すること。子どもはみんな大人になるものだし，かかりつけ医としてかかわっていればその変化はシームレスなので，かかりつけ在宅医としては違和感がある言葉である

◆ 成人移行のタイミングで患者受け入れを行う場合，すでに患者のあり方（親との関係，友人，できることなどすべてのこと）が固定されており変化しづらい。より早く（もっともよいのはNICUから出た時点）で関与することができれば，社会のなかの資源とよりよくつながりながらの人生をサポートすることが可能である

◆ 地域の学校に行きたいと考えた際，例えば車椅子を使っている場合にはスロープを設置するなどの改修が必要となる。そのための予算を組むために2年前にはその希望が学校に伝わっていなければならない。地域のチームと共に現場の学校に出かけていってあらかじめ折衝を行う予定にしておくことが必要になる

【事例】特別支援学校を卒業して，地域のデイサービス（生活介護）を使うようになるときにスムーズに始められるように，外出や車移動の練習を早くから始めておく

【大事なこと】
　医学的なことの管理のみに目が奪われると，本人の人生の進んでいきたい方向性，希望，人生での喜びを見失いやすい。大きなプラスの要素として「いきがい」を検討する。そして人生の大きなイベントに接したときの基本的な考え方を「ACP/人生会議」で検討しておく。

その2点を踏まえてどういう地域資源とともに医療的なものの管理を行っていくかを整理し，抜け・漏れがないようにする。

そして家族，両親，きょうだいについての情報をもち，未来にどのようなイベントが発生するのかを予見しながら，継続的にかかわる

## □ 地域とのつながりを意識する

- ◆ 医療的な健康だけでなく，社会的な健康度に注目する

- ◆ 地域の公園や公民館，保育所，学校などにも積極的に出かけ，地域のつながりや子ども同士のつながりを意識していく

- ◆ 医療的ケア児とのかかわりに戸惑う関係者もいるが，積極的に出かけることで地域に「当たり前」という感覚をもつ人が増え，地域全体にケアマインドを醸成することも意識する（地域づくり）

---

【事例】3歳で病院附属のデイサービス（児童発達支援）を利用しているが，姉と同じ保育所に通えるように，保育所スタッフと勉強会を開始する

---

## □ 多職種連携を通して仲間を増やす

- ◆ 成人在宅医療と比べて，登場人物が異なるため最初は戸惑うが，他施設・多職種と同時にディスカッションするという，そもそも在宅医がもっている経験・スキルを活かすことができる

- ◆ 小児ならではの多職種：保育士，教育委員会，学校教諭，保健師，療育施設の医療多職種（医師・看護師・リハビリ職）など

- ◆ 障害福祉サービスのコーディネーターとして「相談支援専門員」がおり，介護保険でいうケアマネジャーのような仕事をしている。ただし，「医療的ケア」がある子どもの相談支援に精通した相談支援専門員は少ない。一緒に成長していくイメージで，事例を通して勉強していくとお互いに成長でき，地域にとっても心強い存在を増やすことができる

- ◆ 離乳食は管理栄養士と，口唇口蓋裂や口腔のケアについては歯科医師・歯科衛生士と，発語，嚥下については言語聴覚士と相談することが可能である。地域にない場合には病院との多職種連携として相談することが必要になる

**私はこうする！**

　小児では栄養とリハビリが非常に重要になるので，当院では全例食支援チーム（歯科，歯科衛生士，管理栄養士，言語聴覚士）とリハビリチームに介入してもらう。自施設にチームがない場合には地域の資源を活用する。介入後の違いに驚きますよ（市橋）

## 成人との違い[1]

### 病状

- [ ] プロブレムリストに未来の日程表を入れる必要がある（対応するべき医療的対応の優先順位は，未来の目標とする活動によって変動がある）
- [ ] 医療依存度が高い
  - ◆ 複数の医療デバイスを使用していることが多く，呼吸管理は気道の閉塞への対応が多い（気管切開など）
  - ◆ 24時間介助者が必要で，独居では生存不可能。しかも多くの場合，24時間常に見守りやモニタリングが必要
  - ◆ 成長に従って病態が変化していく
  - ◆ 病名が同じでも子どもによって病状・体調・予後など大きく異なる
  - ◆ 少し古い教科書や文献では情報が異なる場合がある
  - ◆ 小児科医の治療方針や使用する機器が病院や地域によって異なる
  - ◆ まずは子ども（本人）に会って，主治医から情報提供してもらうのがよい
- [ ] 病状の変化に勢いがある
  - ◆ 高齢者と比べると症状の悪化や改善にスピード感があるので注意

### かかわり・制度・連携

- [ ] 本人とのコミュニケーションが困難なことが多く，異常であることの判断が難しい
- [ ] 介護保険が使えない
  - ◆ 代わりに児童福祉法・障害者総合支援法の制度を利用する。制度は複雑。ケアマネジャーにあたる相談支援専門員との連携が必要
- [ ] 保育や教育との連携が必要である
  - ◆ 成人の在宅医療では連携することのない分野との連携が必要
  - ◆ 成長（体験を増やす，できることを増やす）のための支援が必要

**表 1　小児在宅医療：知ってよかったこと31（一部筆者改変）**

**Bio・医学的側面17**

1. 成人と異なり酸素飽和度の違いとして目標が93％となっている
2. 生涯発語が見込めない場合には，小児では喉頭気管分離が適応となりやすい
3. 胃瘻・気管カニューレのサイズアップは病院が考えてくれる
4. いざというときに小さい気管カニューレを用意しておく
5. 第一世代の抗ヒスタミン薬は痙攣を誘発しやすいので使わない
6. キシロカイン®ゼリーのアレルギーが出やすいのでなるべく使用しない
7. 薬剤は体重を考慮する必要があり，相互作用が出やすいので薬剤師に介入してもらうとよい
8. ALP，LDH，WBC，肝酵素の基準値が違う
9. 生後3〜6カ月の時点でヘモグロビンが7程度まで低下し，以後エリスロポエチンが増加し貧血が補正される
10. 栄養の管理について，年齢や成長に合わせて変更が必要となっている
11. 栄養の管理は，理想体重での検討ではなく，年齢や体重増加で検討するが個人差が大きいので，小児科医に検討してもらう
12. 予防接種を意識しなければならない。小児科医と相談して行う
13. 検診できる施設として申請しておくと検診（1歳半，3歳，6歳に集団検診）を実施できる
14. 熱が出たときに抗菌薬は使わないのが原則で，小児科医と相談する（個別対応，耐性菌ができやすい）
15. 熱が出たときにはこもり熱があり，涼しくするだけでよいときがある
16. 水頭症のときには体温が下がりやすいので帽子をかぶせたほうが体温が安定する
17. カフアシスト・ロートエキスで痰を減らすことができる

**Psycho・心理的側面2**

18. 本人の同意は成人と同様に重要であるが，表現が難しいので見過ごされやすい
19. 本人は障害の認識が薄いことが多い

**Social・社会的側面10**

20. 家族のなかでの葛藤（離婚，きょうだい間の問題）は起こることがあるが，保健師や学校の教員と相談する
21. 出生時障害/中途障害の場合には，「健康なわが子を失った」という家族の悲しみを癒やす必要がある
22. 障害者総合支援法を利用する
23. 母親同士が知り合いになっていてネットワークがある
24. 母親が"主治医"となってさまざまなことを行ってくれる
25. 母親が，子どもの行く末を常に心配している/考えたくないという気持ちがある
26. 「呼吸器不可」など医療的なケアのある人の制限がある
27. 虐待などがあれば児童相談所に相談する
28. 働くこと，人生を見通したビジョンが必要である（その人らしさはこれから創るもの）
29. 発達段階は要素によって凸凹があるので，知的・身体的な成長を個別に考える必要がある

**診療報酬2**

30. 経管栄養の栄養剤は，小児の場合には指定がない（在宅小児経管栄養法）
31. 超重症児・準超重症児の適応になればサービスを増やすことができる

＊青字は追跡アンケートで，成人在宅医が有用とあらためて感じた項目
＊小学校以上では多くの抗ヒスタミン薬で痙攣が悪化することなく，乳幼児でもフェキソフェナジン，レボセチリジン，エピナスチンでは痙攣は悪化させない[2]

## その他

- □ かわいすぎる
  - ◆ 相談を受け一度会いに行くと，かかわらずにはいられなくなる。高齢者の在宅医療では感じたことのない感覚，ハマりますよ！
- □ 埼玉医科大学総合医療センター主催の小児在宅医療実技講習会で「小児在宅医療知ってよかったこと31」を市橋・紅谷と小児科医で一緒に作成した（表1）
  - ◆ 詳細は子どもや地域によって異なるが，小児科医・在宅医の間に意識や知識のギャップがありそうな点をリスト化してある
  - ◆ このまま使う，というよりは，小児科医と在宅医の情報交換・情報共有のポイント・きっかけとして使用してほしい

---

文　献

1) 前田浩利，田邊幸子・編著：在宅医療の技とこころシリーズ 小児の訪問診療も始めるための29のポイント．南山堂，東京，2016.
2) 須貝研司：実践小児てんかんの薬物治療．診断と治療社，東京，2020，p144.

| 在宅医療に特徴的な介入 |

# 17 気管切開

## \ "気管切開"の心得・禁忌 4 箇条 /

**1** 低圧持続吸引を積極的に利用しよう

**2** まれだが致死的なので，気管腕頭動脈瘻の予見・診断・対応が重要である

**3** 気管カニューレ交換時のトラブルを防ぐ

**4** 抜去が命にかかわる人は，周囲の全員に対応を教えておく

---

### 症　例

患者：15歳男性。ムコ多糖症，気管切開の患者

　気管カニューレを定期的に交換していた。夜間に家族から，気管カニューレからやや多めの出血があると電話があった。在宅医の指示で患者は救急搬送され，気管腕頭動脈瘻と診断され緊急手術が施行された。患者は気管腕頭動脈瘻リスクの高い下位気管切開，短頸，胸郭変形があったため，リスク軽減のために圧迫の少ないチューブへの変更を予定していた矢先だった。

## 5Ms / 症例の振り返り

**1** **Matters most**：安全を目指した気管切開の管理を行う

**2** **Mind / Mental**：トラブルが起こるかどうか心配があり，もともと準備をしていた

**3** **Mobility**：気管切開があることで移動困難で受診間隔も長くなってしまう

**4** **Medication**：とくになし

**5** **Multi-complexity**：比較的まれな合併症について，切迫感を感じての対応が困難だった

### 在宅医の視点

　気管カニューレは在宅医療で代表的な医療デバイスである。呼吸に関する部分で重要度も高い一方で，生活に合わせた気管切開チューブの選択・変更や，合併症に関する検討をされることは少ない。長期間にわたり安全に管理するためのエッセンスは理解しておきたい。

### カンファレンス（在宅医療開始前）

- □ 人工呼吸器なしでどれくらい呼吸ができるのか
  - ◆ 1日の生活のなかで外せる時間があれば入浴などで有利。外してから二酸化炭素が貯まってくるまでの時間を聞いておく
  - ◆ 外していることが可能な時間がわかっていなかったら，入院中にどの程度まで外せるのか試してもらっておく
  - ◆ 二酸化炭素が貯まらないのであれば，気管切開が閉鎖できる可能性，NPPV（non-invasive positive pressure ventilation；非侵襲的陽圧換気）への移行の可能性を検討する
- □ 入院時と同じ物品をなるべく継続使用するほうが，病院・患者・家族の安心につながる
  - ◆ 在庫になることを恐れて自分たちの取り扱っている物品に変えたくなるが，同じものにしたほうがよい
  - ◆ 処方が可能である（院外処方で支給できる特定保険医療材料）
- □ 人工呼吸管理している場合は，想定外の抜去の対策としてワンサイズ小さい気管カニューレを準備して持ち帰るようにする

---

在宅医療に特徴的な介入

**17**
気管切開

◆ 予備を 1 個置いてもらえるように病院に依頼する

□ 在宅では持続的な吸引が可能であることを伝える

◆ カフ上のドレナージチューブから持続的に吸引できる

□ 気道内圧の上昇などがあれば，肉芽形成による気道閉塞を疑い検査する（耳鼻咽喉科で内視鏡によるチェックをすることが可能）

□ 気管切開を行うことで嚥下機能低下が起こる

◆ 喉頭挙上の制限

◆ 声門下圧の低下

◆ カフによる食道の圧迫

□ 食事をしてもよいか病院で確認する

◆ 気管切開をしていても食事は可能（やや不利なだけ）

◆ カフ上で吸引・回収されるなら微量の液体のたれ込みには対応可能

## 初診（在宅医療開始時）

□ カフ圧について確認する

◆ 家族や訪問看護師などが，カフ圧を正しく把握しているかを確認する

◆ 耳たぶ程度の硬さを目安とする

□ 吸引：気管の閉塞 / 気道内圧の上昇がないか

◆ 肉芽や痰の塊などによる閉塞のチェック

□ 気管切開の切開部位に潰瘍や拍動がないか

◆ 気管腕頭動脈瘻のチェック

## 1 週間後

□ 旅行などでの想定外の抜去時の対応を再度確認する。家族や看護・介護職で緊急時に再挿入できるように教育を行う

□ 家族や看護・介護職に教育することは，想定外の抜去などでの死亡を減らすために必須である。医療処置は，生命の危険があるときには行ってもよいので（例えば，心停止時の胸骨圧迫），緊急時対応は家族のみならず多くの人でできるように準備することが望ましい

□ とくに小児ではYガーゼがあるために想定外の抜去を見落とすことがある

◆ 気管カニューレが抜けていて酸素化が悪化しても，Yガーゼに覆われているために抜去していることに気づかない

- 安全上の理由から，Yガーゼをなくすことができるのであればなくしたい

### 慢性期

☐ **固定を確認し調整する**
- 専用バンドの使用が望ましい。頸部とバンドの間は指1本が入る程度に調整する

☐ **カフ圧を確認し調整する**
- カフの目的は陽圧換気，そして誤嚥予防
- カフ圧が高すぎると気管粘膜障害が生じる。20～30cmH$_2$Oに保つ
- 簡易的には耳たぶ程度の硬さに調整する

☐ **吸引について知る**
- 定期的な吸痰は必要。頻度は患者ごとに異なる
- 低圧持続吸引ポンプ

#### 処方例

コンセント式設置型
低圧持続吸引ポンプ

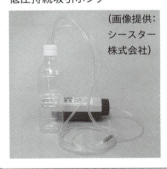

（画像提供：シースター株式会社）

アモレSU1

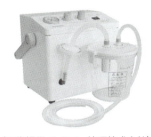

（画像提供：トクソー技研株式会社）

- カフ上部と，気管カニューレ内方からの吸引が可能で，吸引回数を減らすことが可能
- 気管カニューレ内方からの持続吸引には医療用持続吸引器（アモレSU1）[1]を使用する
- 気管カニューレ内方からの吸引による圧の変化があるので，呼吸器設定への検討が必要
- コーケンダブルサクションカニューレ®（図1）を検討する

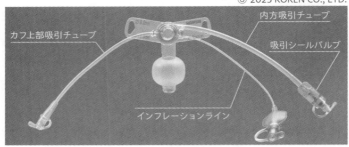

a：気管カニューレ先端周辺の分泌物を吸引するための吸引口
b：カフの上に貯留した分泌物を吸引するための吸引口

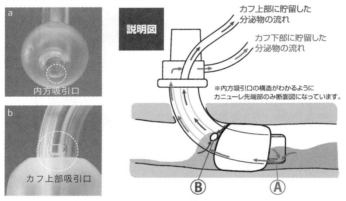

図1　コーケンダブルサクションカニューレ®
〔株式会社高研ホームページhttp://www.kokenmpc.co.jp/products/medical_plastics/tracheal_tube/double_suction_cannula/index.htmlより引用〕

　　気管内からも持続吸引できる仕組みにすることで，自宅での吸引の回数を減らすことができる。現場での工夫が必要だが有用[2)3)]。使い方の情報を熟読して，患者の同意を得てから使用する

- ◆ 吸引のためだけに気管切開がされているのであれば，レティナ®が有用

【レティナ®のメリット】

　　①軟らかなシリコン製で，気管切開孔や気管粘膜への刺激が軽微

　　②パイプが気管の奥まで入らないため，異物感が軽微

　　③装着時の首の回転，屈伸が容易にできる

　　④小型で目立ちにくく，長期間気管切開孔を保持するのに適している

　　　　⑤接続部品を取り付けることで呼吸訓練や発声訓練ができる
　　　　⑥交換のインターバルをバルーンタイプよりも長くできる
- **加湿の調整が必要である**
  - ◆ 季節によって人工呼吸器の加湿の温度調整が必要になる。周囲が寒くなってくる時期，暑くなってくる時期に合わせた調整を行う（業者に相談）
- **洗浄は重要である**
  - ◆ 気管カニューレは2〜4週間ごとに交換する。痰が多いと気管カニューレ内が閉塞することがある。レティナ®の場合は気管カニューレを留置したまま内腔をきれいにして痰を除去することができる

> 小児自験例：気管カニューレ交換6日後の低酸素の原因が，痰の閉塞が原因だった（写真）。春になり外気温が上がってチューブ内が乾燥しやすくなったことと，加湿保温器なしで小児科外来で長時間待っていたことが関係していると考えられた（市橋）

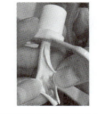

- **人工呼吸器の回路内の結露が多い場合**
  - ◆ 加湿器設定を変える。電熱線が入っているものを検討する。チューブの周りに断熱効果がある布などを巻く
- **コミュニケーションについての方法を検討する**

**禁忌！**

**交換時の注意・誤挿入に注意**
- ・皮膚から気管までの距離には個人差がある（縦隔への誤挿入の可能性あり）
- ・肥満者の早期自己抜去／自然抜去後の再挿入には要注意
- ・再挿入後にエアがきちんとバックフローしてくるかどうか，手で流れを感じる

**多職種連携**

- □ 吸痰ができる介護職をどれだけ確保できるかが，その地域の在宅医療のレベルに大きく関与する

## ACP/人生会議

- 気管カニューレや人工呼吸器があったとしても，自由に外出，旅行，音楽イベントなどに行くことは可能．リスクを最小限にしながらも，自分のやりたいことも同時に進めていけるようにする
- 外出支援のできるヘルパーに応援を頼む
- 行政が理解できるようにカンファレンスに呼ぶ
- 仕事をしたいという気持ちを支援する

## 緊急対応

- 気管カニューレ抜去に対処できるよう伝える
  - 抜けてしまったときに，どれだけ緊急性のある状態なのかをあらかじめ伝えておく．しばらく自発呼吸で対応できるのか，または遅滞なく再挿入が必要なのか
  - 事前に介護者や介護職による再挿入の訓練をしておく．小児は家族がトレーニングされている場合があるが，成人の家族にもトレーニングが必要と考える
  - サイズの小さい気管カニューレを常に携帯しておくと再挿入が容易である
  - 緊急時には清潔操作はある程度不十分でも仕方ない．気管カニューレ挿入のときに協力が得られない小児の場合は，挿入する人が1人の場合でもできるように，身体をタオルで巻いて上にまたがって再挿入する方法を常に行うようにしておく（図2）[4]

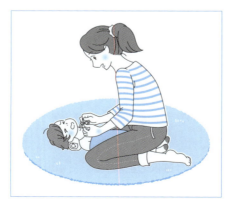

図2　気管カニューレを再挿入するときの姿勢
〔石渡久子：小児在宅における気管切開の管理：②在宅での事故抜去，閉塞時の対応．在宅新療0-100 1 (5)：444-447, 2016. より引用〕

□ **出血を見逃さない**
- ◆ 気管カニューレ内からの出血は吸引カテーテルによる気管支壁の損傷が多い
- ◆ 肉芽からの出血：ステロイド外用薬を試してもよい。気管カニューレの接触が原因の場合が多いため，サイズや留置方法の変更を検討する。難治性なら耳鼻咽喉科に相談する
- ◆ 気管カニューレやカフによる慢性的な刺激に伴う気管支壁の潰瘍からの出血。気管支前壁からの出血の場合は，背部腕頭動脈と瘻孔形成をすると大出血することがある（気管腕頭動脈瘻）
- ◆ 少量の出血でも気管支前壁の潰瘍は，早急にCTで腕頭動脈との位置関係を確認する必要がある

> **心得！**
>
> **気管腕頭動脈瘻のリスクを評価せよ！**
> ・体動や緊張が激しい，側彎などによる頸部や体幹変形のある場合（腕頭動脈の位置異常をきたしていることもある），第4気管輪より低い位置で気管切開を行った場合はリスクとなる。気管カニューレ合併症である気管腕頭動脈瘻の発症率は1%以下[5]であるが，致死率は非常に高い[6]
> 予防：気管切開は第二・三気管輪，気管切開孔の位置変更，定期的なカニューレの位置確認，カフ圧のモニタリング（20mmHg 以下）

□ **感染症に留意する**
- ◆ 気管孔の汚染からの蜂窩織炎が多い
- ◆ 吸痰やカフ上の吸引，スキンケアの状態を確認する

## 緩和ケア・看取り

□ 人工呼吸器がある場合には，呼吸がサポートされているので看取りの期間が長いことがある

□ 会話ができないことで気持ちの表出が難しくなるため特別な配慮が必要である

## 同時に未来の患者もみる

- □ 上肢が動かせる人には，気管吸引を自分でできるように教育する
  - ◆ 自宅でいつでも自由に吸引できるのと同程度に，24時間にわたって吸引のための訪問を確保することは困難なので，自分でもできるように教育する
  - ◆ 吸引することのリスクと，吸引しないことのリスクを比較すると，吸引しないことのほうがリスクが高い
- □ 災害時への対応として，人工呼吸器の電源の確保が重要となっている[7]
- □ 人工呼吸器や気管切開をしていることによる社会参加への壁が依然として高い。不自由なく参加できるためのさまざまな活動が必要になっている

**私はこうする！**

気管切開児を受け入れてくれる地域の学校や保育所も増えている。受け入れ時に気管切開についての説明会，実際に気管カニューレに触れてもらう勉強会（可能なら人形を使った挿入体験も）を行い，理解を深めてもらうのと同時に，顔の見える関係を作り，些細なことでも相談できる態勢を作る（紅谷）

## レセプト

- □ 人工鼻の提供は，診療報酬上「気管切開患者用人工鼻加算」として請求が可能である
- □ 気管カニューレは特定医療材料として処方せんによる薬局からの払い出しが可能である
- □ 在宅気管切開患者指導管理料　900点

---

### カルテ記載例

【在宅気管切開患者指導管理料】

気管切開が必要な理由：自発呼吸が弱く，痰の気管内への流入が多いため気管切開での管理が必要です。

緊急時には以下の連絡先に連絡ください。

緊急時連絡先（24時間）：○○クリニック 090-××××-××××

種類：

サイズ：

交換頻度：

---

## 文献

1）松田千春・研究代表者：研究報告書 低定量持続吸引可能な「自動吸引システム」の看護支援の手引き；低定量持続吸引システムの導入から評価まで2015．ALS人工呼吸療養者の気道浄化のための，口腔の問題に特化した看護法の開発（低定量持続吸引システムの看護支援のあり方に関する研究），平成25-27年度文部科研基盤C，2015．
https://nambyocare.jp/results/jidokyuinshisutemu2015.pdf（最終アクセス：2019年4月16日）

2）大分協和病院：Dr山本の診察室．
http://www3.coara.or.jp/~makoty/（最終アクセス：2019年4月16日）

3）富家病院：重度先進慢性期医療；自動喀痰吸引器．
http://www.fukekai.com/introduction/about/kyuinki.html（最終アクセス：2019年4月16日）

4）石渡久子：小児在宅における気管切開の管理；②在宅での事故抜去，閉塞時の対応．在宅新療0-100 1（5）：444-447，2016．

5）The incidence of tracheoarterial fistula in patients with chronic tracheostomy tubes；A retrospective study of 544 patients in a long-term care facility. Chest 128（6）：3906-3909，2005.【PMID：16354862】

6）High mortality in patients with tracheoarterial fistulas：Clinical experience and treatment recommendations. Interact Cardiovasc Thorac Surg 26（1）：12-17, 2018.【PMID：29049672】

7）医療法人稲生会災害対策委員会：医療法人稲生会患者様向け停電時の電源確保について．2018．
http://yell-hokkaido.net/_sys/wp-content/uploads/2018/09/fcda59d0a2339e249f08035bd85c0ec0.pdf（最終アクセス：2019年4月16日）

| 在宅医療に特徴的な介入 |

# 18 胃瘻・NGチューブ

## \"胃瘻・NGチューブ"の心得・禁忌 4 箇条/

| 1 | ちょっと待った！　本当に嚥下ができないのか確かめよう |
|---|---|
| 2 | 「誤挿入は起こる！」を大前提にかかわる |
| 3 | 胃瘻・NGチューブのリスクは交換時にあると知る |
| 4 | 栄養補給以外の使い道も知る<br>（例：NPPVによる腹部膨満時の排ガスなど） |

---

### 症　例

#### 患者：70代男性。脳出血後

　入院中は誤嚥を繰り返し，食事が摂れないという判断で胃瘻になった。自宅退院後，紹介状に「本人は延命を希望していなかった」と記載されていたので，在宅医が初回訪問時に，胃瘻栄養を中止することについてどう思うかと話をしたところ家族に不信感をもたれてしまった。「これまでのお話をゆっくり聞かせてもらうことにとどめておけばよかった」と訪問した医師は反省した。

## 老年医学 **5Ms** / 症例の振り返り

**1** **Matters most**：延命を希望しないと言いつつも，「急性期治療」からの流れで胃瘻の状態となった

**2** **Mind / Mental**：脳出血後で認知機能低下を認める

**3** **Mobility**：移動が難しくなり，活動は低下気味である

**4** **Medication**：話し合いでポリファーマシーの解決に取り組む

**5** **Multi-complexity**：胃瘻や延命治療とは何か/どういったものかについての話し合いがされていない。どのように説明され解釈しているかの現状を共有できるよう努め，ゆっくりACP/人生会議を進める。食支援チームの介入も必要である

### 在宅医の視点

　延命処置の代名詞ともいえる胃瘻・NG（naso-gastric）チューブであるが，使い方によってはQOLを高めることが可能である。胃瘻・NGチューブにより栄養が十分提供され，急性期から慢性期に移行するころには嚥下機能が少しずつ改善していることがある。経口摂取を併用しながら長期的視野に立って，口から食事を摂る喜びを取り戻す手伝いをしていけるのが在宅医療の現場である。

### カンファレンス（在宅医療開始前）

※一般的な胃瘻/NGチューブの合併症などは成書参照

☐ **本当に嚥下ができないのか**
- 現在の嚥下状態を専門的に評価したかを確認しておく
- 嚥下造影・嚥下内視鏡検査は，特殊な環境で特殊なものを食べさせるため，本来の嚥下力よりも低い結果が出ることがある。検査で食べられれば摂食可だが，検査で食べられなくても摂食不可とは限らない
- わずかでも，お楽しみ程度の量でも，食べられることは人生にとって大きな意味がある

☐ **ACP/人生会議を引き継ぐ**
- 経管栄養に至った経緯と，本人・家族の思いを確認する
- 身体抑制されている場合は，そこまでして生きたいと本人が思っていたかどうかも丁寧に話し合う

在宅医療に特徴的な介入

**18**

胃瘻・NGチューブ

- 胃瘻になったら「経口摂取が禁止」になると思って，胃瘻を拒否している人がいる。胃瘻をしていても食べることができることをもう一度確認する
- 食べたいものを少し食べて，必要なエネルギーを摂るために胃瘻を併用している人がいることを伝える

急性期に食べられなくても慢性期になって食べられるようになる場合がある。胃瘻があっても定期的に嚥下状態を確認せよ！

**私はこうする！**

【総合在宅医療クリニックデータ】(2018年6月時点) 患者251名，うち経管栄養37名(胃瘻27名，腸瘻3名，経鼻経管栄養チューブ7名) に対し介入した。この時点で経管栄養37名中21名(57%)で経口摂取との併用が，2名(5%)は胃瘻の抜去が可能であった(市橋)

## 胃瘻

- ☐ **胃瘻の種類，サイズ，最終交換，今後の交換を確認する**
  - バルーン型もバンパー型も自宅で交換は可能
- ☐ **リスクは交換時にあり。安全確認を意識する**
  - ガイドワイヤー付きの器具であることが望ましい
  - 誤挿入の有無の確認は内視鏡の使用が望ましい。色素液注入による確認方法もある

胃瘻作成後6カ月以内は瘻孔が安定していないので，病院での交換が望ましい

## NGチューブ

- ☐ **患者・家族に，以下のことを伝える**
  - NGチューブの交換にはリスクがある
  - 病院での交換が本来望ましい
  - X線撮影ができないため，実際には「可能な範囲での誤挿入予防」しか行えない(胃内容物の再吸引，pHのチェックによる胃への挿入確認)

- ◆ 経鼻チューブの留置そのものが誤嚥性肺炎のリスクである
- □ ACP/人生会議でどのように決まったかを再確認する

### 初診（在宅医療開始時）

- □ 緊急時の対応を検討する

### 1週間後

- □ 動いたときなどに抜けてしまわないように「着衣固定」できるような工夫をする
- □ バルーンタイプであれば，蒸留水の定期的な確認を訪問看護師に実施してもらうようにする
- □ 外に出ているチューブ部分が長いと，想定外の抜去が起こりやすい
  - ◆ 抜けないようボタン型に変更する
- □ 誤嚥性肺炎の予防のために半固形化栄養剤を使用する

**私はこうする！**

加圧バッグで，半固形化栄養剤注入時の負担を減らす

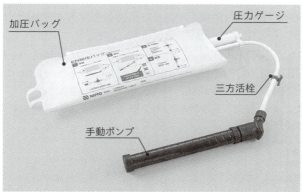

EN加圧バッグ（画像提供：ニプロ株式会社）

購入になるが，加圧バッグを使いたい人には紹介する。手動ポンプで加圧すると，一定圧で半固形化した栄養剤を持続的に注入してくれる（市橋）

## 慢性期

- 胃瘻のシャフト長が適切か。長すぎないか，もしくは短すぎて遊びがない状態になっていないかをチェックする。カテーテルの動きは滑らかに「くるくる回る」，軽やかに「上下に動く」のが正常である
- 瘻孔は清潔に管理する
  - 胃液の周囲への漏れは，ワセリンなどで皮膚をコーティングしておく
  - こより（ティッシュ）などで漏れを吸収する場合がある。生理用品に切り込みを入れて使用するとかぶれないことが多く愛用している人もいる

 胃瘻周囲のかぶれは，真菌感染を除外する

### 通常の使用以外の胃瘻／経鼻チューブの使い方

- 腸閉塞のドレナージのための経鼻チューブ挿入であれば，自分で入れられるようにすることで，生活や食事の自由度を増すことができる（緩和ケア，患者による間欠的自己ドレナージ）
  - 排液のためのみの挿入であれば，液体を注入するわけではないのでリスクを少なく行うことが可能
- NPPV（non-invasive positive pressure ventilation；非侵襲的陽圧換気）/CPAP（continuous positive airway pressure；経鼻的持続陽圧呼吸療法）
  - 人工呼吸器による胃内へのガス貯留時に，排ガスのために胃瘻を使うことがある

> **私はこうする！**
> 胃瘻造設が困難な患者に対して経皮経食道胃管挿入術（percutaneous trans-esophageal gastro-tubing；PTEG/ピーテグ）を選択することも可能。ただし行える施設が限られる（市橋）

- 胃瘻交換を適切に行う
  - バンパータイプは6カ月，バルーンタイプは1〜2カ月で交換する
  - バルーンタイプは固定水（蒸留水）の確認を週1回行う（添付文書上は1カ月での交換）

## 多職種連携

- □ 胃瘻を造設していても，経口摂取を併用する患者は多い。少しでも食べることができれば，食事に一緒に行って家族と同じものを味わうことができる。食は人生のイベントと連動することが多い

- □ 家族と同じものをミキサーにして胃瘻から入れることもできる。そうすることで，「同じものを食べる」ことができるというつながりができる（小児在宅医療ではよく行われる。詰まらないように繊維質を濾過する）

- □ 至適な栄養の投与間隔について，多職種カンファレンスで定期的に検討することが必要となる

- □ 排便がうまくいかないと，嘔吐につながる

- □ 排便のチェックをどのようにしていくのかも並行して検討する

### ACP/人生会議

- □ 自己抜去は，考え直すよいチャンスである
  - ◆ NGチューブを挿入されている場合で，本人が外してしまうときにどのように考えるのか。一度入れることに決めたが，本人が何度も抜去するときにもう一度入れつづけたいのかを考える。自己抜去（いやだから抜きたいという本人の行動）のたびに，考え直すよいチャンスとなる

- □ 胃瘻やNGチューブを行いながらお楽しみ程度に食べることを，リスクも加味しながら推奨していこう。本当に絶食にしなければならないのか。そこで発生する誤嚥性肺炎のリスクも加味したうえで，経口摂取を進める選択肢はないのか

### 緊急対応

- □ 皮膚障害・胃内容物の漏れに対処する
  - ◆ 瘻孔周囲に発赤がある場合は感染やストッパーの締め付けによる血流障害を疑う。感染の場合は抗菌薬，膿がたまっていたらドレナージを行い，瘻孔部の清潔を保つ。肉芽形成に対してステロイドを塗布している場合などでは真菌感染も多い
  - ◆ 胃内容物の漏れの場合は，胃瘻ボタンの破損，物理的な腹圧の上昇・圧迫などの原因を評価し，対応する。瘻孔周囲を汚染しないように保護する

- □ PEGが埋もれている・飛び出ている
  - ◆ 栄養状態の変化でシャフトの長さが変わることがある。埋もれて

いる場合は皮膚粘膜障害，飛び出ている場合は自己抜去や胃壁障害のリスクになる

- ◆ バンパー埋没症候群（buried bumper syndrome）：シャフト長が短いことで，物理的に腹壁‐胃壁を圧迫し，虚血による潰瘍化を起こしてしまう
- ◆ ボールバルブ症候群（ball valve syndrome）：バルーンタイプの胃瘻ボタンで起こりやすい。バルーンが引っ張られ十二指腸球部にはまり込み，嘔吐や胃瘻ボタンの可動性低下が起こる

☐ **胃瘻が抜けた**

**私はこうする！**

胃瘻は抜去してから4～8時間で閉鎖し始めてしまうことがある[1]。胃瘻が抜けてしまったときには，そのものを再挿入してもらうか，ネラトンカテーテルのような軟らかいものを家族に再挿入してもらって，瘻孔がずれてしまうことを予防する。再挿入時には内視鏡での誤挿入がないことの確認が必要となる（市橋）

## 緩和ケア・看取り

☐ 人生のなかで，「食」にかかわる喜びの占める割合は大きい。残り時間が短いのであればなおさらである

☐ 食べないからといって口腔ケアを少なくしてはならない。口腔ケアをすることが，家族にとってのグリーフケア（やってあげることがある）になることもある

## レセプト

☐ 在宅中心静脈栄養法指導管理料　3,000点

---

### カルテ記載例

【在宅中心静脈栄養法指導管理料】
病名：経口摂取困難，嚥下が困難で食事を摂ることができず中心静脈管理が必要です。
緊急時連絡先（24時間）：○○クリニック090-××××-××××
点滴スピード（40mL/時）
栄養剤種類（エルネオパ2号1,000mL）
ポンプ：有り
種類：

□ 在宅成分栄養経管栄養法指導管理料　2,500点
- ◆ 要件を満たす人工栄養剤は2024年4月現在，エレンタール®，エレンタール®-P，ツインライン®NFのみ

---

**カルテ記載例**

【在宅成分栄養経管栄養法指導管理料】
病名：嚥下障害
経口摂取困難，嚥下が困難で食事を摂ることができず成分栄養管理が必要です。
緊急時連絡先（24時間）：○○クリニック090-××××-××××
[朝]ツインラインNF 投与量（　）mL　追加水分（　）mL　投与時間（　）分
[昼]ツインラインNF 投与量（　）mL　追加水分（　）mL　投与時間（　）分
[夜]ツインラインNF 投与量（　）mL　追加水分（　）mL　投与時間（　）分

---

□ 在宅小児経管栄養法指導管理料　1,050点
- ◆ さまざまな原因によって経口摂取が著しく困難な15歳未満の患者，または15歳以上の患者で，経口摂取が著しく困難な状態が15歳未満から継続している患者が対象となる（体重が20kg未満である場合に限る）

---

**カルテ記載例**

【在宅小児経管栄養法指導管理料】
病名：経口摂取困難
経口摂取困難，嚥下が困難で食事を摂ることができず経管栄養管理が必要です。
緊急時連絡先（24時間）：○○クリニック090-××××-××××
体重：
薬剤名：

---

□　在宅半固形栄養経管栄養法指導管理料　2,500点
- ◆ 胃瘻造設1年以内に半固形栄養を開始した場合で，最初に算定した日から起算して1年を限度として算定する
- ◆ 半固形栄養剤使用で算定する

## カルテ記載例

**【在宅半固形栄養経管栄養法指導管理料】**

病名：経口摂取困難，嚥下障害，胃瘻造設

経口摂取困難，嚥下が困難で食事を摂ることができず半固形栄養管理が必要です。

緊急時連絡先（24時間）：○○クリニック090-××××-××××

液体状の栄養剤を用いた場合に比べて投与時間の短縮が可能であり，経口摂取の回復に向けて当該療法が必要です。

経口摂取の改善については訪問看護師，言語聴覚士と連携し昼夜の経口摂取に取り組んでいます。

栄養剤：ラコールNF配合経腸用半固形剤

胃瘻開始日：●年●月●日 ／ 胃瘻造設日：●年●月●日

---

文 献

1) DeLegge MH：Gastrostomy tubes：Placement and routine care. UpToDate, 2018.
   https://www.uptodate.com/contents/gastrostomy-tubes-placement-and-routine-care（最終アクセス：2024年9月9日）

---

## "胃瘻・NGチューブ"を**得意ワザ**にしたい人は

▶ NPO法人PDN（Patient Doctors Network）／ http://www.peg.or.jp/
（※胃瘻などのさまざまな情報を記載）

| 在宅医療に特徴的な介入 |

# 19 ACP/人生会議(advance care planning)

## ＼"ACP/人生会議"の心得・禁忌４箇条／

| | |
|---|---|
| 1 | 事前指示（advance directive）からACP/人生会議（advance care planning）へ |
| 2 | 大切なのは日々の会話！<br>日々の会話を重ねるなかで，その人の考え方や思いの根幹をつかんでいく |
| 3 | 「遠くの親戚問題」はACP/人生会議で解決する |
| 4 | 「どこで死にたいか」を話す場ではない！「どうやって生きていきたいのか？」が問題<br>死ぬ場面の話よりも，何が好きか，何を大切にしているのか，をたくさん聞く |

### 症　例

患者：88歳女性。認知症末期。主治医から胃瘻を勧められた

　「私は胃瘻はしてほしくない」と本人の文字ではっきり書かれたものが部屋から見つかり，家族はそれに従おうと思った。しかし主治医からの説明は「今は一時的に胃瘻が必要だが，病状が回復しリハビリがうまく進めば，また口から食べられるところまで回復する可能性があり，自宅に戻り家族で食卓を囲めるようになる可能性も十分にある」とのことだった。本人は認知症のため明確な意思表示ができない。

　「母さんはそんな状況まで考えたんだろうか？」「いや，考えてないでしょう」…，「私は胃瘻はしてほしくない」とはっきりと書かれた紙はもはや役に立たないものになってしまった。

## 老年医学 5Ms / 症例の振り返り

**①** **Matters most**：明確にはわからない。「胃瘻はしてほしくない」と書いたときの思いや価値観がはっきりしなかった

**②** **Mind / Mental**：認知症でいまは意思表示はできない。食事の認識もできない

**③** **Mobility**：ほぼ寝たきりの状態である

**④** **Medication**：ポリファーマシーの解消を積極的に進める

**⑤** **Multi-complexity**：本人の思いと周囲の思いと，主治医の考えが一致していない

### 在宅医の視点

　病院で病衣を着て病気とのみ向き合う"病人"としての選択と，自宅で趣味や家族・ペットに囲まれてその人らしさを取り戻したときの選択は，しばしば大きく変化する。在宅医は，患者が病気と共存しながらも生活を重ねる現場で，日々の安定しているときや，体調が変化して気持ちが動くときなど，あらゆる場面でACP/人生会議にかかわることができる。

　「では，今から会議を始めます」というようなあらたまったACP/人生会議だけでなく，普段の何気ない会話のなかからACP/人生会議を紡いでいく気持ちでかかわることが，未来の選択を納得できるものにしていく。

☐ ACP/ 人生会議とは

◆ アドバンス・ケア・プランニング（advance care planning；ACP）とは意思決定能力がある人が，自分の価値観や人生観を確認し，周囲と共有し，何かあったときの治療やケアについて家族や医療者と話し合うことである。国内では「人生会議」と呼ばれ啓発活動が行われている

◆ ACP/人生会議ではとくに患者の価値観・人生観について話すことに重きが置かれる。これにより，いざとなったときに代理人が患者の気持ちに沿って，患者が選ぶであろう治療を選ぶことができる

## カンファレンス（在宅医療開始前）

- ☐ **大前提：情報収集は日々の生活のなかで進める**
  - ◆ あらたまったカンファレンスという場よりも，日々の会話のなかで情報を収集する
  - ◆ たまたま観ているテレビや趣味，ペット，家族の話から膨らませる
    ⇒ちょっとした言葉や視線，飾ってあるものなどにヒントがある。ちょっとしたことを「人生会議のタネ」として集める気持ちで普段の診療にかかわる

- ☐ **「どこでどう死にたいか」を話す場ではなく，本人の価値観や人生観を話す場にする**
  - ◆ 何が好きか，何を大切にしているのか。楽しく笑顔でたくさん話をするほうが，思いがみえてくる
  - ◆ どう死ぬのか，病気になったときどうしたいか。そんな話ばかりをしなくてもよい
  - ◆「人生の最終段階の医療やケアを選択すること」は，「事前指示書」でありACP/人生会議ではない

**心得！**　療養場所について尋ねるときは，「どこで死にたいか」と問うよりも「どこで生きていきたいか」と問う。ポジティブな言葉のほうが受け取ってもらいやすい

- ☐ **はっきりとした結論がなくても，会話を丁寧に重ねることで思いの根幹がみえてくる**

**私はこうする！**
　医学的な正しさよりも，本人・家族にとっての納得。意思決定だけではなくて，会話による治療と家族への「生前の」グリーフケアと捉えてかかわる（市橋）

## 事前指示からACP/人生会議へ（図1）

- ☐ **事前指示（advance directive；AD）とは，患者が将来自分に行われる医療行為に関する意思を前もって示した文書で，心肺蘇生の有無，人工呼吸器の使用，代理人の指定などが含まれる**
- ☐ **事前指示の問題点[1]を知る**
  - ◆ 将来を予測すること自体が困難

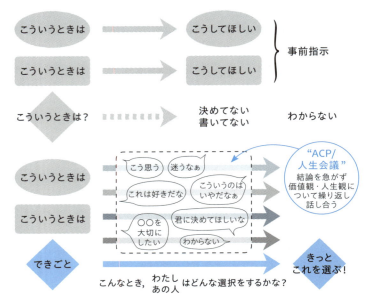

図1 事前指示からACP/人生会議へ（イメージ）

- ◆ 記載したときの選択が今も同じかわからない（更新の問題）
- ◆ なぜそうした判断をしたかわからな（意思表示の背景が曖昧）
- ◆ 実際の状況が複雑なため，ADの内容を医療・ケアの選択に生かせない。法的な拘束力もない

□ 人生会議とは，何かを決めることが目的ではなく，本人の価値観や将来の医療やケアに関することを話し合うプロセスである
- ◆ プロセスを共有することで，家族など周りの人たちが「本人がどう考えているか」について深く理解できる
- ◆ 価値観を理解し共有することで，本人の人生観や価値観を尊重し複雑な状況に対応可能となる。つまり代理意思決定をすることができる（図1の一番下，青色の◆→◆）

□ ACP/人生会議から事前指示書への流れ
- ◆ 人生会議で現状の共有と患者の価値観・人生観の話し合いが進み，それらが家族・代理意思決定者と共有できれば，事前指示書はそこまで難しくはない。ACP/人生会議の内容を念頭に，医療者がそれに合った医療行為を推奨することが望ましい
  - ○ ダメな例：心臓マッサージはどうしますか
  - ○ よい例：今までの話し合いの流れなら，心肺蘇生はしなくてよいと思いますが，いかがでしょうか

## 初診（在宅医療開始時）

☐ 初診からあれこれすべてを聞こうとしなくてよい

◆ 関係性を作りながら回を重ねて聞いていく基盤を作る

## 1週間後

☐ 自宅に帰り1週間過ごすなかでの思いや環境の変化を尋ねながら，さらに会話を繰り返し，考え方の原則を探る

☐ 迷ってよい，変わってよい

◆「何度でも迷っていい」「何度でも変わっていい」という気持ちを大切にする

## 慢性期

☐ 代理意思決定者は，もっとも本人の意思を推定できる人物がなる必要があり，単に家族であるというだけでは，適切とはいえない[2]

> **私はこうする！**
>
> 「本人と家族，どちらが大事？」
>
> 次に示す3つのものがたり，皆さんはどう感じ考えますか？　こうした場面でも人生会議を振り返ることで，本人の表面的ではない意思にできるかぎり歩み寄れるのではないか，と考えています（紅谷）

### 【病気は本人から自分らしさを奪う】

本人が口にした言葉だから，本当に本人が本心から言っているのか？　それまで重ねてきたACP/人生会議を振り返りながら，「病気の影響でそう言っているだけかもしれない」と気づいてあげる

「来月の娘のソフトボールの試合は，もう行かないでおきます」

× 「そうですね，無理するよりも，家で応援していれば，娘さんにも届きますよ」

○ 「（娘のソフトボールの試合の応援をとても大切にしてきたことをこれまでに重ねて聞いているので）何言ってるんですか？みんなで手伝うから，這ってでも行きましょう！」

### 【矛盾しているような発言は理解を深めるチャンス】

「余計な治療はいらない，明日死んでも構わない」と言った大腸がん末期の女性。翌日には「半年は生かしてほしい」

× 「意思表示が滅裂，自分の考えを整理できない状況だから，これ以上本人に聞いても無理？」

○「あれ？　昨日と矛盾しているように感じるぞ？　じっくり話を聞いてみよう！」

→自分のがんを知った孫が毎日泣いて暮らしていると聞いた女性は早く消えてしまいたいと思っていた。翌日には半年後の孫の誕生日をどうしても祝いたい気持ちで「半年は生きていたい」と願った。両方とも孫を思う愛情から出た揺るぎない本音。孫への愛情も含め支えていく配慮と体制を整えることを在宅チームで共有できた

【自分で言葉にできない人でも，囲んで話すことで思いがみえてくる】
本人に意識がなく，体調変化時に入院するかどうかを相談

×本人は決められないから，別室で家族だけで決める

○本人を囲んで，手を握ったり顔を眺めながら「母さんが話せたら何て言うかなぁ」とみんなで話していると，本人らしい選択が見つかることも多い。「痛いことが嫌いだったからな」「この前，父さんが亡くなったときの話をしていたらこんなこと言ってたよ」「子どもの前では弱いところを見せない母親だったよね」などと話をしているうちに，「○○って言いそうだね，母さん」と方向性が見つかり，その場にいるみんなが納得できることも多い

## ACP/人生会議の実践に向けて＜Q&A＞

【Q1 その人の価値観により深く触れられる質問はありますか】

◆質問例

○楽しみにしていることはなんですか

○一番大事なものはなんですか

○これからの時間を，どのようなことを大切にして過ごしたいか，それを教えていただけますか。それをもとに，われわれの支援では何が必要か考えます

○これまでに困ったことがあったとき，誰に相談してきましたか

○万が一何かあったときは，代わりに誰に考えてもらいたいですか

○これまでに，○○さんの周りで亡くなった方がおられますか

→（つづけて）その際に感じた「よかったこと」はどんなことですか，「いやだったこと」はありましたか

○大変申し上げにくいことですが，○○さんの疾患は，平均△年で亡くなるといわれています。その限られた時間のなかでやりたいこと，これからの時間をどのようなことを大切にして過ごしたいか，それを教えていただけますか

○最善を目指してかかわっていきますが，同時に最悪も考えて準

備したいと思っています。もしも突然○○ちゃんが亡くなるようなことがあったとき，何か後悔することはありますか。後悔しないように準備したいと思っていることはありますか

## 【Q2 ACP/人生会議がうまくいく進め方はありますか】

◆ 現状認識の確認と，本人の価値観・人生観についての会話から始める

◆ 医療・福祉の多職種だけでなく，家族・友人・近所の人など，その人を知るたくさんの人が参加できるようにする

- 子どもやペットがその場にいることも歓迎

◆ 多職種がフラットに発言できる雰囲気を作る

◆ 医学的に正しいことを「絶対的な真理」として振りかざすことはしない。すべての考えに関してニュートラルでいるようにする

◆ 専門的な話だけでなく「私は…」という主観の話題も歓迎する

○ 「私はこの人の◇◇なところが好きです」

○ 「○○さんの『△△』という言葉に私はうれしくなったことがあります」

◆ 医師が話しすぎない（会話の50%以下を目指す）

◆ かかわりの多い人ほど多く話す。全員が発言する機会をもつ

◆ 普段から多職種で情報を共有する場合も，処置やバイタルサインなどの医療的記録だけでなく，言葉や思いも大切にする

- メールやSNSなどを利用して情報共有している場合などは，積極的に写真もシェアする

## 【Q3 家族や友人がいないときはどのようにACP/人生会議をしたらいいですか？】

※施設に入ったり，病院に入院したりすると，ACP/人生会議の引き継ぎが難しくなります
後見人がいない場合や引き継ぎの課題がある場合，

- 時間がかかっても本人の意見に耳を傾ける
- その場にいるすべての人が，本人のこれまでの生きざまや価値判断から意思を推定する形で，本人にとって納得のゆくプロセスを経て，その時点での最終判断を行う

## 【Q4 ACP/人生会議は必ずしなければならないのですか？ 害はないのですか？】

- 「知りたくない，考えたくない」という意見の人はいるし，そういう心理的な状況になる場合がある。その場合には無理にACP/人生会議を進めることには害のある可能性があるので，個別ケースでの判断になる

- 代理決定者を決めてもらって，その人と共に代理で考えること
でもよい

## 【Q5「在宅で事前指示がとられていないことがある」という批判に対してはどう考えるか?】

- ACP/人生会議に時間をかけ，本人の人生観・価値観について話し合いが進んでいれば，事前指示書はそんなに難しいことではない。つまり事前指示書が決まっていない多くの場合は，ACP/人生会議がしっかり行われていないことを意味する
- 事前の指示がないことで不利益を被るのは患者自身となるので，その不利益を予防するために事前に本人が意思を表明することができるチャンスと意思決定の支援が必要である
- 在宅の場では，入院した経験のある患者が多いので「これまで急に悪くなったときにどのように対応するかなにか決まっていることがありますか?」という質問から話を始めると自然でよい

## 【Q6 こんな人生会議はいやだ!】

- ◆ 質問例
  - ○ 主語が病気だ:「この疾患の場合は…」
  - ○ 主語が医療者だ:「今後は，炎症反応が高くないかが心配ですね」
  - ○ 主語がケアマネジャーだ:「今のうちに施設の申し込みをしておいたほうがいいです」
  - ○ 主語が家族だ:「このまま家にいるのは不安です」
  - ○ それは説明と同意だ:「以上の選択肢から選んで決めたら教えてください」
  - ○ YES/NO クエスチョン:「心臓マッサージはしますか」
  - ○ 迷わせない:「この場合，入院の適応ですから進めますね」
  - ○ 変わらせない:「この決断でよろしいですね」
  - ○ チェックリストを埋める:「それでは…，あとは代理人を決めてくだされば結構です」
  - ○ まとめようとする:「では，これまでのお話をまとめますと…」
  - ○ 笑いなし涙なし:「皆様，本日はよろしくお願いいたします。…では主治医から説明です」

## 緩和ケア・看取り

### □ 看取りの前後に振り返る

- ◆ 看取りの前後にも重ねてきた ACP/人生会議を振り返り，話を

することで，皆で本人の思いを支えてきたことを本人・家族・チームで確認し合うことができる

## 緊急対応

☐ 症状が悪化したり不安が強くなったりしている往診のときは，普段と異なる話題になることも多く，大切なACP/人生会議の場となる。定期訪問の間や外来の間，夜間など忙しい時間のことも多いが，可能なかぎり時間をかけて話をする

☐ 治療をしないという結論に達しなかった場合は，時間を区切って一時的に介入する，という方法（Time limited trialと呼ぶ）[3]もある

☐ 急変を繰り返す過程で，みんなの理解を進めていくこともACP/人生会議の過程である

☐ 「遠くの親戚問題」解決へ向けてかかわる

◆ これまでケアに参加していなかった親戚が現れて，それまで話し合われていたことをひっくり返す，いわゆる「遠くの親戚問題」。「親戚での話し合い」だから，と身を引いて不本意な結論に巻き込まれたこともこれまではあったかもしれないが，今後は厚生労働省のガイドライン[4]に基づいて，これまでずっと話し合いに参加してきた医療・介護チームとして話し合いに積極的に参加することで，それまで本人と話し合ってきたことを遠くの親戚とも共有しながら，あらためてかかわる全員で方針を共有しなおすことができる

【症例つづき】
※p255「症例」参照
「おばあちゃんがその紙を書いていたとき，私隣にいて話を聞いていた」と孫娘が声をあげた。一緒にいた孫によると，その日，その女性は「私は家族で食卓を囲むのが何より幸せよ」と何度も言いながら家族で食事をした後，孫と2人でテレビを観ていた。そのときに放送されていた「改善が見込まれない状況で，苦しそうな顔をしながらも，胃瘻で栄養補給を行うことで生きながらえている高齢者がたくさんいることを伝えるニュース」を観て，「私はこんなふうになりたくない。みんなで食卓を囲むことができないなら，胃瘻なんてしてほしくない」と言ってペンを取ったのだった。このエピソードを共有した家族は，胃瘻を選択。家族一丸となって，リハビリテーションをする彼女を支え，家族で食卓を囲む退院祝いをすることを目標にした。

| 同時に未来の患者もみる |
|---|

□ 人生会議を生活の当たり前に，文化にすることで，地域・次世代に伝わっていく

| 文　献 |
|---|

1) Advance care planning；Priorities for ethical and empirical research. Hastings Cent Rep 24（6）：S32-36，1994.【PMID：7860278】

2) 日本神経学会・監：意思決定をどのように進めるか．筋萎縮性側索硬化症（ALS）診療ガイドライン 2023，pp80-81，2023.

3) Time-limited trials near the end of life. JAMA 306（13）：1483-1484，2011.【PMID：21972312】

4) 厚生労働省：「人生の最終段階における医療の決定プロセスに関するガイドライン」の改訂について．2018.
https://www.mhlw.go.jp/stf/houdou/0000197665.html（最終アクセス：2024年6月11日）

| **"ACP/人生会議"**を**得意ワザ**にしたい人は |
|---|

▶ 中川俊一：米国緩和ケア専門医が教える あなたのACPはなぜうまくいかないのか？ メジカルビュー社，東京，2024.

| 在宅医療に特徴的な介入 |

# 20 独　居

## ＼ "独居" の心得・禁忌 4箇条 ／

| 1 | 独居であることの問題の本質は「家族が吸収してくれる介護面でのほころびがカバーされなくなること」である |
|---|---|
| 2 | 「24時間の壁」をいかにして破るか |
| 3 | 独居は症状緩和も高いレベルで達成する必要があり，病状変化に対応する総力戦になる |
| 4 | 介護レベルの変化に追いつける「強いケアマネジャー」がカギとなる |

---

### 症　例

#### 患者：78歳男性。独居，病院嫌い

　軽度の知的障害を抱える末期悪性リンパ腫の患者。病院がいやで自宅に帰ってきて独居。しばらくはデイサービスの利用などで落ち着いていたが，いよいよ終末期が近づいてきた。夜の見回りのために24時間訪問看護・介護を入れる検討をしたが，そうすると普段慣れているヘルパーも変更しなければならない。本人はいやがっていたがヘルパーを変更し24時間対応にした。1週間後，新しいヘルパーがいやだといって，緊急往診の回数が増えた。主治医や訪問看護師はその対応に途方に暮れた。

## 老年医学 **5Ms** / 症例の振り返り

**1** **Matters most**：慣れているスタッフで自宅で過ごしたかった。夜亡くなるのは受け入れて，もともとのスタッフで対応してもよかった

**2** **Mind / Mental**：心が安定しなかったのは周囲のスタッフが変わったから

**3** **Mobility**：末期状態で移動困難

**4** **Medication**：薬剤内容や飲み方をシンプルにする

**5** **Multi-complexity**：独居で孤独になりやすい。資源を増やすなど環境調整を進める

### 在宅医の視点

　核家族化の最終形は独居である。子どもたちが同居しないという文化では，人は最終的に独りで生活するようになる。そのときに，自分の住み慣れた場所で生きたいと願う人を支援できるような仕組みをわが国は作りつつある。決して簡単ではないが，今後はICT/遠隔診療・介護などを駆使し，新しいあり方が開発されるだろう。人類が初めて遭遇する「高齢」「多死」「独居」社会という問題の最先端でもあり，取り組みは未来への入口でもある。

### カンファレンス（在宅医療開始前）

**使える資源を増やす**

☐ 主病名や病態が合えば，「訪問看護」は「介護保険」ではなく「医療保険」の枠内で行うことで，自費分を発生させずにサービスの総量を増やして提供できる

☐ ALSなどの疾患の場合には，介護保険に追加して「障害者総合支援法」から必要な時間の追加申請（市町村に対して）ができる

☐ 公的な支援を最大限にする

　◆ 身体障害者手帳の交付申請，特別障害者手当，介護保険，指定難病の申請，障害年金，生活保護

**介入内容を減らす**

☐ 病院で行っていたすべてのことが自宅用に変換して継続されていないか，整理して簡素化・中止できるものはないかを検討する

□ 薬の回数を1日1回まで減らす

□ 患者自身が自分でできることを増やす，助ける

**私はこうする！**

とくに独居では夜間の吸引が困難である。痰が増えないように点滴は必要最小限にして，浮腫のある段階では使用しない（市橋）

**私はこうする！**

本人が希望すれば独居でも最期まで看取ることができる。そこを目指すチームづくりが必要である。「できない」と思っている人は必要な工夫をしてくれない。とくにケアマネジャーの前向きな姿勢が重要になってくる（市橋）

**私はこうする！**

薬剤師の訪問をあえて処方日（訪問診療日）と1，2日ずらすことで，居宅内に医療者の目が入る回数を増やす（紅谷）

## サービスを組み立てる

□ ケアマネジャーの経験が浅い・動きが鈍い場合には，地域包括支援センターに助言を頼む

□ 定期巡回・随時対応型訪問介護看護を使用する[1]

◆ 訪問介護などの在宅サービスが増加しているものの，重度者をはじめとした要介護高齢者の在宅生活を24時間支える仕組みが不足していることに加え，医療ニーズが高い高齢者に対して医療と介護との連携が不足している問題がある。このため，①日中・夜間を通じて，②訪問介護と訪問看護の両方を提供し，③定期巡回と随時の対応を行う「定期巡回・随時対応型訪問介護看護」を創設（2012年4月）[2]

**心得！**

**独居で成功する5つのポイント**

① 本人が自宅にいることを希望している

② 症状緩和が十分に行えている

③ 介入の簡素化ができている（不要な点滴，投薬を行わない）

④ 使える資源（保険内，保険外，インフォーマルサービス）を組み合わせられる

⑤ 十分なACP/人生会議が行えている

> 私はこうする！

### 24時間定期巡回・随時対応型訪問介護看護を活用する

地域資源として24時間定期巡回・随時対応型訪問介護看護があることは重要（例えば24時間テレビ電話*で対応してもらうことができる）

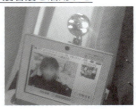

- ☐ 独居とは「家族機能がないだけ」なので，地域の機能で家族の「見守り」「変化時への対応」の機能をサポートする態勢を作る

- ☐ 「アパートで亡くなると，事故物件になるからここで亡くならないでほしい」という誤解を解く（宅地建物取引業者による人の死の告知に関するガイドライン[3]）

- ☐ ガイドラインの概要を把握する
  - ◆ 本ガイドラインは，取引の対象不動産において過去に人の死が生じた場合において，宅地建物取引業者が宅地建物取引業法上負うべき義務の解釈について，現時点における裁判例や取引実務に照らし，一般的に妥当と考えられるものを整理し，とりまとめたものである
    - 宅地建物取引業者が媒介を行う場合，売主・貸主に対し，過去に生じた人の死について，告知書等に記載を求めることで，通常の情報収集としての調査義務を果たしたものとする
    - 取引の対象不動産で発生した自然死・日常生活のなかでの不慮の死（転倒事故，誤嚥など）については，原則として告げなくてもよい
    - 賃貸借取引の対象不動産・日常生活において通常使用する必要がある集合住宅の共用部分で発生した自然死・日常生活の中での不慮の死以外の死が発生し，事案発生からおおむね3年が経過した後は，原則として告げなくてもよい
    - 人の死の発生から経過した期間や死因にかかわらず，買主・借主から事案の有無について問われた場合や，社会的影響の大きさから買主・借主において把握しておくべき特段の事情があると認識した場合などは告げる必要がある

*ベッドサイドにテレビ電話が配置されており，ペンダント型のナースコールを押すと画面が点いてライトが灯り，遠隔でコミュニケーションが図れる

（市橋）

右上縦書き見出し：在宅医療に特徴的な介入

**私はこうする！**

> 近所の人や友人など，その人が作ってきたつながりを十分に利用する（インフォーマルサポーター，下記日程表は一例）。その人の強みです！（紅谷）

| | 月 | 火 | 水 | 木 | 金 | 土 | 日 |
|---|---|---|---|---|---|---|---|
| AM | 医師 | 看護師 | 薬剤師 | 看護師 | ヘルパー | 看護師 | 友人 |
| PM | ヘルパー | 友人 | ヘルパー | 近所の人 | 友人 | ヘルパー | 近所の人 |

- ◆ 介護上の課題の先手を取る，もし課題が発生してもすぐに対応できるチームが必要になる
- ◆ がん末期であっても最期まで家にいることは可能だが，良好な症状コントロール，十分な社会資源の介入が前提条件になる
- ◆ 独居でも問題なく運用できるような態勢ができれば，非独居患者での在宅医療もよりうまく運営できる

### 初診（在宅医療開始時）

- ☐ 緊急時のコールの方法を確立する
  - ◆ 必要であれば患者の携帯電話に短縮ダイヤルなどでクリニックや訪問看護の電話番号を登録する
- ☐ 本人の許可をとって隣近所に声をかけておく
- ☐ 自治会や民生委員に挨拶に行く
- ☐ 配食サービスも安否確認の一環として使用する
- ☐ ケアマネジャーの動きが鈍そうであれば，地域包括支援センターに助言を依頼する

**私はこうする！**

> 独居の家にそもそもどうやって入れてもらうのか。例えば，セキュリティ用キーボックス（ダイヤル式で南京錠タイプの貴重品ボックス）に，患者宅の鍵などを保管（ぶら下げて使用）して使うことで対応可能である（市橋）

### 1週間後

- ☐ 関係性ができてきたら，代理決定者になってくれそうな遠い親戚，絶縁したような人がいないか尋ねる

**20**

**独**

**居**

- □ ACP/人生会議：どこにいたいか。今後起こることとそれぞれの対応を決めておく
- □ 自分でトイレに行けなくなってから，1週間以内に亡くなるがん患者は55.9%[4]であった（「01 がん/疼痛管理」p47参照）

## 慢性期・人生会議

- □ ACP/人生会議の結果をすべての訪問者（多職種＋周囲の友人も含め）と共有する
  - ◆ 急変時には病院に運ばないと本人は決めていたのに，配食サービススタッフが呼吸停止状態で見つけてしまったために救急要請，死体検案になってしまうなどの症例がある
  - ◆ 代理で訪問するような人にも，その場で取り決めが理解できるような見える化が必要
- □「最期は病院で看取りたい」という遠い親戚が来たらどうするか
  - ◆ 慢性期のうちに連絡をとり，ACP/人生会議に参加してもらう（「19 ACP/人生会議」p255参照）
  - ◆ 本人の口から，「家で死にたい」（本人からみると「最期まで家で生きていたい」）と伝えてもらう
- □ 自宅で最期までみることの障害に対する対応と説明を行う
  - ◆ 考え方の障壁へ対応する
    - ①最期の瞬間は誰かが見守っていなければならないわけではない
    - ②病院にいても息を引きとる瞬間に立ち会うわけではないから，人間の最期は一人で旅立つものだ
    - ③病院に入院しても心の交流がなければ孤独，家で独りで住んでいても周囲のみんなと気持ちがつながっていれば独りじゃない
    - ④家でのさまざまな思い出，ペット，タバコのある生活を本人が大事にしていることなど，その人が望む暮らし方やつながりができるようになっていることに価値がある

## 緊急対応

- □ 自分で連絡できる時期
  - ◆ 簡単な通報ツールを整備する
- □ 自分で連絡できない時期
  - ◆ 定期的な巡回，24時間定期巡回の遠隔画像での遠隔見守りを行う

## 緩和ケア・看取り

- ☐ 自分でトイレに行けなくなってから看取りまでの時間は短いことを知る

## 多職種連携

- ☐ 自立が難しくなりそうな瞬間にこまめにカンファレンスを開く

- ☐ 「できなくなった」ことへの対応が遅いことが入院につながるので，そこに24時間対応できる態勢を作ることが大切

## 同時に未来の患者もみる

- ☐ 独居への対応は今後も繰り返し必要なので，目の前の患者を通して構造的な解決を目指す

- ☐ 葬儀をあげてもらえるから献体をしたいという患者もいる

### ペットがいる風景

　　ペットにまつわることも在宅では多い。ペットを飼っている人がいかに多いかを，在宅医療を始めると知る。ペットは，家族療法では家族図に記載することが推奨されるほど特別な家族の一員でもある。独居の人がペットがいなくなるだけで食欲が減り，ほどなく亡くなることもあるし，ペットロスに対してもグリーフ対応が必要である。ペットに会いたくて家に帰ってくる人もいるのだから，そのつながりがもつ力，そして失ったときの悲しみの深さを知ることができる。ペットも家族の一員として対応を考えることが重要である

| 文　献 |

1) 厚生労働省：定期巡回・随時対応サービスの定義.
https://www.mhlw.go.jp/file/06-Seisakujouhou-12300000-Roukenkyoku/0000077236.pdf（最終アクセス：2019年4月12日）

2) 厚生労働省：24時間対応の定期巡回・随時対応サービスの創設.
https://www.mhlw.go.jp/file/06-Seisakujouhou-12300000-Roukenkyoku/0000077236.pdf（最終アクセス：2019年4月12日）

3) 国土交通省：宅地建物取引業者による人の死の告知に関するガイドライン. 2021.
https://www.mlit.go.jp/report/press/content/001426603.pdf（最終アクセス：2024年7月22日）

4) Period from Loss of the Ability to Access Toilets Independently to Death in End-Stage Cancer Patients. J Palliat Med 21（12）：1773-1777, 2018.
【PMID：30010464】

| 在宅医療に特徴的な介入 |

# 21 遺された家族へのケア(グリーフケア)

## \ "グリーフケア"の心得・禁忌 4箇条/

| 1 | 悲嘆(グリーフ)は大きな喪失に対する正常な反応である |
|---|---|
| 2 | 看取り期に生活のなかで対話やケアを行える在宅チームは常にグリーフケアを意識してかかわる |
| 3 | 十分に回復していない過去の喪失があると悪化しやすい。過去の喪失についても前もって尋ねる |
| 4 | 在宅医療の現場で行われる，亡くなる前からの本人も含めた対話は，事前グリーフケアとなり，死別後の苦痛を軽減する |

### 症　例

#### 患者：74歳女性，夫を胃がんで亡くした

　夫をがんで亡くしてから3週間。たまたまグリーフケアに訪れた訪問診療医に，妻は切々と涙ながらに悲嘆を訴える。小さなことも後悔し，夜も眠れないが，薬は飲みたくないという。同居する家族は「また同じことばかり言って」と，だんだん取り合わなくなってきている。受診を勧めるが，足も悪く，車に乗れないのもあるが，本人は受診したくないという。ほかにお願いできる人を考えつつも，訪問医は「またちょっとしたらよりますね」と近くに来たときに顔を出すことを約束して，家を後にした。

## 老年医学 **5Ms** / 症例の振り返り

**1** **Matters most**：夫との死別の苦しみに対して悲しみを抑えきれない

**2** **Mind / Mental**：悲しみが深く，やり場のない後悔がある。まずは心情に対しての傾聴に徹する

**3** **Mobility**：自分では自動車を運転できず，足が悪く自由に外には行きづらいが，家族に協力を求め，移動により気分転換を図る

**4** **Medication**：睡眠薬，抗うつ薬の適応はありそうだが本人は飲みたくない。本人の自発的な同意を待って，薬剤の一時的な使用も検討する

**5** **Multi-complexity**：家族が同居しているが，強すぎる悲嘆に対応困難であり，さまざまな社会資源を活用していくことを検討する。重度の場合は心療内科やグリーフケア外来を勧める

### 在宅医の視点

　悲嘆（グリーフ：grief）とは，死別（bereavement）を含む大きな喪失に対する，誰しもが経験し得る正常な心理的・身体的反応である。悲嘆の変化を「○○期」などと表現する分類はいくつかあるが，個別性も大きいため，分類にとらわれすぎず対話中心でかかわることを心がける。

### 悲嘆 (グリーフ) の症状

◆ 落ち着かない，注意力低下・混乱，無気力，何かにとらわれるような感覚，感情が出ない，強い悲しみ・涙，不安・やつれ，故人について話したい，身体的な症状，全身衰弱，喉の圧迫感，息苦しさ，息切れ，動悸，頭痛，胃腸症状

◆ うつ病様症状を呈することがある（20〜30%といわれる）[1]

◆ 食欲不振，自己無価値感，記憶の障害，自殺念慮，絶望など

◆ 妄想思考や幻覚を呈することもまれではない（10%）[1]

◆ 死別反応で，幻覚の訴えがあっても拡大解釈しすぎず経過をみることも重要

## グリーフケア

**心得！** 初診の段階から,「どんなことが遺された家族や本人の心残りになりそうか」, 該当しそうなこと・ものを確認しておくとよい(例:「やりたいことは何ですか」)

### 1. 事前グリーフケア

◆ 過去に解決されていない悲嘆がないかを聞いておく

◆ 在宅医療チームは, 事前グリーフケアを行える絶好の立ち位置にいることを忘れない

◆ 多職種, とくに生活を支えるチームと事前グリーフケアのイメージを共有できていると強い(デイサービス, 訪問介護, 訪問看護など)

◆ 日々の本人中心の意思決定やケア自体が, 家族にとってグリーフケアになる(事前グリーフケア)

◆ 看取り前後こそ話し合い:変化に混乱したときも, 本人の希望と家族みんなで話し合いながら選択してきたことが間違いでないことを繰り返し確認する

### 2. グリーフケアの実際

◆ 悲嘆は正常な反応であることを理解してもらう

◆ 生活の場での思いや看取りの経緯を知っている在宅医療チームが積極的にかかわる

→正常な悲嘆が進行するようサポートする

---
- 反応は正常であり, 重要であることを伝える
- 苦痛も不可欠で癒やしの過程であることを説明する
- 強要はしない
- 振り返る手助けをする
---

◆ サポートや対応の例

---
- 感じていることを自由に話してもらう
- 楽しかった体験について追想する
- 泣いたり怒ったりするのもよい
- 故人を知る数人で故人について話すことはよい
- 抗不安薬や抗うつ薬は基本的に投与しない(正常な反応)
  →不安や不眠が強い場合は一時的に少量利用する
---

◆ 短時間でも頻回に訪問するほうが，長時間の少ない訪問よりも
　よい
◆ 生活とのかかわりを少しずつでも保つよう声かけ，サポートする

## 3. 看取り後のフォロー

◆ 家族会などを企画し，同様の在宅看取りや喪失体験をした家族
　同士のピアサポートを促進する
◆ 看取り後1カ月，3カ月，半年などの節目に訪問したり，手紙を
　送るなど，かかわりを継続する
◆ 命日や記念日の反応にも配慮する

**私はこうする！**

　**知っていますか？ 臨床宗教師**

　筆者は，常勤の臨床宗教師（僧侶）を雇用している。普段は事務や
クラーク業務を行いながら，必要なときにスピリチュアルケアや，本
人・家族の"尊厳"に焦点を当てたケアを行う。
事例：88歳女性。余命が限られているが，2人暮らしの娘は，母親
の老いや病，死を受け入れられず，日々悲しみや怒りのなかにいた。
娘の希望もあり，臨床宗教師が介入。過去の元気なころの母親，未来
の死にゆく母親にとらわれ混乱している娘に対し，「今，生きている
母親」「今，会話できている母親」に注目することを促していった。
　具体的には，毎朝メールで「今日はいい天気ですよ」「雨なので洗
濯物が乾きませんね」など"今"を感じられるようやりとりをした。し
だいに娘は，「今日の母は眠いのか眠ってばかり。でも安らかな表情」
「今日は調子よく，2人で旅行したことを話してくれました」など，娘
も返信してくるようになった。母娘で一緒に思い出のアルバムを見な
がら，写真を選び，臨床宗教師がそれをスライドショーにして上映会
を行ったりもした。母親が最期を迎えたとき，娘は大きな動揺はなく，
深い感謝と別れの悲しみのなか，看取りとなった（紅谷）

**私はこうする！**

　退院日に，退院の儀式として「退院おめでとう」の記念写真を撮り
ます。誕生日には生花を贈りお祝いをします。そうやって笑っている
顔や喜んでいるときの写真や動画を残しておくと，思い出として心を
慰めてくれます。写真は後日ラミネートしてプレゼントしています
（市橋）

## 知っておきたいこと

- □ **悲嘆を引き起こす喪失は死だけではない**
  - ◆ 別離（離婚，服役，大げんかなど）
  - ◆ 思い入れのあるものや状況の喪失（火事，職業・地位からの引退など）
  - ◆ イメージしていた愛着の対象の喪失（胎児の死，先天性疾患をもつ子の誕生など）
  - ◆ 自分の身体のイメージ喪失（事故による四肢切断，乳がんによる乳房切除など）
- □ **命日反応に注意する**
  - ◆ いったん落ち着いていた症状が，命日や記念日（誕生日や結婚記念日），お盆や例年みんなが集まっていた正月などに向けて再燃することがある

| 文 献 |
|---|

1）広瀬寛子：悲嘆とグリーフケア．医学書院，東京，2011．

---

**"グリーフケア"を得意ワザにしたい人は**

▶ S. H. Mcdaniel, T. L. Campbell, J. Hepworth, 他（松下明・監訳）：家族志向のプライマリ・ケア．丸善出版，東京，2006．

# Note

## 在宅医療 物品必携；カバンの中

### Dr. 市橋の荷物

**主な機器：**電子カルテ，プリンター，各種用紙，超音波検査セット（1人1台＋腹水穿刺セット，針捨てBOX），テルモ持続皮下注射ポンプ（皮下注射セット），バッグ・バルブマスク・セット

### ◇ Dr.市橋の診療バッグの中

- **診察セット：**体温計，血圧計，サチュレーションモニター，LEDライト，舌圧子，打腱器，メジャー，酒精綿セット，ロールフィルム（小），ビニール袋
- **採血セット：**シュアシールド®SV23G，シリンジ10mL，スワブパッド，採血スピッツ（CBC，生化，血糖），駆血帯，トランスポア™（大/小），針（18G/20G）
- **針入れセット：**針入れ容器，ビニール袋，トレー
- **その他：**ハサミ，ピンセット，ジョナーゼ®，印鑑，穴あけパンチ，医療用ハサミ，ボールペン，定規，手袋セット，ペーパータオル，看取りの冊子シリーズ（自院作製の小冊子）

### ◇ Dr.市橋の車の中

- **トランク内セット：**物品提供用の手提げ袋，吸引カテーテル12Fr40cm，紙コップ（検尿用），バード®I.C.フォーリーカテーテル14Fr/16Fr，ネラトン®カテーテル（ハードタイプ）10Fr，ガウン，スリッパ（カバーも），診察セット予備（診療バッグ内と同じ物），メロリン®，カブレステープ®，ロールフィルム（大/小）
- **ナートセット：**サージンフィルムNo.80，メロリン®，シリンジ10mL，注射針23G 3/8，縫合糸，メス，キシロカイン®注1%ポリアンプ，セッシ，持針器，フェイスシールドマスク
- **文具セット：**プリンターケーブル，電池，インク，印鑑
- **レスキューセット：**バッグ・バルブ・マスク，足踏み式吸引セット
- **点滴BOX×1：**
  - ▶ **点滴セット（静注）**
    スワブパッド，シリンジ10mL，穿刺針18G，JMS輸液セット20滴，シュアシールド®SVセット23G，サフィード®延長チューブ（スリップコネクタ）
  - ▶ **点滴セット（皮下）**
    スワブパッド，シュアシールド®SVセット27G，サージンフィルム30μm，穿刺針18G，シリンジ10mL，テルフュージョン®連結管，新サフィード®延長チューブ（ロック付き）1m，トップ®輸液セット60滴
  - ▶ **点滴セット（サーフロー®）**
    シリンジ10mL，注射針18G，シュアシールド®SV23G，シュアシールド®SV27G，サーフロー®22G，三方活栓
  - ▶ JMSドレンバッグ，Kangaroo™ニューエンテラルフィーディングチューブ，カテーテルチップ50mL，ガイドワイヤー，サフィード®延長チューブロック付き3.5mL，サフィード®延長チューブロック付き1.0mL

# Note 在宅医療 物品必携；カバンの中

- **薬剤BOX：**ソリタ®-T3 500mL, 浣腸液, ソリタ®-T3 250mL, ソリタ®-T1 500mL, アドレナリンシリンジ, カルチャースワブ, 注射針27G, 注射用水, キシロカイン®ゼリー, 生理食塩液20mL, ヘパフラッシュ®, 生理食塩液TN50, プリンペラン®, 生理食塩液シリンジ10mL, リンデロン®注, セフトリアキソンナトリウム水和物, セフェピム, スワブスティックイソジン®, 検査セット〔採血用セット, 尿スピッツ, β-Dグルカン, 採血スピッツ（凝固）〕, 血液培養セット, COVID-19・インフルエンザキット, デュオアクティブ®CGF

## Dr.紅谷の荷物

### ◆ Dr.紅谷のカバンの中
- カルテ入力用iPad（スタッフ各自）, 処方せん一式, 書類一式（死亡診断書など）

### 1) 診療バッグ
- **薬剤：**ロキソニン, カロナール®200, テレミンソフト®10, アンヒバ®坐剤200, ダイアップ®坐剤, ボルタレン®サポ25, ナウゼリン®60, キシロカイン®ゼリー, リンデロン-V®軟膏
- **採血/トリガーポイント：**シリンジ10mL, ワンショットプラス®, ブラッドバン®
- **トリガーポイント：**注射針18G/21G/26G, キシロカイン®注ポリアンプ
- **ガーゼセット：**ガーゼ, デュオアクティブ®ET, デュオアクティブ®CGF, トランスポア™テープ, トラバン®, オプサイト®, キシロカイン®ゼリー, シルキーポア®
- **採血セット：**シュアシールド®SVセット, スピッツ3本
- **長いものセット：**舌圧子, BD BBLカルチャースワブ™プラス, メス
- **検査セット：**採血スピッツ（CBC, 生化, 血糖, クロスマッチ, 血中濃度用）, 検尿用, 便潜血, COVID-19・インフルエンザ検査キット
- **基本診療セット：**血圧計, 体温計, パルスオキシメータ, 手袋バッグ, ハサミ, 駆血帯, 温度計・湿度計, カプノメータ, ペンライト, 廃棄ボトル, オプサイト1巻, ゴミ袋

### 2) 点滴バッグ
- **輸液類：**ポタコール®R輸液250/500, 生理食塩液250/500, ソルデム®1号輸液250/500
- **輸液セット：**延長チューブ, 連結管, シュアプラグ®, シュアプラグ®付き延長チューブ
- **針類：**18G/21G/26G, サーフロー®22G/24G
- **注射薬：**セフトリアキソン, ヘパリンロック用シリンジ, 生理食塩液シリンジ, 生理食塩液20mL, 注射用水20mL, ブドウ糖液20mL, リンデロン®注2mg, ラシックス®注20mg, アタラックス®-P25mg, プリンペラン®注5mg, セルシン®注5mg, ブスコパン®注20mg, ボスミン®注1mg, セレネース®5mg
- **その他：**アルコール綿, ブラッドバン®, 導尿セット（ネラトンカテーテル®, メディクスワブ®）

### ◆ Dr.紅谷の車の中
- AED, 傘, 雪かき用スコップとスノーブラシ（冬季のみ）

《制作スタッフ》
カバー・表紙デザイン　　mio
本文デザイン　　　　　　mio
イラスト　　　　　　　　大弓千賀子

---

**JCOPY** 〈(社)出版者著作権管理機構 委託出版物〉

　本書の無断複写は著作権法上での例外を除き禁じられています。
複写される場合は，そのつど事前に，下記の許諾を得てください。
(社)出版者著作権管理機構
TEL. 03-5244-5088　FAX. 03-5244-5089　e-mail：info@jcopy.or.jp

---

### 在宅医療マニュアル ココキン帖 第2版
在宅医必携 ココロエとキンキ

　　　　　　　　　　　　　　　　定価（本体価格 3,800 円＋税）

| | |
|---|---|
| 2019 年 7 月 12 日 | 第 1 版第 1 刷発行 |
| 2020 年 10 月 30 日 | 第 1 版第 2 刷発行 |
| 2025 年 4 月 1 日 | 第 2 版第 1 刷発行 |

| | |
|---|---|
| 編　著 | 市橋　亮一／紅谷　浩之／竹之内盛志 |
| 発行者 | 長谷川　潤 |
| 発行所 | 株式会社 **へるす出版** |
| | 〒164-0001　東京都中野区中野 2-2-3 |
| | ☎ （03）3384-8035〈販売〉 |
| | 　（03）3384-8155〈編集〉 |
| | 振替 00180-7-175971 |
| | https://www.herusu-shuppan.co.jp |
| 印刷所 | 広研印刷株式会社 |

Ⓒ 2025 Printed in Japan　　　　　　　　　　〈検印省略〉
落丁本，乱丁本はお取り替えいたします。
ISBN 978-4-86719-113-2